中国健康教育中心组织编写
健康教育专业人员培训教材

健康传播材料
制作与评价

编 委 会 主 任　李长宁

编委会副主任　宋　军　胡洪波　吴　敬

编 委 会 委 员（以姓氏笔画为序）：

卢　永　田向阳　李长宁　李方波　李英华　李雨波

肖　琭　吴　敬　宋　军　赵　雯　胡洪波　黄相刚

程玉兰　解瑞谦

主　　　　编　李长宁

副　主　　编　宋　军　肖　琭

编　　　　者（以姓氏笔画为序）：

于　然　王　月　田　野　田本淳　刘秀荣　许　玲

孙昕霙　苏　婧　李洋红琳　张　瑾　张　镜　胡百精

顾沈兵　常　春　熊云皓

审　　　　稿　陶茂萱　米光明　何　辉　高贵武　程曼丽

人民卫生出版社

图书在版编目(CIP)数据

健康传播材料制作与评价 / 李长宁主编. -- 北京：

人民卫生出版社，2018

健康教育专业人员培训教材

ISBN 978-7-117-26644-4

Ⅰ.①健⋯　Ⅱ.①李⋯　Ⅲ.①健康-传播学-材料科

学-岗位培训-教材　Ⅳ.①R193

中国版本图书馆 CIP 数据核字(2018)第 102036 号

人卫智网	www.ipmph.com	医学教育、学术、考试、健康，
		购书智慧智能综合服务平台
人卫官网	www.pmph.com	人卫官方资讯发布平台

健康教育专业人员培训教材

健康传播材料制作与评价

主　　编：李长宁

出版发行：人民卫生出版社（中继线 010-59780011）

地　　址：北京市朝阳区潘家园南里 19 号

邮　　编：100021

E - mail：pmph @ pmph.com

购书热线：010-59787592　010-59787584　010-65264830

印　　刷：河北新华第一印刷有限责任公司

经　　销：新华书店

开　　本：787×1092　1/16　　**印张：**15

字　　数：374 千字

版　　次：2018 年 12 月第 1 版　2018 年 12 月第 1 版第 1 次印刷

标准书号：ISBN 978-7-117-26644-4

定　　价：46.00 元

打击盗版举报电话：010-59787491　E-mail：WQ @ pmph.com

（凡属印装质量问题请与本社市场营销中心联系退换）

前　言

　　健康是促进人的全面发展的必然要求,是经济社会发展的基础条件,是民族昌盛和国家富强的重要标志,也是广大人民群众的共同追求,随着"健康中国"成为国家战略,健康传播作为一门科学与艺术交融的学科,愈发受到社会各界的重视,是健康促进与工作的基本策略和手段,对公众提升健康素养,促进和维护自身健康起到重要作用,而在开展健康传播活动中,不可或缺的就是健康传播材料。

　　健康传播材料是为了一定的健康传播目的,针对目标受众而设计、制作、承载和传递特定健康信息的载体,是开展健康传播活动的常用工具,在健康传播活动中占据着重要的地位,是健康传播"科学"性和"艺术"性的具体体现。在我国的工作实践中,不同的历史时期和场所,不同的学科视角,健康传播材料也被称为健康教育材料、健康教育资料。健康传播材料基本的设计、制作、使用和评价都是健康教育专业人员需要掌握的一项基本技能。

　　目前,我国针对如何开发健康传播材料的专业书籍寥寥可数,而广大健康教育专业人员在这方面的需求非常迫切,因此我们这本关于健康传播材料制作与评价的教材被纳入了健康教育专业人员培训教材的开发计划。

　　本教材的定位为全国各级健康教育专业人员,医院、社区、企事业单位、学校分管卫生与健康教育的人员开发与使用健康传播材料的指导用书或培训教材。全书约 20 万字,融基本理论、实用方法和具体案例为一体,突出专业性和实用性特点,从前期的信息储备,创意设计到具体各类材料的开发制作,以及后期传播材料的评价,进行了全流程的梳理和介绍。

　　健康传播是一项普惠公益性质的工作,要考虑广大公众,特别是信息弱势群体的需要。在基本公共卫生服务中要求的健康教育资料中,大部分都是传统的健康传播材料类型,同时我们要清醒的认识到,新媒体的发展对健康传播提出了新的要求,如何适应新媒体传播的特点,开发相应的健康传播材料也非常重要,所以本教材中,我们对传统健康传播材料和新媒体环境下如何开发传播材料都有涉及。

　　健康传播材料的开发、使用和评价,环节众多,是多学科多专业合作的结果,我们也特意邀请了不同高校,不同学科领域的专家学者和媒体一线的传播材料开发人员共同编写了本教材,一方面希望真正体现健康传播的多学科的特点,通过不同专业领域专家学者的参与和碰撞,丰富和扩大健康教育专业人员的视角,同时通过教材的编写为各级健康教育专业机构开展健康教育服务,制作健康传播材料提供科学、实用的技术指导,为卫生健康部门评价、考核健康教育服务实施情况提供参考,从而推动健康传播材料规范、有效地制作、评价与使用。

　　本教材付梓之际,恰逢机构改革,新的国家卫生健康委员会组建不久,做好健康传播工作,提升全民健康素养,在健康中国建设中更加重要,希望本书的出版能够对大家开展健康传播工作有所帮助。但教材的编写是一项庞大繁复的工作,时间仓促,疏漏难免,希望广大读者使用过程中发现问题,反馈给我们,也恳请专家和同行批评指正,我们在今后进一步完善。

编者

2018 年 11 月

目　录

第一章

概　述

第一节　健康传播概述

健康传播作为现今业内常常提及的主要术语,有着其形成和发展的特定氛围。经过发展,健康传播现已经形成相对明确的定义和包括"5W"模式与"知信行"理论、"说服实验"与"社会学习"理论、多级传播与"创新-扩散"理论、社会营销与公共传播理论等在内的一系列经典理论。同时,随着时代的变迁,健康传播的范式也随之改变,尤其是在新媒体时代形成独特的风格和特点。因此,本节着重阐述了健康传播概念和经典理论以及范式的变化。

一、健康传播的概念

健康是人类的共同追求。早在古希腊时期,造就体格与人格同样强健的公民就已成为城邦治理的共识。中国自古就有身心和谐、养生顺世的丰富思想和实践。但是,健康传播直到 20 世纪 70 年代以后才成为专业化的学科和公共事业。1971 年,美国心脏病学者法夸尔(Jack Farquhar)和传播学者麦科比(Nathan Maccoby)主持实施的"斯坦福心脏病预防计划",这被公认为健康传播专业研究领域的一个里程碑。次年,国际传播学会(International Communication Association,ICA)设立治疗传播小组,后更名为健康传播分会,正式使用了"健康传播"概念。1985 年,全美传播学会也组建了健康传播委员会。

随后数十年,健康传播开启了学科化、公共化和全球化的发展阶段。学科化即是指健康传播的核心概念、基本假设和研究方法渐成体系;公共化是指健康传播正式上升为国家发展的日程,成为常规化的公共政策和公众健康教育的内容和方法,并一直"沉底"至社区,健康传播的社会网络在很多国家得以建立。此外,健康传播的全球化时代已然到来,甚至成为国际合作与竞争的重要领域。

以美国为代表的西方国家在健康传播研究和实践领域起步较早,健康传播领域的一些专业机构如前述的 ICA 健康传播分会和全美传播学会健康传播委员会,是由传播学科及相关组织主导的。而中国健康传播研究和实践则不同,医学一直占据主导地位,传播学者长期处于"缺席"状态。这些差异看起来是实践路径的选择不同,实则是对健康传播概念本质认识上的区别。

在中国,健康传播更多地被理解为医学观念、知识和技能通过各种信息媒介传递给公众的过程。健康传播是健康教育工作的一部分,与健康促进——通过行政和社会的各种手段,组织、协调个体、家庭和社区接纳健康行为和责任——互为补充。尽管诸如"卫生宣传""健康宣教"等概念不再像早前那样流行,但在观念中,健康传播的定义及其实践仍将健康传播理解为一种单向的宣传和灌输,即专家和专业机构围绕健康议题对公众的灌输。这在专业知识匮乏、信息媒介欠发达、公众受教育程度偏低且话语权微弱的年代,有利于实现健康知识的高效率、大规模、均等化覆盖。然而,当新媒体全面普及,信息爆炸时代降临,特别是随着公众受教育水平和话语权显著提升,这种专业精英主导的单向知识传递体系便遭遇了严峻挑战。

传播(communication)在其核心内涵上是双向沟通,健康传播也因此被定义为专家和专业机构与普通公众针对健康观念、知识和技能的沟通、分享和协同行动。换言之,健康传播是一个观念互动、知识分享和技能习得的对话过程。正是在对话、协商和双向沟通中,观念、知识和技能才得以有效传递,才能被公众倾听、理解和掌握。相反,越是强调单向灌输,专业知识越可能在众声喧哗的舆论场域被忽视、误读乃至消解和抵抗。

医学和传播学的深度融合有更深一层的意蕴,即科学精神与人文主义的彼此相通和增益。若抛弃专业化、科学性原则,健康传播就动摇了根基;若罔顾人文和人本精神,健康传播就失去了方向。前者理应在知识生产层面发挥主导作用,而后者则应引领知识分享和行为改善。前者要因循科学和工具理性,后者更应关切人的际遇、在世状态、社会心理、伦理道德、审美和公共精神。

以上并未逐条列举诸家对健康传播的标准定义,而是重点强调了概念理解上的一个根本指向:双向沟通。

二、健康传播的相关理论

健康传播是一门实践性较强的应用学科,所引渡和借鉴的经典理论并不繁复,主要包括如下 4 个方面:

(一)"5W"模式与"知信行"理论

几乎所有关于传播要素与过程的探讨,都离不开拉斯维尔(Harold D. Lasswell)提出的"5W"模式,他将传播理解为谁(who)、说什么(what)、通过什么渠道(which channel)、对谁说(to whom)、产生了何种效果(what effect)的信息传递过程。其中,"谁"即主体、传者、信源,"说什么"即内容、信息,"渠道"即媒介、信道,"对谁"即客体、受者、受众、信宿,"效果"即信息传递形成的认知、态度和行为影响。

健康传播奉"5W"模式为经典,强调合适的主体通过特定的媒介将健康观念、知识和技能传递给目标受众,以期产生知、信、行效果。即使在今日复杂的信息传播环境下,这五个要素及其建构关系仍为健康传播研究和实践的核心问题所在。在借鉴"5W"模式和认知心理学相关理论的基础上,健康传播领域引入了著名的知信行理论(knowledge, attitude, belief and practice,KABP 或 KAP),视健康传播为产生预期健康认知、态度(信念)和行为的过程。

"5W"模式和"知信行"理论在健康传播过程中存在明显的局限:一是简单化,譬如传播的语境、背景要素有时比"5W"更重要,再精致的健康传播话语设计也只有在特定语境下才能被倾听、理解和生效;二是线性论,即一个要素关联、推导另一个要素,线性归因且缺少对反馈、互动的考量,譬如形成认知未必就能改变态度和信念,而态度变化也不见得一定影响行为选择。

(二)"说服实验"与"社会学习"理论

霍夫兰(Carl Hovland)等人在第二次世界大战期间和战后开展了大量心理实验,通过调控各种因素、变量测量说服效果。他们在微观的层面证实了说服的复杂性和不确定性:信源(传者)的可信度越高说服效果越好,但随着时间的推移,"信度高"与"效果好"之间的正相关会减弱;在说服内容和诉求方式上,单方提示还是双方提示、理智诉求还是感性诉求,以及是否使用恐惧诉求,皆要视具体的说服对象和情境而定。总之,在霍夫兰等人看来,说服是一个涉及复杂要素和情境的社会学习过程。

在说服研究方面,另一位代表人物是在耶鲁大学追随霍夫兰开展心理实验研究的麦奎尔(W. J. Macguire)。经过二十余年努力,麦奎尔于 1999 年正式完善了一个集纳更多变量的"说服矩阵":

矩阵的横轴是说服的自变量,纵轴是因变量。自变量即说服者自己能够控制的要素,包括信源、信息、信道、信宿和目标(预期效果),其实就是拉斯维尔提出的"5W"。以信源为例,为了达成说服效果,信源应重点考量如下 5 个指标:①信源的规模,即由单一信源还是多个信源充当说服者;②信源之间的一致性与差异化,即不同信源是形成呼应、汇流之势,还是有所区隔、分工;③信源的社会人口学特征,如性别、年龄、学识、职业、收入等;④信源的吸引力,即有形、无形的魅力及其与说服对象的利益攸关程度;⑤信源的可信度,包括诚实和权威等因素。

麦奎尔说服矩阵的因变量由 13 个递进的变量构成,反映了说服对象对说服者及其信息的学习和接纳过程:暴露→关注→喜欢→理解→准确认知→获得→同意→记忆→当有行动的机会时:提取支持新态度的信息→决策→行动→认知调整(如果照新态度采取的行动未得到强化,则新态度受到伤害,相反会获得巩固)→改变信念。

显然,霍夫兰、麦奎尔等人更加重视受众的反应,而不只是传者的刺激。循此线索,最近二三十年的说服研究还提出了健康传播领域经常使用的另外两个理论:自我效能和精心可能性模式。

一是自我效能模式,其理论的代表人物是心理学者班度拉(Albert Bandura)。他的问题来自于日常生活:为什么在相同环境下,有相同行为、知识和技能的人,表现的出色程度各不相同乃至差异悬殊?即使同一个人在同一条件下的表现也会时好时坏?他提出,除了外界刺激,人类拥有一种内在的自我效能(self-efficacy)机制。

作为一种主体性因素,自我效能是指人们在执行某种行为时,对于自己能够达到何种程度、水平上达到预期目标所形成的信念、判断或主体性的自我感受。在实践中,自我效能关乎人们的努力程度以及在遭受挫败时的意志和耐力。尤其是那些挑战性、创新性的行为,主体的自我效能信念对于进退成败有关键性影响。同时,自我效能还表现为特定的身心过程,决定了人们在困境、危机中的应激状态。譬如,说服公众防控甲型 H1N1 流感,除了知识和政策宣讲,公共卫生机构的要务应是激发公众的自我效能。无论官方的防控措施多么精致,都无法替代公众积极、主动地"勤洗手、多通风、少扎堆、打喷嚏要遮挡"。

班度拉认为强化自我效能主要有 4 个途径:成败经验、替代经验、语言说服和调适身心。我们可以将这些途径应用于说服实践:①帮助对方总结成败经验,尤其要提升对方的成功体验;②寻找对方可信任、可类比的行动者,以提供示范和参照;③精心劝慰;④帮助对方创造最好的情绪和身体状态,使之更加平静、自信和乐观。

二是精心可能性模式(the elaboration likelihood model,ELM)。代表性人物为社会心

理学者佩蒂(R. E. Petty)和卡西奥普(J. T. Cacioppo)。近年来,ELM在政治传播(如大选与社会动员研究)、商业传播(如广告与公关说服研究)和健康传播(如艾滋病与心理康复议题研究)领域得到了有效的应用和检验,其核心主张可以概括为三组关键词:

中央路径(central route)与边缘路径(peripheral route):这是基于受者立场对说服效果生成机制所做的概念区分:中央路径即个体对主题信息及其论据(arguments)的注意、关切、卷入和批判性思考,并据此做出态度和行为选择;边缘路径是指个体对主题相关信息特别是外围线索(cues)的感知和判断。

精力(elaboration)与卷入(involved):对于中央路径的主题信息,公众往往需要花费较多的精力进行理解和辨识,在深度卷入的情况下评价其优劣、利害;对于边缘路径和线索信息,公众一般只投入较少精力,理性卷入的程度也较低,更多地凭感性和直觉作出抉择。如此,因循中央路径的说服效果较难达成,而一旦达成则相对持久;顺应边缘路径的说服效果易于实现,却难以持久稳固。

动机(motivation)与能力(ability):中央路径的说服要求个体对主题信息怀有强烈动机,并拥有解释和评价信息的能力;边缘路径指向的线索信息由于利害攸关度相对偏低、界面相对友好,因而能够有效吸纳个体的注意和兴趣,倘要导引个体由边缘走向中央,则需在其初步卷入之后实施动机强化和能力支援。譬如,欲说服人们进入厅堂,中央路径的做法是强力驱动人们的意愿,并相信人们具备解决未知、难知境况的能力,使之直抵厅堂;边缘路径的做法是首先以花草楼台吸引人们踏进庭院,而后鼓动意愿、补给茶果,使之曲径通幽。

(三)多级传播与"创新—扩散"理论

拉扎斯菲尔德(Paul F. Lazarsfeld)在第二次世界大战期间开展调查发现,事实信息(信息流)可以由传者直接抵达受者,而意见信息(影响流)则需经过少数权威者——意见领袖的过滤和二次乃至多次传播才能触及受者。另有一些研究成果呼应了拉扎斯菲尔德的多级传播假设:卢因(Kurt Lewin)通过实证研究提出了"把关人"概念,他认为传播过程的各个环节都存在信息的"守门员";罗杰斯等人在有关"创新-扩散"的研究中也证实了这一点,他们证实创新的扩散是一个少数人——意见领袖优先采纳新观念、新事物,进而扩散给更多人的过程。这些意见领袖的特征是:更多地接触各类外界传播,因而眼界更开阔;具有比较高的社会地位;更具有创新精神;处于人际关系传播网的中心。

罗杰斯等人将创新-扩散过程概括为5个阶段:①认知阶段,即了解到某项创新的存在并对它的功能有所认识;②说服阶段,即对创新形成赞同或者反对的态度;③决策阶段,即忙于对创新做出采纳或者拒绝的选择行为;④实施阶段,即把创新付诸实践;⑤确认阶段:即为已完成的创新-决策寻求进一步的证实,或者是改变先前作出的接受或拒绝的决定。

(四)社会营销与公共传播理论

社会营销即借用商业营销的观念和手段,响应社会议题和公共事件,倡导、推广某种公益项目、服务或主张。它涉及以下3个层面的问题:①对商业营销理论和经验的借用如目标定位、渠道选择和资源管理的策略和方法;②借力社会发展大势和大事,响应、嵌入焦点、热点议题;③以系统论、生态论和整体论的眼光,考量所欲推广项目与社会需求之间的对应关系。对健康传播而言,即将自身意志和主张还原至整体社会生态和情境,借势发声,顺势而行,主动介入社会发展进程。

公共传播有狭义、广义双重理解。狭义的公共传播即以公共关系的战略和策略面向社会进行传播,如通过新闻报道、制造事件、游说精英、借势社会议题等方式扩散某种观念或产品,它也强调了自身主张与社会需求之间对应关系和响应机制。广义的公共传播是指基于公共议题、公共利益和公共精神开展的多元社会协商,它将传播视为一个多元主体基于公共性的协商、对话的过程,旨在促进社会各方面对那些涉及公共利益和公共精神的议题达成认同和共识,形成相互的尊重、承认。

实际上,社会营销与公共传播理论都强调健康传播跳出自我设计和单兵突进,而应获得更加开阔的社会视野、公共性框架和由外而内(outside-in)的眼光,以期借力并反哺社会发展大势。

三、新媒体环境下的健康传播

基于互联网平台的新媒体在近二十年间获得了充分发展,改造了传播的逻辑,也推动着健康传播模式的转向。这主要表现在如下4个方面:

1. 从宣传到对话　技术亦有其哲学,互联网的哲学便是对话、分享和参与。健康传播模式正在经历以宣传、说服为主导向平等对话的转变。传统健康传播中的报道和宣传在信息流向上是单向的,在权力关系上是一对多的支配;说服和协商则向前走了一步,更加重视信息交换和利益互惠,但说到底仍是说服者试图诱导、支配说服对象;新媒体仍然遵循信息传播为基本逻辑,但是将信息导向对话模式。这是由互联网多元、开放、平等的技术哲学所预设的。正如我们所亲见,互联网和新媒体以其对人类社会宏大议题和日常生活的强大渗透能力,使对话成为跨越虚拟与现实空间的一种普泛的交往观念、原则和方式。

依循对话的观念、原则和方式,今后健康传播发展的一个重要趋势便是对话空间、平台和渠道的拓展,对话观念、伦理和规范的培育,对话内容、方法和效果的优化。只有值得对话、有对话价值的健康信息,才能获得关注、理解和反馈,才能真正在认知、态度和行为层面产生影响。

2. 关系建构　在新媒体上,一些旧的社会关系得以复苏,新的社会关系不断建立,虚拟与现实的社会关系彼此交叠、拓展。在十年之前,我们还会说这样的话:网络空间的虚拟社会关系是现实社会关系的投射。而如今,两者的边界已然在迅速融合。在很多政治、商业交往领域,在人际和群体互动的诸领域,互联网甚至直接重构了早前所谓的现实社会关系。

也正是在上述意义上,新媒体不单是信息传播媒介,也是关系建构者。这意味着健康传播演进的下一步趋势,至少应该围绕两个向度开展:在信息传播方面,实现更优质的内容生产,促进双向平等的对话;在关系建构方面,建立和维护与多元利益相关者的互动和合作关系。建立的关系如管道,传播内容如流水。在某种程度上,没有关系建立就没有传播。若无与用户的开放性关系网络,再好的内容亦难流通。

3. 日常生活　健康传播演进的第三个逻辑是从科学殿堂和"奇观社会"重返"日常生活"。传统媒体所呈现和建构的是奇观社会,一般只有大人物、大事件才能上报刊、广播和电视。新媒体也偏好奇观,但同时也开始全面反映、呈现大众的日常生活和社会发展的寻常轨迹。互联网发现了人,其实不是辨识出了某一个体抽象的 ID,而是呈现了人的在世状态,譬如他具体而微的感念、沉思、表达、行动、德行、勇气,乃至卑微、猥琐。

在现代化进程中,现代社会着力解决了诸如国家独立、民族解放、阶级平等宏观层面的解放政治问题,而一直未能解决好个体如何安身立命的微观问题,即生活政治问题。互联网及其主导的新媒体革命在推动人类社会宏观变革的同时,也从生活政治下手,从人的具体在世状态切入,发起了无所不在的"微革命"。健康传播演进的另一个趋势是一场"新生活运动",从传统媒体制造的奇观社会、医学营建的科学殿堂下沉至生活世界的一场社会思潮、社会心理和社会性格改造运动。

4. 多元社群 在英文中,社群(community)即共同体。基于双向平等的对话和多元社会关系重构以及对日常生活的普遍反映,新媒体形塑了一个新逻辑,即社群的建立与更迭。需要强调的是,新媒体社群不再是全然同质的共同体,它在内部和外部皆呈现为多元生态。这就衍生了两个子逻辑:

一是在社群内部,多元个体之间呈现出认同、共识和承认3种关系状态。认同即基于"一致性"的同意和肯定,我认同你,意味着我与你保持一致。但是,新媒体诞生于现代与后现代交叠的多元化、碎片化、去中心、反权威时代,并加剧这种多元化趋势,人人"保持一致"变得越来越困难,于是就出现了另一种关系状态——共识。共识并非完全一致,而是经过较量、博弈、选择和协商之后达成的公约数。换言之,共识是对抗和对话双重作用的结果。然而,达成共识亦非易事,多元个体之间便会寻求更自由的另一种关系状态——承认。承认是接纳差异,尊重各自的权力意志,同时维持底线性的团结。

从认同到共识再到承认,传统的传播效果考察和研究皆发生了重要变化。而从更大的范围看,这也涉及到社会治理、国家治理观念的转变。譬如,在某些议题、情境和领域理应追求深度认同,而在另一些情况下则应致力于达成稳定共识,还有一些情况则应维系承认的社会关系状态。这同样适用于健康传播效果生成机制的考察。

二是在社群外部,即多元社会之间一方面要培育彼此相通的公共性,另一方面则要遵循多元生态的逻辑,寻求各得其所、皆大欢喜的可能性。公共性是对话的产物,是一种"共在"的利益与价值关系,是从生活世界培育出来的交往、合作伦理,这就又回到了前面的三个逻辑。多元生态建设意味着把树还给森林,把一滴水还给大海,在跨界融中实现系统开放、多样共生、彼此依存。

第二节 健康传播材料概述

健康传播材料在健康教育与健康促进中具有重要作用。健康传播是否能够达到预期目的,健康传播材料举足轻重,只有恰当、科学、适宜的健康传播材料才有助于实现健康传播的目的。本节主要介绍健康传播材料的概念及其影响因素、特点及分类。

一、健康传播材料的概念

任何传播的过程,都需要将传播的内容或信息赋予一定的形式,形成传播材料。而健康传播材料(health communication materials)是健康传播活动中健康信息的载体,它是为了一定的健康传播目的,针对目标受众而设计、制作、承载和传递特定健康信息的载体,是开展健康教育活动的常用工具。在不同的历史时期和场所,健康传播材料曾被称为健康教育材料、媒体材料或健康教育资料。

健康传播材料与传播学要素的关联:

1. 健康传播材料和传播媒介 任何传播都需要媒介,传播媒介根据出现的先后顺序,可分为符号媒介、语言媒介、文字媒介、印刷媒介、电子媒介和网络媒介。传播媒介,也可称为传播渠道、信道、传播工具等。从定义看,健康传播材料是健康传播内容的载体,与传播媒介有一定的概念重叠。健康传播材料承载的信息是健康知识、健康观念、健康政策等,是在健康传播活动中,为了配合不同形式的传播活动而制作、发放和使用的辅助性传播材料,是记录的、可多次使用的、具有一定传播信息的产品。

2. 健康传播材料和符号　健康传播材料可以是符号,但又不同于符号。符号是一种指标或代表其他事物的象征物,它本身是信息的载体,是传播内容的构成物。材料则是符号的载体,作为一种物质实体,反映了物质和能源的本身特点和存在形貌,如石碑坚硬、纸张薄软、绚丽视频……,它们都有形体、有重量、有尺寸,可移动、可保存、可毁坏。如含情脉脉是一种符号,具有传播信息的功能,但它不是材料,因为无法多次使用。

3. 健康传播材料和传播形式　传播形式是指传播者进行传播活动时所采用的作用于受众的具体方式。如口头传播、书信传播、图像传播和综合传播等。健康传播材料具有一定的传播形式,但不是形式。在文字传播形式中,我们可以运用书籍、报纸、杂志、传单、小册子等进行信息传播,这是健康传播材料而不是传播形式。但是有时我们使用健康大讲堂进行信息传播,这是传播形式而不是健康传播材料。一种健康传播材料可以通过不同的传播形式传播,一种传播形式也可以使用多种健康传播材料。传播形式表明的只是传播活动的状态、方式和结构,而健康传播材料是实实在在的物质实体。

4. 健康传播材料和传播渠道　英语"Channel"(渠道)一词,原意是指航道、水道、途径、通路、门径、渠道等。在传播学中,它是指传播过程中传受双方沟通和交流信息的各种通道,如人际传播渠道、组织传播渠道、大众传播渠道。不同的传播渠道需用不同的健康传播材料相配合,而不同的健康传播材料对不同的传播渠道进行定型。例如,传播渠道是广播,那么健康传播材料只能是音频资料,不可能是折页、动画等。健康教育材料的制作与使用是健康教育工作中的一项重要内容,是传播者获取好的传播效果的重要措施。通过健康教育材料的传递和与人分享,就能够使信息得以多级传递,让更多的人获得健康信息,从中受益,有利于获取健康信息的公平性。作为健康教育专业人员,需要学习和掌握健康教育材料设计、制作、使用、评价方面的知识和技能;作为基层社区卫生工作人员,也应该学习健康传播材料的使用方法,以提高使用健康传播材料的技能,更有效地开展健康教育工作。

二、健康传播材料的影响因素

健康传播材料的设计、制作、使用都受到健康传播过程中的基本要素——参与者、健康信息、语境、传播方式、有无噪声以及反馈的影响。

1. 参与者　参与者是在健康传播过程中,承担健康信息传者和受者角色的人。作为传者,参与者使用语言符号和非语言行为,形成并传播健康信息。作为受者,参与者解释传送给他们的信息和行为。参与者是传播活动中最活跃的因素,是传播活动的主体与客体,离开了参与者,传播活动也就没有任何意义,因此是传播材料最主要的影响因素。

2. 健康信息　健康信息决定健康传播材料的形式和内容。健康信息既可以理解为健康、政策的知识,也可以解释为知识表现的形式,如一套太极拳,其核心知识是中医养生保健操,但是作为健康信息更侧重于太极拳的操练方法,更关注表现的形式。

3. 语境　语境是制作和使用健康传播材料的背景,语境会影响参与者的预期、理解材料的意义以及随后采取的行动。语境围绕传播材料的自然、社会、历史、心理、文化环境展开讨论,健康传播材料的使用总是在一定语境中的。有时语境并不明显或具有侵入性,它看起来十分自然,以至于常常被人们所忽略。语境分为4种:物理语境、时间语境、社会心理语境和文化语境。譬如社会心理语境,指的是参与者的地位关系、扮演的角色、团体和组织的名称、友情、仪式或场合的庄重程度等。不同的语境会对传播产生不同的影响,因此健康传播材料要注意语境,不同的语境需要不同的健康传播材料。

4. **传播方式**　传播方式不仅是健康传播材料使用的途径,有时传播方式本身就是健康传播材料。如果健康信息通过感官进行传送,譬如教学按摩,手法和力度既是传播方式,也是传播材料,更是传播内容。

5. **噪声**　噪声指的是扭曲健康信息的干扰元素,它会妨碍接受和理解。因此在制作、使用、评价健康传播材料时充分考虑噪声的干扰。极端的情况是噪声可以完全干扰信息源,使传播彻底失效。噪声分为 4 种:物理噪声、生理噪声、心理噪声和语义噪声。语义噪声是健康传播材料常见的噪声,语义噪声是指传者和受者存在不同的意义空间时发生的干扰因素,常见的比如不同的术语、模糊抽象概念、复杂的缩略语等。因此一定要明确健康传播材料的使用对象是谁,确定使用什么样的语义,对于不同文化程度的人尤应注意。

6. **反馈**　反馈是指对传播材料做出的反应,表示是否以及怎样听到、看见和解释传者的信息。尽管反馈不对健康传播材料有直接的影响,但反馈对健康传播材料还是很重要的。反馈有即时反馈和延时反馈,预试验就是一种把反馈应用于改进传播材料的有效方法。一份健康传播材料有时经过多次的反馈,才能满足使用的场景的需要。因此在制作时就需要考虑反馈的作用。

三、健康传播材料的分类

健康传播材料多种多样,可以根据具体需要从形式和使用对象等方面进行分类。

(一) 按照健康传播材料的形式分类

1. **印刷材料(平面材料)**　常用的有海报、折页、小册子、墙报、板报、画册、书籍、杂志、刊物、健康标语(口号)、路牌等。我国汉代就有健康传播材料的雏形,如《后汉书·方术列传》关于华佗的五禽戏的记载,民国时期档案中也有大量的健康传播材料。

2. **视听材料**　如幻灯片、录音录像带、电影片、影碟等。随着大众媒体和新媒体的普及,视听健康传播材料也呈现出越来越多的形式,如动画、纪录片等。也越来越注重人群垂直细分和双向互动等内容。

3. **实物材料**　根据健康信息的不同,可以制作不同实物类型的健康传播材料,如控盐勺,人体模型、健康食品模型,印有健康传播信息的扑克牌、扇子、台历、水杯、杯垫、钥匙扣等。

传播材料的形式分类及优缺点详见表 1-1。

表 1-1　传播材料形式分类及优缺点

形式分类	优点	缺点
印刷材料	信息较为详细、信息具有可选性、可传阅、可留存、成本低廉等	实时性不强、持续时间短、纸张容易受损、受阅读者文化水平的制约等
视听材料	直观、有一定的感染力和冲击力、传播范围更为广泛、适合于各种文化层次的目标受众等	不易反复收听,受众接触信息时间短,不易深入理解,需要一定的设备、技术支持和渠道,制作费用较高等
实物材料	着重传递一个单纯的信息,易于阅读和理解,实用性强,容易引起关注等	缺乏反馈、成本较高等

（二）按使用对象的不同分类

1. 面向个体的健康传播材料　通常发给个人或家庭使用，如健康教育处方、折页、小册子，以及各种实物健康传播材料。

2. 面向群体的健康传播材料　在组织培训、专题讲座或小组讨论时，常常用到的健康传播材料，如讲座 PPT、影视片、挂图、模型等。还有新媒体平台上微博、微信朋友圈、QQ 好友、群聊中呈现的各种健康传播材料。

3. 面向大众的健康传播材料　如户外的宣传栏、海报、公益广告、卫生健康标语、大众媒体及新媒体上呈现的各类健康传播材料等。

传播材料按使用对象分类及优缺点详见表 1-2。

表 1-2　传播材料按使用对象分类及优缺点

使用对象分类	优点	缺点
面向个体的健康传播材料	双向互动好、反馈及时、针对性强、角色认同感强、劝服性强、传播深度大、便于进行即时效果评价等	速度慢、覆盖面小、条件要求低等
面向群体的健康传播材料	精心设计，目的明确，效率较高等	功利性嫌疑等
面向大众的健康传播材料	速度快、覆盖面广、大众倡导性强等	单向无互动、缺少反馈、传播深度小、效果不易评价、条件要求高等

当然，这些分类不是绝对的。某种形式的材料也可以衍生成另一种形式的材料，如本来是平面材料的纸质印刷材料，但经过加工、制作，就变成了纸质杯子或扇子，也就成了实物材料了；本来是供个体使用的材料如折页、小册子等，经过放大字号，印刷在大张的纸上或者版面上，也就变成了供群体使用的展板、挂图了。

四、健康传播材料的特点

（一）健康传播材料的主要特点

健康传播材料是为健康传播服务的，是借以分享健康相关信息，以影响、吸引和支持个人、社区、卫生专业人员、特殊群体、决策者和公众为了达到改善健康的目的，去拥护、介绍、采取和维持一种健康行为、习惯或政策的工具。健康传播材料有其自身的特点：

1. 内容丰富、目的性强　所有为了公众健康而制作和使用的具有宣传、教育作用的材料，都属于健康传播材料的范畴。内容不仅涵盖了医药、医疗、公共卫生、心理卫生、疾病预防、保健等常规的医疗卫生领域，那些与健康有关的环境、工商业、宣传、教育等各个行业也是现代提倡的大卫生观的组成部分，他们所制作使用的与人群健康保障有关的宣传资料也属于健康传播材料的范畴。

无论哪种形式的传播材料，它的制作与使用都是为了传播某种或某些健康信息，因此，健康传播材料都具有明确的传播目的。它们或者是传播某种传染病的防治知识、某些常见疾病的症状识别；或者向公众传播某种健康理念，倡导某种健康生活方式等。如果在某项健康传播活动中使用传播材料，仅为了配合具体内容的健康传播而制作和使用，目的性更强。

2. 形式多种、针对性强　从传播材料的分类可以看出,健康传播材料的种类繁多,而在繁多的种类中,又有多种多样的表现形式。人类社会各个不同的传播阶段以及一切社会所具有的传播手段,都是健康传播材料的表现形式。即使在进入电子化、网络化的今天,那些传统的标语、口号型的传播手段仍在使用。因此,健康传播的表现形式具有多样性的特点。

尽管健康促进活动的形式不同、方法各异,但在进行具体的健康传播活动中,健康传播材料的使用是有选择的。健康传播者根据受众的特点、传播时间、地点与内容的不同,应合理地选择不同形式的传播材料。因为不同的健康传播是为一定的目标受众服务,它们的内容具有强烈的针对性。同时,不同形式的传播材料有各自的特点与使用要求,也具有针对性,比如,文字材料的使用需要具备一定的文化水平,宣传画可以张贴在公共场所供所有人观看,音像制品需要播放设备的支持等。

3. 具有独立性与依附性的双重性质人们在公共场所经常看到的疾病预防宣传画、宣传标语、街头电视屏幕滚动播出的健康知识画面;卫生活动日期间,健康专业人员向公众发放的提倡健康生活方式的小册子、折页等,都是向社会公众传播健康知识与信息的传播材料,他们以不同的传播形式独立发挥着传播健康信息的作用。而这些不同类型的健康传播材料除了能够单独使用以外,还可以配合专门的健康传播活动而使用,比如在健康专业人员技能培训、大型的健康咨询活动、目标受众的健康知识教育等健康传播活动中,作为辅助材料配合传播活动使用会产生很好的传播效果。

(二) 优秀健康传播材料的特征

美国疾病预防控制中心总结了优秀健康传播材料的特征,这些对于我们开发和使用健康传播材料具有很好的参考作用:

1. 准确性　内容准确,没有事实、翻译或判断错误,应该经过医学专家的审核。

2. 可及性　传播材料不论是分发的还是放置的,都应该在受众方便获取的地方分发或放置。分发或放置地点根据受众、信息的复杂性及目的而变化,从人际传播和社交网络到广告牌和公共交通标志,再到黄金时段的电视或电台节目,到公共咨询台(书面或电子),到互联网。

3. 平衡性　健康传播材料呈现的内容或观点应该既要考虑人们采取行动后产生的益处,也应该考虑可能存在的风险,必须在两者之间取得平衡。譬如在传播运动有益处时,就不分析过度运动的风险、不适合运动的风险等。

4. 一致性　传播材料的内容希望是经典的,即使随着时间的推移以及科学技术或认识的发展,传播材料的内容也能够和从其他来源的信息保持一致。

5. 文化竞争力　设计、实施和评估的过程要考虑特定人群的特殊问题(例如民族、种族和语言),也包括教育水平和失能人群,使得传播材料对特定人群具有很好的亲和力。

6. 注重证据　传播材料应该是经过科学证据表明,严格的分析,千锤百炼的指南、措施、范式。

7. 获取性　让尽可能多的目标人群获取信息。

8. 可靠性　内容来源是可信的,并保持内容是最新的。

9. 重复性　随着时间的推移,对内容的发送或访问将持续进行或重复,以加强对受众的影响并接触到新的受众。

10. 及时性　当受众最容易接受或最想要得到具体信息的时候,及时提供内容。

11. 可理解性 阅读水平和形式(包括多媒体)要适合特定的受众。

当然,不同的健康传播材料的优秀特征及评判的侧重点不同,如标语性的健康传播材料其特征是突出主题,核心信息可能仅是一个倡导性的理念,没有涉及如何形成理念、指明前行方向,更没有有关如何操作的说明。招贴画、海报是在人群密集、人员流动性大的地方张贴,一般来说,受众很少会驻足仔细观看,因此其主要特征是不能有太多的文字,画面也应该以简洁为主。

第三节 健康传播材料的制作与使用

健康教育工作者必须熟悉和掌握健康传播材料制作和使用的相关知识和技能,懂得如何制作和使用健康传播材料,这样才能更好地组织和开展健康传播活动,从而促进受众健康素养及健康水平的提升。健康传播材料的开发要根据受众需求加以判断分析,遵循开发原则及流程。健康传播材料的使用也要符合相关的理论、原则和注意事项。

一、制作健康传播材料应明确的几个问题

在制作健康传播材料时,应考虑项目目标、理论基础、干预手段和策略等问题:

1. 材料是否能促进项目目标的实现。
2. 材料是否传递了预期的理论方法和实践策略。
3. 材料是否适合目标人群。
4. 材料需要使用的时间长度。
5. 材料是否有吸引力、适宜于当地文化。
6. 材料传递的信息是否与项目目标一致。
7. 材料是否能合理运用于准备实施的干预措施中。

在对上述问题充分分析后,还有一些问题需要进一步的思考,如文化、伦理及受众的心理等问题。比如在构建恐吓诉求的同时,还必须进一步告知受众改变不健康习惯的方法和技能。为了提高健康传播材料的可读性,设计可以人性化、富有人情味,也可以利用人物或群体的对立冲突引发戏剧性的结果,引起受众的兴趣等。

二、制作健康传播材料的一般原则

1. 科学性原则 健康传播材料所传递的健康信息应该是科学的、完整的、全面的,任何有违这个原则的健康信息均可能误导受众,甚至造成相反的结果。比如,控制高血压的健康传播材料,除了药物控制的有关知识外,还应该安排关于非药物控制的内容,如高血压患者应控制食盐的摄入、严禁过量饮酒、控制体重、合理的体育锻炼及提高心理调控的水平等,这样才能使受众感到健康传播材料所传播知识的完整性,信息科学、均衡、可靠。

在保证科学上,要符合循证原则,符合现代医学进展与共识。同时应尽量引用政府、权威的卫生机构或专业机构发布的行业标准、指南和报告,有确切研究方法且有证据支持的文献等。个人观点或新信息应有同行专家或机构的评议意见,或向公众说明是专家个人观点或新发现。

2. 适宜性原则 由于健康传播是针对广大公众,他们的文化水平、生活习惯与经历、健

康意识、知识与行为水准等诸方面均有明显的差异。在健康传播材料的制作上，如果采取"用一碗菜去服务所有对象"的方法，其效果肯定是不理想的。要受众细分、有针对性，同时还有借助热点，传播健康知识。避免在民族、性别、宗教、文化、年龄或种族等方面产生偏见。

3. 实用性原则　健康传播材料应该符合不同受众的实际需求，首先，在内容的选择上应该与受众的生活密切相关，比如高血压患者应该如何在生活中控制自己的盐摄入量；其次，健康传播材料在形式的设计上，也应该符合受众的实际需求，方便获取、方便阅读。比如，针对老年人可以以电视等传播媒体开发健康传播材料；针对年轻人，可以以新媒体为载体，开发短、平、快的健康传播材料。

三、制作健康传播材料的流程

对受众（例如项目的参与者）进行有效传播是成功开展健康促进项目的重要部分。在与项目的参与者进行沟通时，有必要了解受众是如何看待他们自身健康的、他们被要求做的（或不做的）又是什么。能理解不同受众需求并创建方案、材料和信息的方法是在健康概念、信息和材料上与受众共鸣。材料能通过许多形式来呈现，如人际交流渠道、组织渠道、社会渠道、大众媒体渠道或互动渠道。

1. 确定材料使用目的　健康传播材料是为了解决健康问题的，只有明确了材料的使用目的，才能开始后续的材料制作程序。如在健康教育和健康促进项目中需要健康传播材料吗？健康传播材料是为了提高健康传播活动的效果服务的，如果活动不需要传播材料，而花了大量的精力和时间制作材料；有时活动可能需要这一类材料，而制作了另一类材料，就得不偿失。譬如在健康大讲堂中，演讲的 PPT 材料是十分重要的，也许还需要其他材料，但是像电子游戏材料就不需要了。

2. 受众分析　传播计划的受众在健康促进项目中已被确定，或项目中已有不少受众。这一步骤旨在尽可能多地了解哪些人是目标受众，以便为其量身定制最有效的方案。受众细分和形成研究将有助于传播方案的实施。

受众细分是指把有相似特质或性格的重点人群分成小组（Thackeray 等，2005）。根据多个因素包括地理、人口、消费心理特征（例如态度、信念、自我疗效）和行为及个人乐于接受改变的意愿（National Cancer Institute，2001），人群可以被分为不同的类别。细分目标受众要根据人口特点进行，这些特点和将要被改变的健康习惯以及围绕这些类似人群制订方案所付出的努力有关（National Cancer Institute，2001；Slater 等，2006）。根据 Thackeray and Brown（2005）曾报道的一个例子，旨在鼓励人们多吃蔬菜和水果的活动中，受众被分为几组，其中 25～55 岁之间的人群，生活节奏繁忙而紧张，不太关注膳食准备，只希望方便快捷，他们视减肥或癌症为最关心的健康问题，活动针对这些受众制订计划。

形成性研究旨在描述目标受众：他们是谁、对他们而言什么是重要的、哪些会影响到他们的行为，哪些会是他们开始期望的行为？（Thackeray 等，2005）。形成性研究也可用于确定目标受众是如何进行改变的：怎样的社会或文化因素会影响到计划的实施；受众何时何地会前来；受众比较喜欢的传播方式是什么；哪些学习形式、语言或语调是受众喜欢的（National Cancer Institute，2001）。

3. 收集信息　了解哪些信息对目标受众而言是最显著的，是有效干预方法或项目成功的重要一环。以下建议将有助于确保项目资料能够被目标受众所理解、接受及使用（National Cancer Institute，2001）。

（1）确保信息的正确性：确保所提供的信息是真实的。通常，让相关领域的专家审阅一下资料是很好的做法。

（2）一致性：保持一致是项目成功的关键，最终达到前后统一。确认所有资料中的信息不仅与传播策略一致，还要互相一致。

（3）清晰：让信息简单明了，不要使用很多专业术语，确保目标受众能够清楚地理解信息。

（4）确保资料的相关性：讨论方案的有利之处，形成性研究或消费者研究将提供目标受众的价值观。

（5）确保资料的可信度：再一次使用形成性研究来决定发言人的人选。

（6）创造有吸引力的资料：确保资料是有吸引力和抓人眼球的，以抓住目标受众的注意力。

4. 确定内容　为目标受众确定有效信息后，要考虑使用何种形式来呈现信息。形成性研究可能对开发的形式提供一些依据，这些研究让目标受众去评判他们最可能看、读或听何种形式的材料。正如之前讨论过，材料能通过许多形式来呈现，如人际交流渠道、组织渠道、社会渠道、大众媒体渠道或互动渠道。

5. 设计与制作　在目标受众中测试过材料后，将材料付印并将之用于项目中。最终，你会发现开发一套材料仅仅是一个开始，因为随着目标受众的变化，材料也需要随之改变。之后在目标受众中测试资料并做适当修改的过程将会再次开始。

6. 专业评估　就是请专业人员对健康传播材料的核心信息是否正确、表现形式是否适当，以及制作的材料是否美观、具有吸引力，在传播活动中使用是否可以达到预期的目的等进行评估。

7. 预试验　预试验应该在开发新材料、修改现有材料和开发信息中被使用。对材料和信息进行预试验有助于发现受众对信息的反应，如是否会阅读材料且采取适当的行动，以及信息被怎样接收。

预试验是一个反复的、数据-驱动的过程（Brown、Lindenberger、Bryant，2008）。在预试验的过程中，健康传播计划可作为指导，传播计划主要是确定目标受众、信息的基调以及即将使用的材料类型。使用传播计划将有助于确保预试验与原有策略保持一致。

预试验中重复的最基本步骤是：

（1）回顾现有资料。

（2）开发、测试信息基本概念。

（3）决定开发哪些材料。

（4）开发信息和材料。

（5）对信息和材料进行预试验。

（6）修改、制作并发放材料（National Cancer Institute，2001）。

8. 使用与评估　健康传播材料的使用与评估是复杂的和专业的，是健康传播材料制作程序中十分重要的一环。使用详细见本章的第五节健康传播材料的使用策略。评估详细见本书的第六章。

四、健康传播材料的使用与满足理论

"使用与满足理论"把受众看做有特定"需求"的个人，他们的媒介接触活动基于特定的需求动机,从而使这些需求得到满足的过程。它与传统的信息如何作用于受众的思路不同,更强调受众的需求及能动性,突出受众的地位。

"使用与满足"理论具有如下意义:

1. 提醒我们受众使用媒介的目的是不同的,受众掌握媒体使用的控制权,故而要更加关注受众,把是否满足受众的需求作为衡量传播效果的基本标准。

2. 认为受众的接触媒介是基于个人需求进行的,强调受众的能动性,推翻了受众被动论。

3. 指出大众传播对受众的基本效用,矫正了"有限效果论"。

因此,对健康传播材料的使用,必须要利用"使用与满足"理论,有分析健康传播材料的使用策略,从受众的角度分析材料的使用是否可以满足受众对健康知识、观念、行动需求。

五、使用健康传播材料的注意事项

不同传播渠道和不同类型的健康传播材料有不同的使用要求和技巧。但总体来讲,健康传播材料有其基本的使用要求。

1. 根据不同的受众,选择不同的健康传播材料　不同受众人群的文化背景、生活环境及社会条件各有不同,对健康传播材料的需要也各异。在使用健康传播材料时,要充分考虑不同受众的特点,有针对性地选择和使用健康传播材料。

2. 健康传播材料使用时要正确、规范　无论是文字类的健康传播材料,还是图片、音像类健康传播材料,都要规范操作、正确使用,否则将直接影响传播效果。比如音像类健康传播材料应该在人流密集的场所展示播放,平面类健康传播材料可结合公众健康咨询服务、健康知识讲座以及个体化健康教育有针对性地使用。

3. 健康传播材料使用时要科学、合理　健康传播材料种类繁多,在进行健康传播活动时,要注意科学选择,合理使用,避免内容及形式相似的健康传播材料过度重复使用。同样的内容,不同的展现形式,在某种程度上可以强化传播效果,但要控制好度以免造成资源浪费。

4. 注意对健康传播材料使用效果的评估　任何一种健康传播材料在使用后,都应该进行及时的效果评估。评估不仅可以了解该种传播材料的使用效果,还可以发现存在的问题与不足,为以后此类健康传播材料的合理使用提供经验借鉴。

六、不同传播媒介的优势与不足

健康传播材料的制作需要通过不同的传播媒介进行表达。不同传播媒介具有不同的特点,表1-3展现了常见5种大众传播媒介的优势与不足。在开展健康传播过程中,对健康信息的选择与表达,一定要适合我们所选择的媒介特点。

表1-3　常见5种大众传播媒介的优势与不足

媒体	优势	不足
电视	(1)电视集字、声、像、色于一体,富有极强的感染力。 (2)电视媒介覆盖面广,公众接触率高。 (3)电视媒介信息带有较强的娱乐性,易于为受众接受。电视媒介在四大媒介中,最具有娱乐性	(1)电视媒介信息稍纵即逝,不易存查。 (2)电视媒介的费用昂贵,制作成本较高

媒体	优势	不足
广播	(1)广播的信息传播迅速,时效性强。在传统四大传播媒介中,广播是最为迅速及时的媒介。 (2)广播的信息受众广泛,覆盖面大。 (3)广播的信息传播方便灵活,声情并茂。 (4)广播的制作简便,费用低廉	(1)对于需要表现外在形象的产品,广播媒介难以适应。 (2)广播的信息转瞬即逝,不易存查。 (3)广播盲性大,选择性差
报纸	(1)报纸在编辑方面的优势:版面大、篇幅广;特殊新闻性,具有一定可信度;编排灵活,文稿改换方便;报纸的信息传播迅速、时效性强。 (2)报纸内容上的优势:新闻性强、可信度较高、权威性较高、具有保存价值。 (3)报纸在印刷方面的优势:能够图文并茂;印刷成本较低。 (4)报纸在发行方面的优势:发行面广,覆盖面宽。发行量大,传播面广,读者众多,遍及社会的各阶层。发行对象明确,选择性强	(1)报纸在编辑方面内容繁多,易导致阅读者对特定信息的注意力分散。 (2)报纸在内容上众口难调。 (3)报纸在印刷上比较粗糙,色彩感差。 (4)报纸在发行上寿命短暂,利用率较低
杂志	(1)杂志面向的对象明确,针对性较强。 (2)杂志的编辑精细,印刷精美,图文并茂。 (3)杂志的有效使用期较长,保存期久(在四大媒介中,杂志广告的寿命最长)。 (4)杂志读者比较固定,易接受杂志宣传。 (5)杂志具有明确的稳定的读者群体。一般来说,其读者层次较高,对于杂志有比较持久的兴趣	(1)杂志的周期较长,灵活性较差,杂志的版周期少则七八天,多则半年一年,容易失去传播的最佳时机。 (2)杂志的专业性强,传播面窄。 (3)杂志的制作比较复杂
网络	(1)被喻为继报纸、杂志、广播、电视以后的第五媒体。 (2)快速、高效的优势将信息传递带到全球。 (3)具有交互性、持久性、多元性及密集性等四大特点:①交互性:比如在网上参与活动、征集发言等等,电视报纸是无法直接同步的。②持久性:比较传统媒体,网络对于人文的表达更直接。③形式的多元化:健康信息的表达可以用动画、flash、游戏、文字、调查等。④信息的密集:这是网络最早被大众认可的作用和意义。网络提供及时全面的信息	(1)信息混杂,难分真假。 (2)无序性。 (3)权威性差

第二章

健康传播材料的信息生成

第一节 目标受众分析及需求调查

开展健康传播的目的,是使目标受众了解、掌握健康信息,学会健康行为技能,进而采纳有益于健康的行为。回顾健康传播的基本理论,我们可以清晰地认识到,健康传播是否能使目标受众发生预期的改变,达到理想的传播效果,取决于传播者对信息、传播渠道的设计和选择,而只有符合目标受众需求的信息、通过目标受众可及的渠道进行传播,才有可能实现健康传播目的。从另一个角度看,目标受众并非被动接收信息的个体或群体,他们有各自的需求、爱好、生活环境、人生阅历与健康状况,对健康信息的需求和传播途径的可及性,乃至对信息表达方式的偏好有所差异,传播者需要对目标受众有尽可能多的认识和了解,才能准确把握目标受众需要的信息、适宜的信息表达方式和可及的传播渠道。

一、确定目标受众并进行目标受众细分

目标受众是在健康传播过程中接收信息并期待健康信息对其产生影响的个体或群体。

在健康传播过程中,基于传播目的的差异,目标受众或个体存在明显差异。确定目标受众,就是要明确在一个健康教育、健康促进或者健康传播活动中,为了实现特定目标,需要和什么人进行沟通交流。

例如,在工作场所开展健康传播,希望员工采纳不吸烟、定期体检、合理膳食、运动健身等行为,我们需要分析员工为什么没有采纳上述有益于健康的行为,可能的原因是自身健康意识不足,缺乏采纳行为的技能;也可能是工作场所没有体检制度、控烟政策;工作时长、食堂提供的餐饮是否高油高盐等因素也会影响员工健康行为的采纳情况。此外,员工们在居住社区是否有健身场所(如健身设施、健身步道)同样会影响他们的运动行为,而当地有无控烟政策,会影响到该工作场所员工乃至当地居民的吸烟行为。可见,促使企业员工采纳健康行为,需要对员工开展健康教育,需要企业的决策者制定体检、控烟、改善饮食的政策,也需要当地政府和有关部门制定控烟政策、建设支持运动健身的环境。那么,在这个健康促进项目中需要进行健康传播、沟通交流的目标受众会包括:员工、企业领导、当地政府和有关部门。

(一) 确定目标受众的步骤

1. 确定某地区或人群的健康问题及健康相关行为 根据当地疾病谱、死因谱或人群疾

病监测、行为危险因素监测等资料,确定某地区或人群的主要健康问题是什么,与上述健康问题相关的行为问题是什么。

2. 确定受众健康相关行为的影响因素 根据健康相关行为理论,确定健康行为的影响因素。健康行为理论众多,如知-信-行理论主要考虑了影响健康行为个体层面的因素,如个人的健康知识水平、健康价值观、对采纳健康行为的态度。但是影响人们行为的因素是多方面的,健康社会生态学模型认为,影响健康行为的因素包括个人因素(知识、态度、价值观、技能等)、人际因素(家人、同伴、医师等与个体关系密切的人的影响)、环境因素(设施设备、环境条件、服务等对人们的行为意愿能否实现产生的影响)以及政策因素(支持或阻碍人们的行为得以实现的政策、制度等)。

3. 确定与行为影响因素直接关联的个人或组织 健康传播的本质就是通过传播信息,去促使影响目标人群行为的因素发生改变,而信息传播又需要有明确的传播对象。因此,在确定了行为影响因素之后,就不难发现该影响因素的主体是什么人,需要对哪些人进行健康传播。

(1)一级目标受众:是我们希望采纳健康行为的人们,与一级目标受众沟通交流的目的是改变影响行为的个人因素。

(2)二级目标受众:是一级目标人群的家人、同伴、医师等,属于改变人际因素的对象。

(3)三级目标受众:是与一级目标受众需要获得的政策和环境支持相关的人员。因为环境因素的主体较为多样,可能是卫生厕所、健身步道等硬件设施,也可能是健康饮食、免费测量血压等服务,涉及的主体差异较大,因此,三级目标受众大多为卫生部门以外的相关部门(部门决策者);政策因素的主体则为政策决策者,包括地方政府领导、部门或组织机构领导等。

(二)目标受众细分

目标受众细分指的是在各级目标人群中,根据不同特点或者根据实际工作需要再次进行的亚组划分,为后续更加准确地定位目标受众特点,有针对性地提供健康信息和选择健康传播渠道与方法奠定基础。

例如,在社区高血压防控健康教育项目中,可以将社区居民再进一步细分为:高血压患者、有高危行为(摄入盐过多、吸烟、缺乏运动等)的人群和没有高危行为的人群。对于患者的健康传播信息中必须包含药物使用,而其他亚人群则不需要用药相关内容。

又如,在学校开展体重控制健康教育项目,可以根据体检结果将学生分为体重正常、超重、肥胖等亚人群,确定不同的干预内容和健康传播信息。而在学校结核病预防健康教育项目中,可以将学生按照年级划分亚人群,低年级学生的健康传播材料,可能需要多一些文字标注拼音,而高年级的传播材料则不需要。

二、需求调查的内容

在确定了目标受众,且对目标受众进行了细分之后,需要开展目标受众需求调查,以了解目标受众的健康传播需求,也就是要进一步明确目标受众需要哪些健康信息内容,需要以什么样的方式表达,以及通过哪些传播途径传递信息。通常而言,目标受众需求调查仅对一级目标受众进行,需求调查内容包括:

1. 目标受众基本情况 目标受众基本情况包括目标人群的年龄、性别、文化程度、婚姻状况、职业、民族、宗教信仰等。通常通过对目标受众基本情况的了解,可以为需求调查中了解其他问题打基础,也可以对希望了解的其他问题作出一个大致的判断。

2. 目标受众的健康状况　通过目标受众健康状况调查,可以了解目标受众患哪些疾病,疾病严重程度如何(如患病时间、并发症等),疾病对生活质量的影响等,这样可以知道需重点传播哪个健康问题相关的信息。

3. 目标受众的行为生活方式　了解目标受众的行为生活方式现状,确定其是否存在行为危险因素。包括健康相关行为的发生频次、强度等,如每周运动次数、运动方式、每次运动多少分钟等,以确定重点传播与哪个健康行为相关的信息。

4. 目标受众不采纳健康行为的原因

(1) 健康知识。

(2) 行为技能。

(3) 生活状态:如经济收入、工作时间、家庭关系等。

(4) 环境因素:包括社区环境、工作场所环境等。

5. 目标受众获取健康信息情况

(1) 目标受众的健康信息主要从哪里获得?

(2) 是否主动查询健康信息?用什么方式查询健康信息(问朋友、上网、看书等)?

(3) 通常主动查询哪方面的健康信息?

(4) 日常可以接触到哪些信息来源(电视、广播、报纸、杂志、书籍、互联网、手机)?

(5) 目标受众希望获得健康信息的途径有哪些?

三、需求调查方法

为了从目标受众中获取上述需求调查的内容,常用的开展目标受众健康传播需求调查的方法分为定量调查和定性调查两类,其中定量调查主要是进行问卷调查,而定性调查则包括专题小组讨论、个人访谈和现场观察等。

1. 问卷调查　将需求调查内容编写成问卷,然后在目标受众中开展问卷调查,获得需要的资料。

(1)问卷设计:一般包括人口学特征、健康状况、相关健康行为现状、健康知识、技能、环境、健康信息来源、获取健康信息能力等方面。将上述问题按照一定的逻辑关系进行排列。

(2)目标受众抽样:通常首先计算样本量,再采取随机抽样方法进行抽样,获取调查对象。大多数情况下,如果将需求调查和基线调查合二为一进行时,需要进行较为严格的随机抽样调查,而仅仅作为健康传播需求调查时,则可以对样本代表性的要求适当降低,也可以进行典型抽样。

(3)调查的组织实施:与调查对象所属的社区、工作场所、学校联系,取得相关场所的支持和配合,进行入户调查,或者组织调查对象进行集体调查。在工作场所或学校,通常将员工或学生组织在一起,集体进行自填式问卷调查;而在社区,大多采用入户调查。调查结束回收问卷时,需要进行检查是否有漏项,以确保问卷填写质量。

(4)问卷整理:将回收的问卷进行再次核查,以便进行后续的问卷录入和资料分析。

2. 专题小组讨论　专题小组讨论就是邀请若干被调查者,通过集体座谈的方式收集资料、了解情况的方法。其优点在于:①可以在较短时间内有效获取大量信息;②有参与者互动,相互启发,获得更多资料;③在视线无法确定全部调查内容时,可以了解原先没有考虑到的新情况。

（1）编写小组讨论提纲：首先围绕需求评估目的、内容，确定讨论的核心问题；然后按照一定的逻辑顺序提出问题，由一般到深入；问题不宜过多，8～10个较为适当；使用开放性问题。

（2）小组讨论准备：在目标受众中确定具有同质性（最好是同一亚人群）的6～8人作为小组成员，并通知小组成员参加小组讨论的时间、地点；准备用于记录的笔、记录本、大白纸、录音机/笔等；确定方便参与、避免干扰的地方作为讨论场所，并将座位摆放为U型或O型。同时，需要确定1名小组讨论主持人和1名记录员。

（3）小组讨论组织实施：讨论主持人首先欢迎小组成员到来，并进行自我介绍、说明小组讨论目的；然后请小组成员做自我介绍；之后解释小组成员参与讨论的意义，希望小组成员能畅所欲言，充分反映问题，提出解决问题的看法和建议；提出讨论问题，由一般问题开始讨论，按逻辑关系提问所有问题；对于每一个问题，都鼓励所有人表达自己的观点和看法；把握讨论节奏，不随便打断讨论，也不评论发言者的观点与看法是否正确；有新的问题时，应鼓励展开讨论。讨论一般持续1～1.5小时。小组讨论结束时向小组成员致谢。

（4）小组讨论记录：讨论记录员要记录小组讨论时间、地点、目标人群是谁等，然后按座位示意图记录参加者姓名、年龄、文化、婚姻状况等基本特征；记录发言人的身份，按顺序记录；尽量记录原话，特别是主要内容和观点，口头语、语气词、连接词可以不记录；录音带（笔）做明确标记，包括对象、时间、地点、主持人、记录员；记录观察到的情景，如参与情况；讨论结束后尽快汇总、整理文字/电子记录资料。

（5）通常，同一类亚人群至少进行2组专题小组讨论，必要时可以组织3个小组讨论。

3. 个人访谈　个人访谈也属于一种常见的定性研究技术，主要是通过一对一的交谈深入了解个体对某些问题的想法、看法、行为，对解决问题的建议等。用于不便于进行专题小组讨论的目标人群需求评估，如目标人群比较分散，或者评估内容可能涉及隐私问题等，其优势在于可以通过深入剖析个案获得所需的信息，可以探索敏感问题，也可以了解事先没有考虑到的新情况、新问题。

（1）编写个人访谈提纲：首先围绕需求评估目的、内容，确定访谈的核心问题；然后按照一定的逻辑顺序提出问题，由一般到深入；问题不宜过多，5～8个较为适当；使用开放性问题。

（2）个人访谈准备：确定访谈对象、人数，通常就一个目的需要访谈7～10人，以便获得完整全面的信息；同时还要准备好记录用的笔、纸等，在个人访谈中很少使用录音设备，如果使用，必须征得访谈对象的同意；确定有安全感，避免干扰的访谈场所。

（3）个人访谈的组织实施：首先自我介绍，说明访谈目的；解释对方提供信息的意义，说明对方提供的信息无对错之分，并且对所有信息保密；如果使用录音设备，要解释使用目的、录音保管原则，做到知情同意；先了解访谈对象基本情况，再按逻辑关系开展各个问题的提问；直至完成对全部问题的沟通交流；一般而言，个人访谈进行1小时左右为宜。

（4）个人访谈记录：通常在个人访谈中，访谈者、记录员由一人承担，不单设记录员。因此，访谈开始前或结束后，需要对访谈对象个人情况进行记录和标注，访谈结束后尽快对文字记录进行整理汇总，为进一步进行资料分析奠定基础。

4. 现场观察 现场观察是社会学、人类学重要的研究方法之一;可以较为客观、真实、有效地理解所研究的问题,健康问题、健康行为问题发生的背景与环境等,进而为解决问题提供信息与建议。观察法的优点在于可以对研究的行为、环境进行观察,获得的资料比较全面、准确,部分资料可进行统计分析,且观察具有可重复性。

(1)观察法的准备:根据研究目的、对问题的了解程度、时间、资源条件等确定观察具体方法,列出观察要点(提纲),或者根据观察内容可以制作观察记录表。同时,确定观察现场、观察对象。根据观察现场规模、观察点数量、观察内容多少,确定需要多少调查员。

(2)观察的组织实施:在观察现场工作人员(如社区卫生服务中心医师、居委会工作人员、校医、工会干部等)带领下进入社区或者观察对象家庭或学校、工作场所等观察现场,需要在不影响观察对象正常生活、学习、工作状态的情况下观察其行为状态、频次、环境条件、信息接收资源等。在观察中,调查员需要细心、耐心,依据观察提纲、指标标准进行观察,并完整、准确、及时记录各观察指标的结果。

(3)观察现场数量:通常由项目目的决定,如开展社区、学校、工作场所健康教育或健康传播,需要选择 2~3 个不同特点的同类场所进行现场观察,如城区学校、农村学校各 1~2 个。

四、调查资料的整理、分析与应用

(一) 资料整理

资料整理是根据调查研究的目的,运用科学的方法,对调查所获得的资料进行审查、检验、分类、汇总等初步加工,使之系统化和条理化,便于后续进行资料分析的过程。

资料整理是资料分析前的一个必经过程和重要基础,是提高调查资料质量和使用价值的必要步骤。很多项目和研究会忽视这一资料整理重要性,给后续的资料分析造成困扰,影响资料分析的进程,甚至影响结果可靠性。资料整理的原则是真实性、合格性、准确性、完整性、系统性、统一性、简明性和新颖性。

1. 定量资料的整理 定量资料主要是问卷,一些观察获得的记录也可以按照定量资料的方式进行整理。

(1)问卷核查:对于回收的问卷进行编码、对于记录表进行核查。

1)确认没有漏项;如果存在漏项,明确处理漏项的原则,如将漏项确定为缺失值,以代码9 或者 0 表示。

2)核查问卷中所填各题目之间的逻辑关系;发现不符合逻辑关系的问卷,明确统一的处理原则。逻辑关系常出现在有"跳答"的问题中,如问题"你现在是否吸烟?"回答"是"者继续回答接下来的关于开始吸烟年龄、吸烟量、是否打算戒烟等问题,而回答"否"者跳过上述问题,继续回答运动情况相关问题。但是回答者选择了"否",又继续回答了关于开始吸烟年龄、吸烟量、是否打算戒烟等问题,通常在问卷核查中,这样的问题回答认为无效。

3)需要明确合格问卷的标准,通常一份问卷中有 10% 的问题存在答案缺失或逻辑关系不正确,属于无效回答,即认为是不合格问卷,需要剔除。

(2)问卷录入:

1)根据问卷结构,建立数据库,常用的数据库格式包括 Excel、Epi 或者 SPSS。在建立数据库时,可以设逻辑检错程序,进一步帮助调查者提高数据质量。

2)在问卷录入中,一般采用双人平行录入的办法,对回收的全部合格问卷进行录入,然后进行两个数据库的比对检查,确认录入数据的质量。

2. 定性资料的整理 主要是对资料真实性、可靠性进行检查、核对,如观察记录是否带有个人偏见、被访者是否如实反映情况、文献来源是否可靠等。此外,可以按主题、人物或时间对资料进行分类整理、建立资料档案。

(1)录音资料:对录音资料进行转换,使其成为 word 文本,为后续分析打基础。在进行录音资料整理时,需要整理者耐心、认真,不要有信息不准确或遗漏。如果人力资源充分,可以由 1 人整理,另一人重听录音,核查整理后的 word 文本资料是否完整、准确。

(2)纸质记录资料:对于纸质资料,考虑到记录员的记录习惯、笔迹等因素,最好由原记录者进行电脑录入,以确保对记录的忠实呈现,避免错误录入。

(3)值得注意的是,因为定性资料大多来源于小组讨论或访谈,是通过谈话的过程获得的资料,可能会有明显的地域、文化、风俗特点,需要对这类语境、词汇进行"忠实原话"式的记录,以反映不同地区的实际情况:①对资料的真实性、可靠性进行检查、核对,如观察记录是否带有个人偏见、被访者是否如实反映情况、文献来源是否可靠等。②从原始材料中摘取与研究目的有关的主要内容,对资料进行简化。这两步也称为"去伪存真、去粗取精"。③按主题、人物或时间对资料进行分类整理、建立资料档案。

(二) 资料分析

1. 定量资料分析 在定量分析中,对于简单统计频数、比例、均数等,可以采用 Excel 进行分析,而对于相对复杂的统计,常用 SPSS、SAS 等统计分析软件进行资料分析。

一般而言,对于健康传播需求评估,需要确定重点传播的健康信息是什么,哪些健康传播渠道是目标人群可及且喜欢的。为此,常见的统计指标包括:

(1)疾病患病率。

(2)采纳某健康相关行为的比例。

(3)健康知识知晓率。

(4)不采纳健康行为的主要原因。

(5)掌握健康技能的比例。

(6)目标受众可及的健康信息传播渠道排序。

(7)目标受众喜好的健康信息传播渠道排序。

2. 定性资料分析 对于定性资料进行分析时,主要是对常用的理论和方法包括主题框架法、扎根理论、会话分析、内容分析等。

(1)主题框架分析法:主题框架分析法是一种建立在表格基础上的分析方法,可以将资料整理及分析两个步骤整合进行,即在整理资料的过程中,根据不同的主题词对资料进行归类、归纳和总结。主题词可以根据需求评估目的确定关键问题相关的词汇,也可以在整理过程中,调查对象提及频次较高的词汇。主题框架分析过程具有严密性和透明性的特点,目前被认为是兼顾科学性和可操作性的较好的定性资料分析方法。

(2)扎根理论:将所搜集或转译的文字资料加以分解、指认现象,然后将现象概念化,再以适当方式将概念重新抽象、提升和综合为范畴以及核心范畴的操作化过程。该过程既要忠实于资料,又要高于资料的范畴,可以建立新的结构或从分解后的现象识别出共性,建立群体行为模式或者过程。

（三）资料应用

无论健康传播需求评估获得的是定量调查资料还是定性调查资料，首先是专业技术人员使用，根据分析结果，提示针对不同亚人群开展健康传播的核心信息是什么，以及适宜于不同亚人群的信息表达方式、健康信息传播途径有哪些。上述资料对于设计健康传播计划，进行后续健康传播材料制作，有非常重要的价值。

其次，需求评估获得的定量、定性资料还可以以研究报告、论文的形式发表在期刊上，供其他健康传播者借鉴和利用。

第二节　健康传播材料核心信息的制定

核心信息是健康传播材料制作所需要的内容，也是制定健康传播材料的灵魂和最关键的一环。核心信息制定的过程是健康教育工作者根据目标受众需求，从众多医学知识中遴选出最重要的信息的过程。在了解信息、健康信息的特征基础上，根据一定的原则和流程制定核心信息，是健康传播材料制作的重要步骤。

一、信息及其特征

（一）信息的概念

传统的信息，指音讯、消息，泛指人类社会传播的一切内容。人通过获得、识别自然界和社会的不同信息来区别不同事物，得以认识和改造世界。1948年，数学家香农在题为"通讯的数学理论"中指出："信息是用来消除随机不定性的东西。"

现代社会，随着信息资源推动社会发展的作用不断加强，人们对信息的概念有了全新的诠释，现代人们普遍认为，信息是与物质和能量并列从而构成世界的三大要素之一。信息是事物运动、变化、联系、差异的表现。信息是两次不确定性之差，人们借助信息可以认识客观世界。

（二）信息的特征

信息是指运动变化的客观事物所蕴含的内容。信息是客观事物的一种属性。信息是传播的客体，是传播的基本内容。文字、图形、图像、声音、影视和动画等不是信息，而文字、图形、图像、声音、影视和动画等承载的内容才是信息。信息具有很多的基本特征，如：

1. 普遍性与客观性　在自然界和人类社会中，事物都是在不断发展和变化的。事物所表达出来的信息也是无时无刻，无所不在。因此，信息也是普遍存在的。由于事物的发展和变化，是不以人的主观意识为转移的，所以信息也是客观的。

2. 依附性　信息不是具体的事物，也不是某种物质，而是客观事物的一种属性。信息必须依附于某个客观事物（媒体）而存在。同一个信息可以借助不同的信息媒体表现出来，如：文字、图形、图像、声音、影视和动画等。

3. 共享性　非实物的信息不同于实物的材料、能源。材料和能源在使用之后，会被消耗、被转化。信息也是一种资源，具有使用价值。信息传播的面积越广，使用信息的人越多，信息的价值和作用会越大。信息在复制、传递、共享的过程中，可以不断地重复产生副本。但是，信息本身并不会减少，也不会被消耗掉。

4. 时效性　随着事物的发展与变化，信息的可利用价值也会相应地发生变化。信息随着时间的推移,可能会失去其使用价值,可能就是无效的信息了。这就要求人们必须及时获取信息、利用信息,这样才能体现信息的价值。

5. 传递性 信息通过传输媒体的传播,可以实现信息在空间上的传递。如2016年8月21日上午,经过12年沉寂之后中国女排重获金牌的消息通过卫星信号直播从里约奥运会现场传到国内,即时传到千家万户。信息通过存储媒体的保存,可以实现信息在时间上的传递。如:没能看到女排夺金现场直播的人,可以采用回放或重播的方式来收看。这就是利用了信息存储媒体的牢固性,实现了信息在时间上的传递。

二、健康信息及其特征

(一) 健康信息的概念

健康信息是一种特殊的信息形式。广义上健康信息是指一切与人健康有关的信息。狭义上指一切有关人健康的知识、观念、技术、技能和行为模式。常见健康信息分类:知识、观念和行为模式;适宜技术;政策法规;活动信息;调研结果等。

(二) 健康信息的特征

除具备一般信息的特征以外,健康信息还具有许多鲜明的特点:

1. 科学性 健康信息的生命,是取得传播效果的根本保证,也是健康传播应该遵循的最重要的准则。

2. 针对性 根据受者的需要,因时、因地、因人制作传递健康信息。健康信息的针对对象越强,越能满足目标人群的需求,产生的指导性越好。

3. 适用性 适用性是指确定的健康信息是不是与目标人群的理解能力相一致,对目标人群信息获取、理解等能力进行评估,确保传播的健康信息不被误解和曲解。

4. 指导性 健康信息对目标人群现实生活具有实际健康指导意义、实用、适用。

5. 通俗性 力求用目标人群能接受的符号来传递信息,少用专业术语。即信息传递过程中所使用的符号必须是通用的,使用目标人群不懂的语言,则会造成传而不通的现象,从而达不到健康传播的目的。

三、健康传播材料核心信息的制定

(一) 健康核心信息概念

任何健康传播活动,无论规模大小,形式如何,载体形式单项还是多样,都有其传播主题。在明确了传播目的,做好受众分析和确定了传播主题与内容之后,最重要的内容就是确定核心信息。核心信息的确定,不仅使传播活动具有针对性,而且是传播活动取得效果的重要保证。

健康传播核心信息是为实现特定传播目标,围绕某一传播主题确定的关键信息。核心信息是实现传播目标最重要的信息,是目标受众实现行为改变所必须了解和掌握的关键信息。目前,围绕不同的传播主题,我国已经制定了多种健康核心信息。如健康中国行——2013年合理用药主题宣传教育活动核心信息;健康中国行——2014年科学就医主题宣传教育活动核心信息;健康中国行——2015年无烟生活主题宣传教育活动核心信息;中国公民健康素养—基本知识与技能(2015年版)即新版"健康素养66条"。

(二) 制定核心信息的基本原则

健康传播材料核心信息的制定在任何健康传播活动中都起着重要的核心作用。制定健康传播核心信息是一个科学、严谨、规范、系统的过程。制定核心信息的过程中不是某个人单独能够实现的,需要一个团队共同努力、通力合作才能完成。专家成员根据传播主题、目标受众特点及行为改变目标进行遴选。如开发高血压防治核心信息,就需要高血压预防、治疗、康复以及健康教育专家共同合作完成。

1. 明确对象的原则 要针对目标受众的特点,围绕健康教育的传播主题,根据健康教育行为改变目标,筛选和确定核心信息。

从核心信息使用者的角度出发,核心信息可以分为两种类型,一种提供给专业人员使用,这类信息需要传播者使用前进行再设计,因为核心信息大多比较简洁,但可能不够通俗,需要使用者进行科普再加工,才能被群众理解和掌握;另一种是提供给群众直接使用的,这类核心信息应通俗易懂,能为群众直接理解和掌握,因此在制作这类核心信息时,在通俗性上就需要根据目标人员的文化水平、语言习惯和阅读能力等情况下大功夫。

2. 科学准确的原则 核心信息要内容正确,没有事实、表述和评判上的错误,有可靠的科学证据,遵循循证原则,符合现代医学进展与共识。应尽量引用政府、权威的卫生机构或专业机构发布的行业标准、指南和报告,有确切研究方法且有证据支持的文献等。属于个人或新颖的观点应有同行专家或机构评议意见,或向公众说明是专家个人观点或新发现。不包含任何商业信息,不宣传与健康教育产出和目标相抵触的信息。

3. 简洁通俗的原则 医学是一门深奥的人体科学,在医学传播及实践过程中,有自己独特的表达语言、文字和符号表达体系,需要具有一定文化基础的人通过系统学习才能掌握。健康核心信息主要用于健康教育工作者进行公众健康知识与技能传播和具体的行为指导,或者供公众直接进行学习、掌握。因此,在不失医学学科出身的基础上,使用通俗的文字及语言进行简单的表达是其非常重要的原则。

4. 行为指导的原则 健康教育的核心是行为干预,是通过传播、教育等方法帮助目标受众建立健康的行为和生活方式,改变不健康的行为和习惯,因此,应该将那些有利于改变人们行为的核心信息,作为要传播的重要内容。过多混杂和不重要的信息不仅不利于正确的行为改变,严重的话,还会影响对目标受众开展健康教育的方向。

(三)核心信息制定的流程

1. 受众需求评估 通过访谈、现场调查、文献查阅等方式初步确定目标受众的重要健康问题;了解目标人群的健康信息需求,即他们想知道什么;掌握目标人群对健康科普信息的知晓程度,换句话说就是他们已经知道什么? 不知道什么? 了解健康科普信息中所建议行为的可行性。了解影响健康科普信息传播的因素(态度、文化、经济、卫生服务等);了解受众喜欢的信息形式、接受能力、信息传播的时机与场合等。值得一提的是,有时候,根据受众需求,开展健康需求调研,也可将调研结果作为健康信息;即调研本身也是一种可传递的健康信息。

2. 健康信息的收集与整理 健康信息的收集是指从繁多的信源中发现、选择并取得那些对受众有价值的信息的过程。查阅信息时,注意选择权威、科学、准确、可信的信息源。

(1)科学:指信息内容有可靠的科学证据,即循证原则,或符合现代医学最新进展与共识。

(2)准确:指内容正确,没有事实、表述和评判上的错误;准确描述保健方法的功效与作用,不做夸大与误导宣传,如有风险或争议论点应同时提示。

(3)可信:指信息来源可以信赖,如来源于政府或相关领域的权威机构、有经验的专业组织的建议或指南、核心信息等,个人或新颖的观点应有同行专家或机构评议意见,或向公众说明是专家个人观点或新发现。

综述,推荐大家通过查阅最新版的医学专业书籍、国家卫生计生委以及中国疾控中心官方网站、世界卫生组织网站,查询最新出版或发布的报告、标准、指南等,收集有关健康主题的信息内容。

3. 提出重点内容　有相关医学领域专家对收集到的信息资料进行加工整理,提炼出与传播主题相关的重点内容,尽量用较为通俗的语言加以归纳、表述,形成核心信息的初稿。加工、整理时,要从目标人群的角度进行思考,紧紧围绕"什么""为什么""怎么做"三方面进行归纳、提炼,核心重点是"怎么做"。例如,烟草控制的核心信息应包括什么是二手烟,吸烟与吸二手烟的危害,控烟的有效措施有什么,戒烟的方法等。

4. 确定核心信息　通过召开相关专家研讨会等形式,通过医学专家和健康教育专家集思广益和思想碰撞,对之前形成的核心信息初稿进行补充、完善、删减、修改、排序,从几十条重点内容中,提炼出最需要向目标人群传播的核心信息。

5. 核心信息编写　围绕希望或推荐受众采纳的行为,编制或筛选出受众最需要知道、最能激发行为改变的信息,以及为什么这样做、具体怎么做等相关信息。在健康科普信息编制过程中,应邀请相关领域的专家对信息的科学性和专业性进行论证和审核。编写核心信息时,要注意根据两个基本原则:

(1)限定条目:一般一个健康问题的核心信息不超过10条;对于涉及内容较多的重大健康问题,核心信息的条目可适当增加,但也不宜过多,否则就失去了核心信息的意义。

(2)语言表达要简练、干净:每条核心信息尽量用一句话表达,认真、仔细推敲,去掉那些不必要的赘语。

6. 核心信息通俗化　核心信息审核结束后,请科普专家进行语言润色、修改和完善,把复杂信息制作成简单、明确、通俗的信息,使目标人群容易理解与接受。

7. 对核心信息进行预试验　在健康教育核心信息定稿之前,要在一定数量的目标人群中进行试验性使用,确定信息是否易于被目标人群理解、接受,是否有激励行为改变的作用。也可以选择小部分的目标人群,通过个人访谈、小组访谈、问卷调查等形式开展预试验。

8. 修改完善信息　根据预试验反馈结果,对信息进行及时的修正和调整。

2015年12月30日,原国家卫生计生委办公厅印发了《中国公民健康素养——基本知识与技能(2015年版)》[以下简称《健康素养66条》(2015年版)],提出了现阶段我国城乡居民应该具备的基本健康知识和理念、健康生活方式与行为、健康基本技能,是各级卫生计生部门、医疗卫生专业机构、社会机构、大众媒体等向公众进行健康教育和开展健康传播的重要依据。由于健康素养涉及的领域比较广泛,涵盖的内容比较多,所以涉及的条目也比较多,一共包括三部分共66条,属于比较特殊的健康教育核心信息,但也是依据健康传播材料的制作要求制定的。

9. 信息的风险评估在信息正式发布之前,应对信息进行风险评估,以确保信息发布后,不会与法律法规、社会规范、伦理道德、权威信息冲突,导致负面社会舆论;不会因信息表达不够科学准确或有歧义,引起社会混乱和公众恐慌或对公众造成健康伤害。根据工作实际,在专家审核以及预试验阶段可结合风险评估的内容,同时,在信息发布之前可再组织相关专家进行论证确认。

10. 核心信息释义　限于编写体例的要求,在确定了需要表达的信息内容之后,核心信息每一条的描述通常都比较直观、简练,不赘述,不涉及比较详细的内容。每一条所表达的内容大多是原则和基本要求,主要用于指导健康教育人员开展工作使用。一般情况下,在核心信息确定后,对每一条核心信息所涉及的关键词及相关的知识以及国家法律、法规等进行详细和必要的解释,更便于目标人群进行理解和接受,是为核心信息释义。

如合理用药核心信息的第 10 条:保健食品不能代替药品。其释义:保健食品指具有特定保健功能,适宜于特定人群食用,具有调节机体功能,不以治疗疾病为目的的食品。卫生行政部门对审查合格的保健食品发给《保健食品批准证书》,获得《保健食品批准证书》的食品准许使用保健食品标志。保健食品标签和说明书必须符合国家有关标准和要求。

这一条核心信息只是强调了一个结论性的原则,但为什么保健食品不能代替药品呢?核心信息没有给出答案,而是在释义中通过解释什么是保健品、什么是药品、国家对保健品和药品的有关规定、如何识别保健品与药品,给出了答案和解释,这种解释帮助目标人群更加清楚地理解核心信息,并产生行为依从性。

案　例　1

我国城乡居民用药知识普遍匮乏,用药行为不规范现象普遍存在。2012 年全国居民健康素养监测数据显示,包括合理用药在内的基本医疗素养仅为 9.56%,能够正确阅读药品说明书的居民比例约为 15%。2012 年,中国国家药品不良反应监测网络共收到超过 120 万份药品不良反应或事件报告。为进一步提高公众合理用药的基本知识和行为,2013 年 12 月 10 日,国家卫生计生委发布《合理用药健康教育核心信息》。(合理用药健康教育核心信息详见本章后附件 1)

案　例　2

2015 年 12 月 30 日,国家卫生计生委办公厅印发了《中国公民健康素养——基本知识与技能(2015 年版)》[以下简称《健康素养 66 条》(2015 年版)],提出了现阶段我国城乡居民应该具备的基本健康知识和理念、健康生活方式与行为、健康基本技能,是各级卫生计生部门、医疗卫生专业机构、社会机构、大众媒体等向公众进行健康教育和开展健康传播的重要依据。2008 年,原卫生部首次发布了《中国公民健康素养——基本知识与技能(试行)》。与 2008 年相比,《健康素养 66 条》(2015 年版)重点增加了近几年凸显出来的健康问题:如精神卫生问题、慢性病防治问题、安全与急救问题、科学就医和合理用药问题等。此外,还增加了关爱妇女生殖健康,健康信息的获取、甄别与利用等知识。

此次修订工作是在国家卫生计生委领导下,由中国健康教育中心负责完成的。根据"总体框架保持不变,更新完善,查漏补缺"的原则,先后组织了近百名专家、历时 1 年多,经过专家论证、严格循证、广泛征求意见等工作环节,最终完成了修订工作。《健康素养 66 条》(2015 年版)从基本知识和理念、健康生活方式与行为、基本健康技能三个方面界定了我国

公民健康素养的基本内容,是评价我国公民健康素养水平的重要依据。(《健康素养66条》详见本章后附件2)

第三节　传播材料制作中健康核心信息的表达

健康核心信息是传播的内容,健康传播材料是传播的载体。日常健康教育活动中,极少有直接使用健康核心信息进行直接传播的,倘若真的原封不动地将健康核心信息直接传达给目标人群,也很难想象会收到很好的效果。那么,在有了核心信息之后,如何根据受众的需求、特征和不同传播材料的特点,将需要传达的核心信息进行有效的表达与转化对提高传播效果则显得非常重要。

一、重要概念

(一) 信息与符号

信息是客观世界的组成要素,是传播的基本客体,但它是抽象的,具有载体性,必须附着在物质载体上才能进行传播。信息虽然不是物质,但却与物质有着密切的联系,是一切物质的普遍属性。任何物质都是信息源,因此,我们可以说,什么都是信息! 任何物质的运动过程都离不开信息的运动过程。任何信息都离不开物质这个载体,它的传播需要物质实体来运载。

符号就是这样的物质载体,即具体的文字、声音或图像。当一组符号被用来表示特定的信息,就构成了一个可以传播的内容,就是信息。人类传播的是信息,符号是人类传播的中介性,是信息的载体。

(二) 符号的构成

符号由能指和所指构成。

1. 人们可以看到或听到的东西,如红灯、绿灯、玫瑰花,姓名的发音或写法,这就是符号的能指,也就是符号的形式。

2. 符号所表示的意义,如"红灯"所表示的"停止"、"绿灯"所表示的"前行",玫瑰花所表示的"爱情"等,这就是符号的所指,也就是符号的内容。

由此,不难理解,男生用玫瑰花向女生求婚才代表爱情,用其他花则不代表求婚之意。

(三) 符号的类型

符号包括语言符号和非语言符号两种。语言符号又有有声语言和非有声语言之分;非语言符号则分为视觉性非语言符号和听觉性非语言符号(图2-1)。

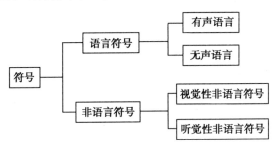

图 2-1　符号的类型

进一步细分，我们还可以将视觉性非语言符号分为：

1. 动态的视觉性非语言符号　包括体语（以及舞蹈语言）、运动画面、人际距离等。
2. 静态的视觉性非语言符号　包括静止体态、象征符号、雕塑、绘画、图片等（图 2-2）。

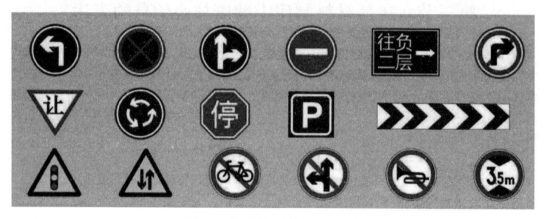

图 2-2　静态的视觉性非语言符号

而听觉性非语言符号，再进一步细分为：

1. 类语言（人类发出的没有固定意义的声音）　这其中辅助性语言：辅助人类口头语言的声音要素系统，包括音调、音量、音质等。也包括功能性发声：哭、笑、哼哈、叹息以及口语等。

2. 其他声音符号　除了类语言以外，凡是作用于人的听觉器官的符号，如轮船汽笛声、火车行进声、风声、雨声、鸟叫声等。

二、健康核心信息的表达与转化

（一）表达与转化的重要性

医学信息是千百年来医学工作者大量实践和研究的结果，这些科研成果只有转变成生产力才能推动社会进步；也就是说，被受众接受的研究成果并在实际生活中得到运用，才能真正推动社会的进步与发展；而受众接受科研成果需要使用其能接受的信息符号；由研究成果得到的健康信息，根据不同的受众可以转变成多种健康信息，便于人们阅读、理解、熟悉与掌握，用以指导不同目标人群改变行为。

（二）表达与转化的原则

健康核心信息的表达要想达到比较好的效果，需要遵循一定的原则：

1. 内容清楚、具体、准确、简单、易懂模糊的内容，常常会让目标人群不知所云，更谈不上对行为改变起指导作用。

2. 符合受众的心理、社会、经济、生活等状况通过需求评估后的认真分析，根据目标人群的心理及社会特点，有针对性地设计健康信息。

3. 有感召力、吸引力并且及时在"共情"基础上的健康信息设计，常常取得事半功倍的效果。通过具有吸引力的设计，增进目标人群对健康传播材料的关注和学习。

4. 适合于所选媒介健康传播材料的制定要适合不同的传播媒介，同样，不同的传播媒介具有不同的特点，健康信息的表达要符合所选传播媒介的特点，与之相适应。详见第四章、第五章。

5. 实用性强，具有行为指导性行为指导性是健康传播的核心目标，健康信息的表达要牢牢记住这个目标。

6. 紧扣预期目标和传播主题围绕主题开发的核心信息，在转变为健康信息的过程中，注意不要违背和脱离主题。

（三）表达与转化的方式

健康信息的表达有多种形式，使用哪种形式要根据受众的需求具体情况具体判断。原则上讲，没有任何一种形式是完美、无缺陷的，也没有任何一种形式能够满足所有受众的需求，因为，一旦健康信息确定下来就是固定的，而这种固定的形式要满足不同情景下的目标受众需求，几乎是不可能的事情。因此，信息表达形式多种多样，是用说理性信息晓之以理，还是采用情感性信息动之以情，应根据传播目的和受众需求而设计。

1. 晓之以理与动之以情　情感性信息是用丰富的情感来打动人心，引起注意，具有强烈的吸引力和感染力，适用于宣传鼓动；如："戒烟难，难戒烟，想它时，怎么办？送您一枚金橄榄，我帮爸爸闯难关！给你，因为我爱你"。说理性信息则是以鲜明的事实、准确的数据来说明道理，以理服人，适用于劝说。如"据 WHO 统计，最迟到 2025 年，全世界每年死于烟草的总人数将由目前的 300 万上升到 1000 万，其中中国就将占 200 万。"

2. 积极与消极　即通常所说的正面教育与反面教育。积极的正面教育是以积极肯定的语言和形象使人受到鼓舞，而后者则用严重后果等引起受传者的警惕。一般来说，对文化知识或医学水平较低的基层群众以及儿童，宜使用正面教育，正所谓"数子十过，不如奖子一长"。

3. 大众化与个人性　大众化的信息是通过对大众的呼吁，引起社会的关注和人们的"从众行为"："生活中每天丢弃 24 吨废纸，相当于浪费 17 棵大树，利用废纸等于植树造林！"对于某些特定的个人健康问题，应给予具体的有针对性的指导。

4. 幽默与严肃　幽默性信息如一张漫画"七个专家八颗牙——老掉牙"，反映出龋病的普遍性与严重性，引人在发笑后深思；又如使用广告语："下蛋在窝是鸡鸭，下人千万别在家！——还是住院分娩好！"严肃性信息如"高血压—无形的杀手！""我国每天有 1.3 万人死于慢性病！""吸烟是二十世纪的瘟疫，是严重威胁人类健康的一种慢性自杀行为。"

5. 一面性与正反两面　一面性信息可强化对该信息持赞成态度的人的固有观念，如"保护牙齿，从小做起"；而提供正反两面材料的信息，使人们得以作出自己的抉择，更具说服力。如 WHO 推荐的戒烟新方法——尼古丁替代疗法就对尼古丁的药理作用提供了正反两方面的信息。

6. 说教式与讨论式　由有权威性的机构或人士发出说教式、指令式信息，具有强大的威力，如由 WHO 或卫生计生委的官员、专家发布某病流行与防治情况；而讨论式信息则可引起争论，更平易近人，如与糖尿病人讨论"如何处理节日或应酬时吃东西的问题"。

三、健康核心信息表达的注意事项

（一）不同健康信息的作用不同

尽管健康教育的核心目的是行为改变。但因为改变行为是一个逐渐的、缓慢的过程；受众对每一次健康传播信息的接触，都是一个量的积累过程，而每次传播都不是对前一次传播信息的简单重复，对出于不同状态的受众应该设计促进其相应动机的信息，并且让其具有并且促进其产生相应的心理感受和行为改变目标(表 2-1)。如,在春节联欢晚会上,赵本山携徒弟进行的十几分钟的小品表演,那一时刻的主要目的就是吸引观众,并且让观众在那一刻享受快乐的时间。除此,并没有其他更深层面的作用和意义。

表 2-1　不同健康信息的作用

信息传播者	信息接受者
吸引受众	享受
告知	了解
教授	学习
劝服	决定
强化	记忆
引起注意	加强认识
进行鼓励	增强动机
培训	学习技巧
提示行动	采取行动
强化	巩固某一行为

(二) 不同的受众需要不同的信息

健康信息是健康核心信息的有效表达。受众不同,传播的目标不一致,组织和设计信息也应该不一样。

1. 对于健康服务对象要根据受众的需求和爱好选定信息,而不是根据传播人员自己的爱好设计安排信息。

2. 针对与服务对象关系密切的人使用适宜的健康教育材料,辅助他们与服务对象进行交流。

3. 医疗卫生工作者对于基层和网络健康教育工作者以及相应工作领域的医学人员,如承担戒烟门诊工作的医务人员,需要专业技术信息和人际交流及咨询技术的培训,以便他们提供高质量的服务。

4. 健康决策者需要有官方的、合理的、明确的信息,以客观的方式提出,不能使用过多的专业术语。

(三) 受众对健康信息的心理需求

人们倾向于注意、理解、记忆和自己的观念、经验、个性、需求等因素相一致的信息。

1. 选择性注意　选择性注意是指在外界诸多刺激中仅仅注意到某些刺激或刺激的某些方面,而忽略了其他刺激。人的感官每时每刻都可能接受大量的刺激,而知觉并不是对所有的刺激都作出反应。知觉的选择性保留保证了人们能够把注意力集中到重要的刺激或刺激的重要方面,排除次要的刺激的干扰,更有效地感知和适应外界环境。

2. 选择性理解　选择性理解,这是受众心理选择过程的核心,又称为信息传播的译码过程。同样内容的信息对不同的受众来说会有不同的理解,有时甚至是相反的,出现这种情况的原因是受众的心理、感情、经历、需求以及所处环境等的不同。

如果说选择性注意是信息接收通道上的第一关,那么选择性理解就是这一通道上的第二关,并且是最难越过的一关。选择性理解类似于一种滤清器。这是指不同的人对于同一信息或作品可以作出不同的解释和结论。这就是像贝雷尔森和斯坦纳所指出的那样:理解是一个复杂的过程,受传者在此过程中对感受到的刺激加以选择、组织并解释,使之成为一幅现实世界的富有含义的统一的图画。这幅图画之所以含义上是"统一的",并且又是"现实的",就在于受传者在理解接受过程中进行了合意性的理解和阐释。

人的这种选择性决定了他们在有选择地接触到某种信息后,总是倾向于把信息内容看做是与自己原有意见相一致的。即使在接触到与自身观点相悖的信息时,人们也会对它们进行选择性的理解,将它们曲解为与自己相一致的观点。这种从自身需求出发对信息予以选择的心理倾向,使不同的人对同一信息的理解各不相同。有的人对信息全面接收,而有的人则只理解自己所需要的那些部分。所以,传播者组织和传播信息时一定要考虑到受传者的这种选择性理解,要努力防止或至少减少受传者对信息的曲解并尽可能使信息被多数人所正确理解和接受。

3. 选择性记忆 人们往往只能记忆对自己有利的信息,或只记自己愿意记的信息,而其余信息往往会被遗忘。这种记忆上的取舍,就叫选择性记忆。选择性记忆是传播学中受众选择性理论中的一点,它是指受众总是根据自己的需求,在已被注意和理解的信息中挑选出对自己有用、有利、有价值的信息储存在大脑中。

影响选择性记忆的因素主要有:①需求:能够满足自己需求的信息,记忆程度一般较高;②简化:内容较少的信息容易记住;③形象:形象具体,记忆程度高;④适度重复;⑤新奇;⑥理解。

了解选择性注意、选择性理解和选择性记忆的特点,可以帮助我们在开展健康传播活动和制作健康传播材料时,在认真分析受众健康需求和心理需求的基础上,将那些满足受众需求的、受众需要的信息作为健康传播的核心信息,而不是根据健康教育工作者的需要全盘给目标人群。

附件1

合理用药健康教育核心信息

1. 合理用药是指安全、有效、经济地使用药物。优先使用基本药物是合理用药的重要措施。不合理用药会影响健康,甚至危及生命。

2. 用药要遵循能不用就不用、能少用就不多用,能口服不肌注、能肌注不输液的原则。

3. 购买药品要到合法的医疗机构和药店,注意区分处方药和非处方药,处方药必须凭执业医师处方购买。

4. 阅读药品说明书是正确用药的前提,特别要注意药物的禁忌、慎用、注意事项、不良反应和药物间的相互作用等事项。如有疑问要及时咨询药师或医师。

5. 处方药要严格遵医嘱,切勿擅自使用。特别是抗菌药物和激素类药物,不能自行调整用量或停用。

6. 任何药物都有不良反应,非处方药长期、大量使用也会导致不良后果。用药过程中如有不适要及时咨询医师或药师。

7. 孕期及哺乳期妇女用药要注意禁忌;儿童、老人和有肝脏、肾脏等方面疾病的患者,用药应谨慎,用药后要注意观察;从事驾驶、高空作业等特殊职业者要注意药物对工作的影响。

8. 药品存放要科学、妥善,防止因存放不当导致药物变质或失效;谨防儿童及精神异常者接触,一旦误服、误用,及时携带药品及包装就医。

9. 接种疫苗是预防一些传染病最有效、最经济的措施，国家免费提供一类疫苗。

10. 保健食品不能替代药品。

附件2

中国公民健康素养——基本知识与技能(2015年版)
(新版"健康素养66条")

一、基本知识和理念

1. 健康不仅仅是没有疾病或虚弱，而是身体、心理和社会适应的完好状态。

2. 每个人都有维护自身和他人健康的责任，健康的生活方式能够维护和促进自身健康。

3. 环境与健康息息相关，保护环境，促进健康。

4. 无偿献血，助人利己。

5. 每个人都应当关爱、帮助、不歧视病残人员。

6. 定期进行健康体检。

7. 成年人的正常血压为收缩压≥90mmHg 且<140mmHg，舒张压≥60mmHg 且<90mmHg；腋下体温 36～37℃；平静呼吸 16～20 次/分；心率 60～100 次/分。

8. 接种疫苗是预防一些传染病最有效、最经济的措施，儿童出生后应当按照免疫程序接种疫苗。

9. 在流感流行季节前接种流感疫苗可减少患流感的机会或减轻患流感后的症状。

10. 艾滋病、乙肝和丙肝通过血液、性接触和母婴三种途径传播，日常生活和工作接触不会传播。

11. 肺结核主要通过病人咳嗽、打喷嚏、大声说话等产生的飞沫传播；出现咳嗽、咳痰 2 周以上，或痰中带血，应当及时检查是否得了肺结核。

12. 坚持规范治疗，大部分肺结核病人能够治愈，并能有效预防耐药结核的产生。

13. 在血吸虫病流行区，应当尽量避免接触疫水；接触疫水后，应当及时进行检查或接受预防性治疗。

14. 家养犬、猫应当接种兽用狂犬病疫苗；人被犬、猫抓伤、咬伤后，应当立即冲洗伤口，并尽快注射抗狂犬病免疫球蛋白(或血清)和人用狂犬病疫苗。

15. 蚊子、苍蝇、老鼠、蟑螂等会传播疾病。

16. 发现病死禽畜要报告，不加工、不食用病死禽畜，不食用野生动物。

17. 关注血压变化，控制高血压危险因素，高血压患者要学会自我健康管理。

18. 关注血糖变化，控制糖尿病危险因素，糖尿病患者应当加强自我健康管理。

19. 积极参加癌症筛查，及早发现癌症和癌前病变。

20. 每个人都可能出现抑郁和焦虑情绪，正确认识抑郁症和焦虑症。

21. 关爱老年人，预防老年人跌倒，识别老年期痴呆。

22. 选择安全、高效的避孕措施，减少人工流产，关爱妇女生殖健康。

23. 保健食品不是药品，正确选用保健食品。

24. 劳动者要了解工作岗位和工作环境中存在的危害因素，遵守操作规程，注意个人防护，避免职业伤害。

25. 从事有毒有害工种的劳动者享有职业保护的权利。

二、健康生活方式与行为

26. 健康生活方式主要包括合理膳食、适量运动、戒烟限酒、心理平衡四个方面。

27. 保持正常体重,避免超重与肥胖。

28. 膳食应当以谷类为主,多吃蔬菜、水果和薯类,注意荤素、粗细搭配。

29. 提倡每天食用奶类、豆类及其制品。

30. 膳食要清淡,要少油、少盐、少糖,食用合格碘盐。

31. 讲究饮水卫生,每天适量饮水。

32. 生、熟食品要分开存放和加工,生吃蔬菜水果要洗净,不吃变质、超过保质期的食品。

33. 成年人每天应当进行6～10千步当量的身体活动,动则有益,贵在坚持。

34. 吸烟和二手烟暴露会导致癌症、心血管疾病、呼吸系统疾病等多种疾病。

35. "低焦油卷烟"、"中草药卷烟"不能降低吸烟带来的危害。

36. 任何年龄戒烟均可获益,戒烟越早越好,戒烟门诊可提供专业戒烟服务。

37. 少饮酒,不酗酒。

38. 遵医嘱使用镇静催眠药和镇痛药等成瘾性药物,预防药物依赖。

39. 拒绝毒品。

40. 劳逸结合,每天保证7～8小时睡眠。

41. 重视和维护心理健康,遇到心理问题时应当主动寻求帮助。

42. 勤洗手、常洗澡、早晚刷牙、饭后漱口,不共用毛巾和洗漱用品。

43. 根据天气变化和空气质量,适时开窗通风,保持室内空气流通。

44. 不在公共场所吸烟、吐痰,咳嗽、打喷嚏时遮掩口鼻。

45. 农村使用卫生厕所,管理好人畜粪便。

46. 科学就医,及时就诊,遵医嘱治疗,理性对待诊疗结果。

47. 合理用药,能口服不肌注,能肌注不输液,在医师指导下使用抗生素。

48. 戴头盔、系安全带,不超速、不酒驾、不疲劳驾驶,减少道路交通伤害。

49. 加强看护和教育,避免儿童接近危险水域,预防溺水。

50. 冬季取暖注意通风,谨防煤气中毒。

51. 主动接受婚前和孕前保健,孕期应当至少接受5次产前检查并住院分娩。

52. 孩子出生后应当尽早开始母乳喂养,满6个月时合理添加辅食。

53. 通过亲子交流、玩耍促进儿童早期发展,发现心理行为发育问题要尽早干预。

54. 青少年处于身心发展的关键时期,要培养健康的行为生活方式,预防近视、超重与肥胖,避免网络成瘾和过早性行为。

三、基本技能

55. 关注健康信息,能够获取、理解、甄别、应用健康信息。

56. 能看懂食品、药品、保健品的标签和说明书。

57. 会识别常见的危险标识,如高压、易燃、易爆、剧毒、放射性、生物安全等,远离危险物。

58. 会测量脉搏和腋下体温。

59. 会正确使用安全套,减少感染艾滋病、性病的危险,防止意外怀孕。

60. 妥善存放和正确使用农药等有毒物品,谨防儿童接触。

61. 寻求紧急医疗救助时拨打120,寻求健康咨询服务时拨打12320。

62. 发生创伤出血量较多时，应当立即止血、包扎；对怀疑骨折的伤员不要轻易搬动。

63. 遇到呼吸、心搏骤停的伤病员，会进行心肺复苏。

64. 抢救触电者时，要首先切断电源，不要直接接触触电者。

65. 发生火灾时，用湿毛巾捂住口鼻、低姿逃生；拨打火警电话119。

66. 发生地震时，选择正确避震方式，震后立即开展自救互救。

第三章

健康传播材料的创意

第一节 健康传播材料创意概述

创意是在传播材料开发设计中的重要环节,是创作人员根据健康信息、目标人群和传播目的等各种因素进行全新创造的过程,是将原本枯燥无趣的科学信息向百姓喜闻乐见的传播材料转化的过程。本节着重介绍创意的概念、作用与基本特征,并结合健康传播材料的特殊性,尤其从创意策略的指导方面,对其创意特点提出了具体要求。

一、创意的概念

"创意",作为一个外来词,即便在英语中也没有一个固定的专业名词来表述。一般来说,我们常运用以下 3 个单词予以相关意义的表达、阐释。

其一,"concept",作为一个哲学意义上的名词,通常指代"观念""概念",曾在 20 世纪 60 年代流行于美国广告圈,并成为当时广告人的口头禅。一则很有"concept"的广告,通常意味着创作者能够突破传统概念的束缚,构建出一个全新的观念或概念。如同中国台湾省著名广告学者樊志育先生所言:"……所谓 concept,实际上就是创意,是销售的创意或者信息的创意。"

其二,"creative",英文意思是"创造性的""有创造力的"或"创造物",现下常被专业广告公司引申为"创意",因此作为广告公司灵魂人物的创意总监,其英文翻译通常也用"creative director"来表达。

第三个常用词是"idea",原意有主意、想法、理念、观念等意思。但也常常用来代表创意,最著名的用典莫过于广告大师詹姆士·韦伯·扬所言:"我想,idea 应该具有类似冒险故事的神秘特质,就像南海上骤然出现的魔岛……"。

无论 3 个单词的意义中各自有怎样微妙的侧重,但指向是明确的,即指具有创造、创新的思想和观念。创新,这个概念在《现代汉语词典》中解释为"抛弃旧的,创造新的。"是指提出别人未提出的思想,和做别人未做过的事情,它是在原来事物的基础上,通过重新排列组合、引申发散、否定重构等,设计创造出一种与原来既有一定联系又有明显区别的新事物。在某种意义上说,创新就是对旧有的错误的东西进行否定。而创造,是指提供新颖的、独特的,具有社会意义的产物的活动。"创"即花样翻新,"造"即从无到有。创造出来的东西必须从未见过,同时具有一定的社会意义和价值。由此可见,如果要给创意一词做个释义的话,关键在于"创",既意味着产生或构想出不曾有过的事物或观念,也可以理解为,将过去毫无关联的几件事物或观念重新组合为一个新的事物或观念。

二、创意的作用

1. 创意能使传播达到事半功倍的效果 传播的目的在于传递信息,是人与人之间、人与社会之间,通过有意义的符号进行信息传递、信息接收或信息反馈活动的总称。换言之,就是要让更广泛的受众接收到传播主体提供的有效信息。优秀的创意往往也能够从信息内容的创作,或利用传播信息的媒介予以创新。从这个意义上看来,创意的确能调动起受众对信息的兴趣从而获得更多的关注。

2. 创意能增强受众对传播主体的品牌形象认知度和接受度 现实生活中,我们每天都必须主动或被动地接收到大量的信息。无论通过何种媒介,一般来说,面对诸多非直接利害性的信息时,我们往往会对更能击中内心的信息产生浓厚的兴趣,或者是因为它的有趣,或者是因为它的观念主张与我们暗合……其实,这恰恰投射出创意的重要性。一则优秀的创意,往往更需要创意者去研究、解读受众的心理。

在现代市场竞争中,竞争的焦点越发集中在品牌的竞争之上,如何让信息受众接受品牌的理念、调性和诉求主张,是创意者在创作之前必须通过大量调研和分析做好的功课,这种"意在笔先"的功夫是一则优秀创意的保证和基础,也正因为此,好的创意才能打动、感染我们的信息受众,对品牌或信息主体留下美好的印象。

3. 优秀的创意可以延长信息主体品牌的生命周期 当下,伴随着技术信息、产品信息和市场信息的高速传播,使得品牌的生命周期越来越短暂。由"各领风骚三五年"缩短到"各领风骚三五月"。由此,不少品牌承载了"以不变的品牌带常变产品"的任务,在聚焦性吸引信息受众的前提下获取最大利益,创造出为信息主体带来长远利益的知名品牌。

三、创意的基本特征

1. 作者的原创性 创意最强调"原创"。"原"按辞源的解释是指最新的、最初的意思。许慎在《说文解字》中又强调"原为本"。如此看来,所谓原创当指最"初"、最"本"的创意,不能有丝毫的模仿与抄袭痕迹。心理学研究得知,人类有探究未知和新鲜的本能。永远创造新鲜的事物和观念不仅是创意人的立身之术,也是创意最富有魅力的所在。

2. 作品的主观性 每一个创意主体都是拥有独立自由意志的个体,拥有体察生活和深度思考的主体意识。这就决定了创意作品在一定程度上暗含了创意主体的观点、立场和意识形态,具有一定的主观性。

3. 策略的指导性 健康传播材料创意必须围绕一个明确的传播策略予以实施。创意活动不同于纯粹的艺术创作,作为个体的艺术家完全可以只沉浸在自己的主观世界里进行表现,而广告的创意必须在经过市场调查、数据分析……直至提炼出诉求主题方向的基础上围绕诉求进行创造思维活动,并通过创意的物化形式——信息准确的创意作品提供给受众。这也是表明创意活动是在理性分析的基础上进行的感性创造,而非仅凭感性的信马由缰。

4. 形式的多样性 同样是信息的传达,广告创意不同于新闻。新闻报道最重客观,因此要尽量避免任何艺术表现形式。而创意活动往往为了达到感染信息受众的目的可以不计手段,采用任何艺术形式予以表现。因此,通常我们认为,只要不违反当地的法律法规或违背其时其地的道德原则、民俗禁忌,创意活动的形式手段可以是任意的、多样的、无须约束的。

5. 诉求的精准性　创意活动必须围绕诉求进行。但值得注意的是一般而言,一则创意仅仅能够为一个诉求进行创作。有人误以为在一则创意作品中诉求越多越好,且不知这是非常错误的理解。原因很简单,首先,过多的诉求会干扰创意者的思维,不知如何凸显最重要的信息传达,严重影响创意的质量;其次,过多的诉求亦会使得受众不知信息中何为重点,结果往往是什么都记不住。

6. 创意的可操作性　在创意的"头脑风暴"阶段,会闪过各式天马行空的想法。不得不说,有些想法的确能够打动人,倘能实施操作效果一定不凡。但创意毕竟不能仅停留在想法,它需要具体的创作执行。因此,创意的实施要结合实际考虑到基本的人力、物力、财力和操作的可能性。倘若不具备操作的可能,即便再好的想法也只能成为想法,而不能称之为一个有效的创意。

第二节　健康传播材料常用创意策略

本节从健康传播材料创意的工作流程入手,首先对创意工作之前的准备工作做出要求,再联系健康传播材料创意的基本策略,通过案例分析将健康传播材料的常用创意手法予以呈现与解读。

一、健康传播材料创作者在创意前的准备工作

在前文我们提到过,创意必须符合策略指导原则。健康传播材料的创意者当然也必须遵循这个原则,倘若我们不对信息的受众对象去做认真的研究和了解,仅凭借自己的经验和主观臆想去进行创作,那么再绝妙的想法也不能称之为一则有效的创意。因此,如何了解我们的信息受众并加以深入细致的分析,是在创作健康传播材料前最重要的工作。通常,我们会从以下几个方面予以考虑,并实施调查。

(一) 健康传播材料受众的环境调查

健康传播材料受众的环境调查是以一定的地区为对象,有计划地收集有关人口、政治、经济、文化风土人情、地域、季节性的差异等情况。一般而言,应以日常健康传播材料的推广和发布活动场所及区域为对象,定期收集与更新资料,为下一步制定创意诉求提供基础资料。地方上的健康教育工作者应以其工作地区为对象,进行系统了解和调查,为健康教育传播资料的创作和推广传播提供基础资料。

环境调查的主要内容有:

1. 人口学统计　包括目标区域的人口总数、性别、年龄构成、文化构成、职业分布、收入情况,以及家庭人口、户数和婚姻状况生育率指标等。通过这些数据的统计分析,可以为细分环境提供依据,从而为确定诉求对象和诉求重点提供方便。

2. 季节性的差异　季节气候是人类赖以生存的基本条件,气候变化刺激机体后,也容易导致疾病的发生,尤其对心脑血管和呼吸系统等疾病的影响比较显著。此外,不同的气候对人的心理情绪也会造成某种程度的影响。例如下雨天会使人情绪低落,气压降低还会使人焦躁不安。因此,健康传播材料的制作必须考虑到相关季节、气候对受众的身心健康带来的影响。

3. 地域性的差异　我国特有的地理位置与地形分布,形成了独有的风、温、暑、湿、燥、

寒季节性气候韵律。地理环境影响疾病发生及体质形成,在我国古代医籍中不乏相关论述。地理、气候、生态、产出,乃至人类的饮食、体质、疾病与证治各有异同,然而与其自身的环境系统是一致的。现代医学研究亦从分子生物学、免疫学、生物化学、基因组学等角度印证了这一思想。我们在进行健康传播材料的创作前,必须针对不同地域的气候环境特点导致的身体健康差异点予以研究、考量。

4. 社会文化与风土人情　主要包括民族、文化特点、风俗习惯、民间禁忌、生活方式、流行风尚、民间节日和宗教信仰等内容。对这些内容进行分析,可以为确定健康教育传播材料的表现方式和推广日程提供事实依据。

5. 政治经济　主要包括有关国家政策、地方性政策法规、重大政治活动、政府机构情况、社会经济发展水平、工农业发展现状、商业布局等内容。这是制定健康传播策略决策的依据。

6. 健康相关数据及政策　主要包括健康统计数据、本地疾病谱、健康问题,及医药卫生体制改革的有关政策、本地健康策略、公众的健康习惯等。

(二)健康传播材料的传播内容调查

在进行某项健康传播材料的宣传活动时,除了要在日常注意收集有关内容的信息资料外,还要有计划和全面地对该材料的内容作系统调查,以确定创意诉求重点。

制作健康传播材料内容时应主要考虑:内容系统和类别、给受众带来的利益、此次活动的时间周期等。

1. 信息系统类别　该次推广活动在相关推广层级中所处的地位如何,是国家级别自上而下的推广,还是地方级别向中央自下而上的推广,或是地方区域的平行推广。这可为进行推广环境预测、制定推广决策和媒体选择提供帮助。

2. 受众的利益　主要指健康传播材料内容的功能,能给受众或参与者带来什么好处,这是确定宣传重点和进行内容定位的关键依据。

3. 推广活动的时间周期　指每次健康传播主题推广活动的时间周期。一般而言,分为信息的先期推广、中期推广和后期的效果测评3个阶段,并且针对不同阶段所采取的传播策略也不同。

(三)健康传播材料的信息终端受众调查

这里主要包括以下几项内容:信息受众的需求、心理特征、媒体接触特点、健康行为习惯和健康素养水平等。

1. 信息终端受众的需求调查　社会个体信息受众的需要常常是很复杂的,既有生理、安全的需要,也有社会、情感的需要。影响受众接受信息行为的因素也很多,主要有:

(1)经济因素:个人收入和家庭收入各不相同,因此,个人或家庭的收支状况,会成为影响对于健康需求具体实施行为的重要因素。

(2)社会因素:不同的文化程度、不同的社会阶层和社会地位,具有不同社会关系的人,其对于健康的理解也有差别。

(3)心理因素:影响信息受众的心理因素主要有需求层次、生活经验、人生态度、信仰和自我形象等。

2. 信息终端受众的行为习惯调查

(1)信息终端受众的媒体接触特点:要了解媒体接触情况,就必须对媒体进行调查研究。媒体调查是检查媒体发展情况的重要手段,它可以为媒体的运用和开发提供重要的信息和指导原则。在欧、美、日本等发达国家,各种各样的调查公司有很多,如尼尔逊公司、电通公司等,都是世界著名的调研公司。它们为媒体机构以及媒体用户提供大量的媒体信息。一般而言,我们从以下3个方面来进行受众媒体接触特点分析:

（2）受众的媒体接触程度:媒体是信息受众接受信息的传播途径,比如户外广告牌、电梯电视、报纸、杂志、橱窗、现场活动,都算媒介。媒体接触就是潜在信息受众通过何种方式了解你的信息内容,以及诉求能对潜在信息受众起到多大的煽动性。

（3）受众的媒体接触时间:随着科技的发展,尤其是以智能手机为代表的移动信息终端的全面普及,相对于传统媒体准点、准时刊登或播报信息的稳固状态,手机这个被称为独立于报纸、电视、广播、网络之外的第五媒体,都因其优于其他媒介的特殊功能使之具有不可替代的特性。智能手机的随身便携性、社交交互性、信息融合性、广泛的用户群和对碎片化时间的有效利用等特点,使得手机具有不可替代的强大传播效力,手机媒介健康传播的主要形式有手机报、手机短信和健康类手机 APP 应用等。而今的信息受众完全可以自己决定在任何时间、任何地点接受自己感兴趣的信息。可以说,信息受众的媒体接触时间,已经由原先的固化而正在趋向于一种不规律的变化。新媒体正依靠强大的实时交互信息技术,通过裂变式的信息扩散方式,以最短的时间到达最有效的健康传播受众,使得健康信息通过新媒体得以广泛传播。新媒体健康信息的实时交互性打破了时空的限制,以最有效的时间跟传播路径将信息快速传播出去,受众以互动的方式推动事件的发展。这种正在进行的深刻的变化,当然提高了我们的创意者针对不同人群的媒体接触时间进行创作的难度,但同时也应该看到,正是由于这种媒体接触时空的革命,也为我们做出更精准的直指个体信息终端的创作提供了一个全新的舞台和相对的可能性。

（4）受众对媒体内容的取向:社会的发展与进程,必然会带来人类思想观念的改变。而具体到健康信息受众更会因为区域不同、分工不同、收入不同、知识结构不同、宗教信仰不同和年龄的不同而对健康产生不同的理解。因此,在进行健康传播材料的创作时,创作者一定要洞察受众的基本健康素养,方能制定出有效的、更易为受众所接受的信息内容,并以此为基础进行信息形式表现创意。

3. 信息终端受众的健康行为习惯和健康素养水平　提升公众健康理念和健康素养水平、加强自我健康管理技能、转变不良生活和行为方式,是维护和促进公众健康的必要举措。健康素养已成为多个国家衡量公众健康素质高低的重要指标之一。国外开展健康素养研究较早,目前其内涵及评估研究亦比较成熟。据不完全统计,已有12个健康素养模型、17个不同的健康素养概念、35 种不同的健康素养评估方法。国外常用的评估工具主要有成人功能性健康素养测（TOFHLA）、成人医学素养快速评估（REALM）和最新 Newest Vital Sign 测量工具（NVS）,其中 REALM、NVS 因评估时间较短备受使用者欢迎。我国于 2005 年引入健康素养概念,2008 年开展全国首次调查共 79 个条目,2012 年的评估增至 103 项,所用评估时间超过 20 分钟。

（四）健康传播材料的开发目标和具体目标

对于健康传播材料而言,设立开发目标是指健康传播活动所要达到的目的,即通过创意制作和媒介宣传预想得到什么结果。具体的项目是为了最终达到开发目标的效果及具体实施过程中设立的目标。因此,具体目标和开发目标是有机联系着的。具体目标可以是为了一个具体的数值目标而努力,例如某次健康信息的推广可以让多少数量的受众参与,这就是个可以马上量化的很现实的目标。而开发目标是在更宏观的层面考虑到某个主题的推广模式、辐射范围、达到的传播效果等。具体目标必须为总的开发目标服务。因此,具体到每次健康信息传播的推广活动,我们通过各式媒介予以宣传,在受众中提高信息主题的知晓率,树立宣传主体,如健康教育机构的品牌印象,促使信息受众在收受信息时能够接收和不断再参与相关活动。从而达到扩大信息受众和参与者信息知晓、行为改变率的目的,这是健康传播的最终目标。

(五) 健康传播材料的内容

成熟的健康传播材料创作者,每次对于传播材料的内容与主题创作都必须结合受众特征予以分析,找到最适合受众接受信息的媒介,依据受众心理最渴望达到的需求,指定每次活动的内容并设定好主题。

(六) 健康传播材料的预算

健康传播材料的预算是对健康传播活动的费用的框定,是健康传播活动的经费来源。它是策略计划的重要组成部分。在制订相关的活动创意方案时一定要考虑到活动预算予以计划,否则难以完成相关目标的设立。

二、常用健康传播材料创意基本策略

创意策略(creative strategy)就是对产品或服务所能提供的利益或解决目标消费者问题的办法,进行整理和分析,从而确定广告所要传达的主张的过程。

健康传播材料的创意策略是在明确传播目标的前提下,分析健康传播材料的内容的特征,针对目标受众做出利益承诺,并进行整合传播,尽最大可能地实现健康传播材料创意的全部内涵。

定位策略

健康传播材料创意诉求的定位策略就是结合信息内容,来确定创意诉求重点的策略。

1. 功效定位 信息受众接受我们提供的信息,主要是为了获得信息中承诺提供服务的健康价值,希望达到期望的功能和效果。

2. 生活情调定位 即使信息受众在接受我们提供的健康信息并实践、体验的过程中,能体会到优质健康生活从而带来生活气氛、生活情调、生活滋味和生活感受的改变,并升华为一种精神满足。

3. 信息受众群体定位 该定位直接以信息内容的受众群体为诉求对象,突出信息内容专为该类受众群体服务,来获得目标受众群的认同。

4. 目标性策略 克劳塞维斯在其著作《战争论》里提出:战争的目的越简单,获胜的希望就越大。同理,健康传播活动的目标也应该是简单明确的。这才能避免整个健康传播活动陷入含糊指向,让人无所适从。

健康信息传播的目标是创意的出发点,在进行创意时,首先就应该洞悉此次创意是为什么样的健康信息传播服务,需要达到怎样的预订效果。如果没有明确的目标,整个创意就会失去方向。

在广告学专业里,一般把广告目标分为广告的营销目标和广告的传播目标。广告营销目标显然是为了最大化占领市场份额,为企业带来更多的利润。这点看似与以公益推广为主旨的健康传播目标没有交集,但仅从技术角度,其间不乏有些内容仍值得我们效法研究。例如"促使消费者加大对该物品的使用频率",就是通过不停地劝说消费者对于消费品的使用而扩大销量。这种方式或许也可以用到我们对于民众健康传播的宣传策略中去,如同我们经常被告诫餐前洗手、睡前刷牙……,久而久之就会养成一个良好的卫生习惯。

而从传播目标角度进行研究,我们通常要关注以下内容:

(1)接触目标:信息受众对信息有多少感官接触,是为判断信息覆盖率的统计基础,也为健康信息的媒介策略和媒介开发创意提供基本资料。

(2)认知目标:主要了解信息受众对于信息内容的了解和接受程度。

(3)态度目标:主要了解信息受众对参与健康传播活动是否愿意、是否认可。

(4)行为目标:信息受众是否会因为被我们的创意概念打动而参与具体的健康传播活动。并及时调查参与人数及意见反馈。

制定健康信息传播目标应注意以下几点:目标的制定必须明确、具体、可以量化。这决定了我们制定目标不能含糊不清,模棱两可,任人解释。它必须是可以量化计算的,以便于监测考核。

目标的设定必须具备一定的挑战性,这种挑战性不能靠盲目的决策或经验来设定,必须建立在严谨的科学数据调查基础之上,同时要兼顾到实际可操作性。

每个具体目标间应该形成关联和体系,不能各自为战甚至出现信息传播上的相互矛盾使信息受众产生不必要的误会。必须将其整合化、体系化,最终以实现设定的开发目标为最终目标。

5. 承诺性策略 在进行健康传播材料的制作时,我们的创造者应该走出一个误区——不能因为大多数健康传播活动是不具有商业目的的公益行为,就忽略了给信息受众提供明确的利益主张。殊不知,独特而有效的利益主张是决定信息受众是否愿意参与到健康信息推广活动的关键。在健康信息材料的创作过程中,我们应该注意以下几点:

(1)承诺利益的明确性:信息传播,尤其是事关个体健康的健康信息传播切忌空洞的说辞,而应该明确告知信息受众,参与此次活动能带来的切实的健康利益。

(2)承诺利益的可信性:创意人应该使信息受众相信健康材料里所作出的承诺,让人难以置信的创意无论如何精妙也必须杜绝。

(3)此外,健康传播材料的创意者在创作时还应考虑到对信息受众做出的承诺是否符合法律、法规、道德和民族宗教禁忌,避免由此原因造成的无效乃至有害创意。

6. 表现性策略 广告学中有一个著名的 ROI 理论,作为一种实用的广告创意表现指南,该理论在 20 世纪 60 年代由广告大师威廉·伯恩巴克(William Bernback)根据自身创作积累总结出来。他认为广告是说服的艺术。

ROI 理论的基本主张是优秀的广告必须具备 3 个基本特征,即:关联性(relevance)、原创性(originality)、震撼力(impact)。3 个原则的缩写就是 ROI。

(1)关联性(relevance):商品广告最重要的是传达商品的有效信息。为了强调商品的特点,生动形象地表达商品的个性特征,广告常常需要为产品找一个关联体,把产品的有关特征从关联体身上反映出来。

所谓关联性就是说广告创意的主题必须与商品、消费者密切相关。伯恩克一再强调广告与商品、消费者的相关性,他说过:"如果我要给谁忠告的话,那就是在他开始工作之前要彻底地了解广告代理的商品,你的聪明才智,你的煽动力,你的想象力与创造力都要从对商品的了解中产生。"他还指出:"你写的每一件事,在印出的广告上的每一件东西,每一个字,每一个图表符号,每一个阴影,都应该助长你所要传达的信息的功效。你要知道,你对任何艺术作品成功度的衡量,是以它达到的广告目的的程度来定的。"

广告主希望广告能使更多的顾客前来购买产品。消费者有一种从众心理,当看到其他消费者纷纷购买某种产品时,很容易受到感染而产生购买的欲望。因此,有些不成熟的创意人误认为要感染受众,就必须在广告内容上直接反映出某类产品销路好、顾客多的场景。如国内众多方便面的广告,就表现吃者狼吞虎咽,看者羡慕不已、垂涎三尺,有的竟然一家人在除夕之夜围着吃方便面……;还有的创意者误以为但凡能吸引受众的目光就是好创意,于是出现某楼盘为提高品牌影响力居然组织一群穿比基尼的年轻女模特在寒风瑟瑟的天气里遛马路,并在身体上写着"内什么,用我"这样情色、暧昧的广告语。如上所列的创意就是典型的表现得过了头,不仅没有一点艺术性,更关键在于创意者使用的创意元素对品牌的价值没有加分,反而让消费者觉得其品牌内涵低俗。

某年中国移动的产品广告,为此产品定制的广告语是"越无线、越无限"。有一则广告就通过清末民初国人"剪辫子""放脚""马褂换短衫"这3个具有国民开智,逐步接受现代文明的标志性事件中进行演绎,让受众联想到"越无线、越无限"不仅是身体的解放,更是思想观念的解放。这样的创意作品不仅巧妙,更在于作者很好地利用了创意元素,无形中给信息主体树立了良好的品牌形象。所以广告创作要讲究沟通的技巧。比喻、象征、借代、拟人等,就是经常被采用的创意表现手段。如果不直接诉求商品,却让人接收到有关的商品信息,让消费者不知不觉受到影响,激起购买欲望,这才是高明的创意。

关联体必须具备的特性:

关联体应该是生活中司空见惯的:关联体是生动、形象的;从符号层面上关联体的所指应该为大众所喜爱,具备受众的普遍性认知。

关联体与商品特性的关联强:两者的关联性越强,消费者就越能够理解,广告效果就越好;关联体可以是生活中的人们所熟悉的具体的人、物、事,也可以是为消费者广为认同的道理、观念。名人广告中的名人也可以作为产品的关联体,广告中的名人的个性特点应该与产品的特色相吻合。

对于健康信息材料的创意者而言,我们也必须记住,如何利用我们的创意元素进行创意,不仅仅要考虑到如何吸引受众的目光,更应考虑到这些创意元素是否符合健康信息发布主体的品牌特性,是否能让信息受众通过对创意作品的解读给信息传播主体的品牌形象加分。

(2)原创性(originality):所谓原创性,即广告创意应与众不同,其创意思维特征就是要"求异",创意的根本要求是创新,这是人类自发明福特流水线以来最彻底的反动。成功的流水线只能生产出一模一样的产品,否则就是废品。创意活动则不然,一模一样的想法只能产出废品。而只有与众不同的思维才受到青睐。但这种求异思维不是天马行空的臆想,而应该是有参照性的能合理利用社会符号元素进行创作的思维。

我们不妨从以下几个角度来领略创意思维原创的魅力:

1)解构意识:海德格尔最早提出"消解"的概念,基于对显存形而上学概念的反动。德里达继承了海德格尔的思想传钵,建立起以摧毁所有逻各斯中心主义——在场的形而上学为目的的"解构主义"。而针对这种"代表西方文化本体论的哲学话语"如:本质、实体、主体、超越、意识、良知、神等等,所谓的居于事物中心的,永恒的中心化必须予以祛除。由此,从理论上肯定了艺术表现的去魅性和对于"深度"的"平面化"意识。

从创意层面来认识上述文字,能给我们带来观念上极大的改变——即对任何现实生活中的所谓"真理"无论其源于感官抑或书本、抑或经验,我们都能够合法地将其解构,进行彻底的颠覆。正是这种解构意识,给我们树立了创新、创造的理念基础。

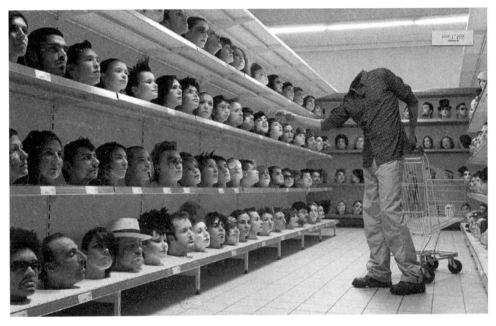

图 3-1 创意杂志封面

图 3-1 曾用于某创意杂志的封面,在这幅作品中,明确传达出一个信息——创意观念不能陈旧、亦不能一成不变,必须有随时摈弃并接受新思想的准备与勇气。

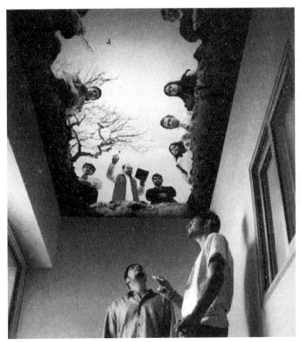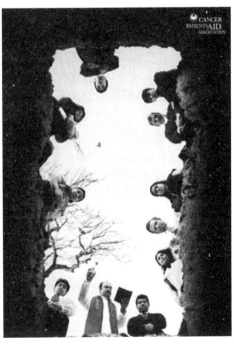

图 3-2 禁烟广告

禁烟广告很多,但像图 3-2 这样出彩的创意依旧让人忍不住拍案叫绝。吸烟室的天花板打印出一幅正在向逝者祷告的图像,令吸烟者恍如置身坟墓,劝诫意义一目了然。这种从逝者的视觉角度出发并极其巧妙利用空间媒介条件的创意,不能不说是对于常规思维的彻底颠覆。

2)置换手法:置换一词源于后现代主义对中心意识的解构,由此造成了形象的不确定。

在现实创意活动中,对于我们已经习以为常的物态进行有趣的置换往往就能带来出其不意的效果。

图 3-3 中三幅作品是巴西利亚基金会血液中心的系列创意平面招贴,细心的观众一定会发现血袋内的不是鲜血,而是一件御寒用的红色衣服。这种将服装与血液的置换很好地传达出创意者的诉求——大家通常会想到将不需要的衣物捐给贫困山区的孩子们,但是,"没有血液的身体一样会冰冷",并且"它适用于所有人"。

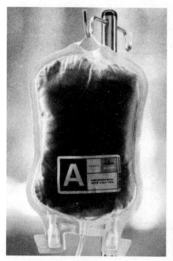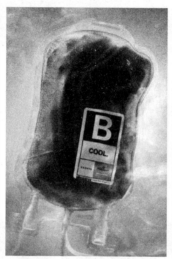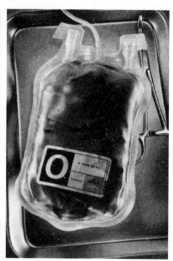

图 3-3 创意平面招贴

3)拼贴手法:拼贴指的是在文本(广义)的创作阶段作者所使用的一种技巧,这种技巧的特征在于从整体上审视它是全新的,但组成它的每个部分却是原有的,作者的工作便是将这些原有的不同部分尽量巧妙(有时适得其反)地整合在一个段落、篇章或整个文本当中,使其呈现出与原有面貌大不相同的气质。

在现实创意表现中重新组合。旧元素是消费者司空见惯的或非常熟悉的,从一个新的角度重新运用这些旧元素,达到出奇制胜的效果。如一则饮料的平面广告(图 3-4),画面是一个人正在倒该饮料,这个人穿的汗衫上印有爱因斯坦的头像。汗衫上的爱因斯坦伸出舌头,而这个人倒出的酒刚好经过爱因斯坦的舌头。乍一看,就像是爱因斯坦伸出舌头品尝美酒。如果是高科技的产品用爱因斯坦作广告,人们会习以为常,但用于酒水、饮料的广告出人意料了。

生活中有很多素材可以用在广告上,广告应该来源于生活,又高于生活,是艺术化了的生活。

4)幽默手法:基于对社会的调查估算,西方人越来越倾向于过着某种游戏式的生活。根据最近 20 年西方各国对于民众生活方式和风气的多次调查统计,几乎所有先进的西方国家,电视节目中属于休闲游戏一类,特别是幽默诙谐的休闲综艺节目,成为最受欢迎的节目。

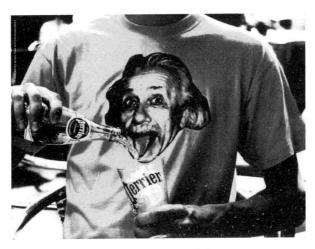

图 3-4　创意酒水广告

有趣的游戏,或者说为了取悦受众创造出幽默、可爱的信息已然成为消费文化最显赫的文化景观。

　　同样的景观也早已出现在我们的日常文化形态之中。广告大师波迪斯曾说过"巧妙地运用幽默就没有卖不出的东西",创造幽默情境,可拉近与信息受众的距离,让受众在一种轻松、愉悦、谐趣的氛围中,自然而然地接受信息主体所传递的内容信息,并完成信息内容提供的认识、记忆、选择和决策等思维过程,最终达成创意的劝服效果。在生活节奏快、压力大和广告信息泛滥的今天,我国的创意诉求也需要好的幽默广告来抓住信息受众眼球,幽默的创意能体现出创意人敏锐的洞察和巧妙的构思,将严肃的诉求目的通过轻松、诙谐的情节带有夸张的戏剧化呈现出来,令信息受众在愉快中接受了创意作品传达的信息,在兴奋愉快的情绪体验中蓦然发觉信息诉求的可爱,促进其对接受信息和信息主体的品牌形象形成良好的态度,并诱发信息受众积极参与到相关健康推广活动中去。如此,基于健康信息材料的创作中,我们的创意者是否也能创作出更多幽默、有趣让信息受众喜爱的作品呢?

　　同样是提醒受众为了健康使用安全套,与我们常见的刻板严肃的说教不同,图 3-5 这则广告创意就透着一丝幽默。在紧张的警匪对峙现场,居然出现这样一个不着调的全裸男子,与周围全副武装的战友构成了刺目的对比,一下抓住了观众好奇的眼球,海报右下角产品包装袋上的广告语为我们解开了这则广告的诉求实质:"个人防护非常重要"。

　　(3)震撼性(impact):所谓震撼力,就是指创意作品在瞬间引起受众注意并在心灵深处产生震动的能力。一则优秀的创意作品只有使视觉和听觉以至心理上对受众产生强大的震撼力,其信息的传播效果才能达到预期的目标。"一方面,商品被作为艺术品、概念或符号使用,通过幻想、游戏、想象和制造意念的过程产生联想……,但更重要的功能在于刺激人的感觉,激发人的想象,再生产出人们的消费观念……"另一方面,这种基于大众文化的复制性和快节奏构成了游戏性的核心要素,恰巧迎合了现代人所具有的从众、求新、求异和好奇等审美心理特质和相应的生活方式——感官的猎奇性。

　　我们常说好的创意要能抓人眼球。的确,在当下这个资信无处不在、无孔不入的年代,作为信息终端的受众每天要接收无数各式信息。如何在诸多平庸的创意中脱颖而出产生震撼性,令信息受众眼前一亮,是所有创意者必须严肃考虑的问题。

　　一谈起器官捐赠我们通常会想到"死亡""手术"这样一些血淋淋的词汇和画面。图 3-6

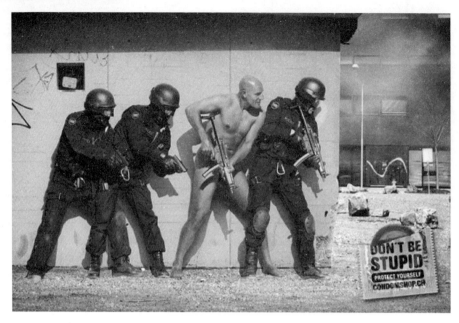

图 3-5　创意海报

这则创意却让信息受众感受到一种甜蜜和温馨。宁静的海滩上一位怀孕的"妈妈"正充满对新生命的憧憬充满慈爱地抚摸着自己隆起的肚子。唯不同之处在于这位孕妇居然是位健硕的青年男子。这样的画面虽没有好莱坞大片般的劲爆惊悚,却通过反常的画面一下引发了观众的兴趣,所有人都不由想一窥究竟。再配合招贴中的广告语"所有人都能创造出生命的奇迹",令受众恍然大悟,对于器官捐赠这样一项公益活动有了一个全新的更深刻的印象。

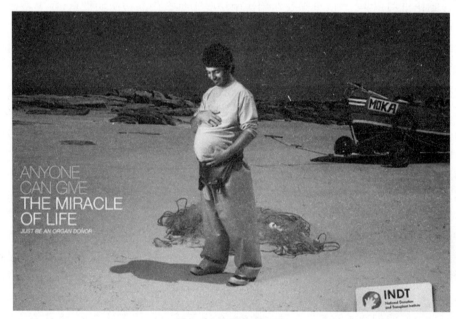

图 3-6　创意公益广告

　　从 ROI 理论来看,关联性、原创性和震撼性在逻辑上存在着先后的关系,在作用上各有不同,独立而联系,相互之间不能取代。

因此,ROI 创意理论认为,创意如果与创意内容之间缺乏关联性,就失去了创意的意义,而创意活动如果没有原创性,就缺乏创意作品的吸引力和生命力,最后,创意作品如果没有震撼力的话,则又谈不上有什么传播效果。当然,一个创意要同时具备这 3 个要素也着实不易。要达到这三者的完美结合,就必须深刻地了解信息受众、了解信息受众的区域环境,清楚信息内容的特点、明确信息主体的定位,才能准确传达有效的健康传播信息。

7. **整合性策略**　如今广告行业比较流行"策略"一词,无论是 AE(专业客户服务)做营销策划和 Brief(简报),媒介人员做媒介计划,还是市场研究人员做市场调研,几乎言必称"策略",尤其是创意设计人员做 TVC 创意和宣传用品,也是口里不离"策略"二字。但策略是什么,对于大多数没有学习过市场学和营销学的创意人来说,似乎只是一个掩盖其苍白、没有依据的招牌。

对于广告创意而言,策略其实就是一种如何让这个创意达到市场目标的背后的思考过程,这个思考过程包括对市场、消费者,还有产品和竞争对手方面的研究和分析,然后在科学分析的层面上制订出来的解决方案,而广告创意就是以这个解决方案为基础,进行的有创造性的传播行为。

大营销时代在广告传播中,是创意重要还是策略重要,是策略性创意重要还是创意性策略重要,似乎一直是一个很难说清楚的问题。一直以来,似乎都是创意跟着策略走,先有策略后有创意。具体到广告公司,就是营业人员先制定好传播策略,诸如定位、目标受众、诉求点、表现形式以及阶段性目标等具体的指标,创意人员再根据策略去思考创意,最后以广告片或平面宣传品的形式体现出来。不过,在现实的广告活动中,策略未必是思考出来的,有时策略是从偶然突发灵感的创意中延伸出来的,好的创意也可以形成一套更为贴近市场的传播策略,从而使广告传播更为有效,对品牌的经营更具实际意义。

上述案例的分享也给基层健康教育工作者创作提供了一个思路,即:在没有取得完整的策略结果之前,能否通过创意先行找到一个绝妙的 IDEA,并围绕此主题形成全面的整合策略,随后将此策略全面、持续地推广下去,想必也能取得不俗的传播效果。

第三节　健康传播材料创意诉求

本节着重介绍了健康传播材料创意诉求的基本概念和进行有效诉求的条件,着重介绍了诉求对象、诉求重点和诉求方法,为健康传播材料创意的创意点进行了梳理与分析。

创意诉求是指导创意方向,实现创意目标的关键因素。在广告活动流程中,经过缜密策划分析得出指导创意的方向,我们称之为广告的诉求。同理,在我们健康传播材料的创意活动中,经过材料分析提出指导健康传播材料的创意方向,亦是我们实际工作中需要关注的创意诉求。

广告诉求是商品广告宣传中所要强调的内容,俗称"卖点",它体现了整个广告的宣传策略,往往是广告成败关键之所在。倘若广告诉求选定得当,会对消费者产生强烈的吸引力,激发起消费欲望,从而促使其实施购买商品的行为。作为一项非营利性的公益活动,我们的创意诉求自然不能称之为"卖点",但在健康传播材料的创意中我们必须考虑到:本次活动与其他活动的内容及推广方式的异同;本次活动能给我们的参与者带来哪些具体的健康利益并为之接受,从而充分调动起信息受众的参与意识等。

创意诉求是创意内容中最重要的部分,是创意性的企图和讯息传播者为了改变讯息接受者的观念,在传播讯号中所应用的某些心理动力,以引发信息受众对于某项活动之动机,或影响其对于某项健康推广活动或服务的态度。

有效创意要进行有效诉求,必须具备3个条件:正确的诉求对象、正确的诉求重点和正确的诉求方法。

一、诉求对象

诉求对象即某项信息传播所针对的那部分信息受众。

(一) 诉求对象由信息的受众群体和人群定位决定

诉求对象决策应该在目标区域策略和定位策略已经确定之后进行,根据目标群体和人群定位而作出。因为目标区域策略已经直接指明了,健康传播活动要针对哪些细分区域的信息受众进行,而人群定位策略中也再次申明了健康传播推广指向哪些参与者。

(二) 在广告活动中产品的实际购买决策者决定广告诉求对象

根据消费角色理论可以知道,不同消费者在不同产品的购买中起不同作用,如经过调查统计:在购买家电等大件商品时,丈夫的作用要大于妻子,而在购买厨房用品、服装时,妻子的作用则大于丈夫。因此,家电类产品的广告应该主要针对男性进行诉求,而厨房用品的广告则应该主要针对女性进行诉求。儿童是一个特殊的消费群体,他们是很多产品的实际使用者,但是这些产品的购买决策一般由他们的父母做出,因此儿童用品的广告应该主要针对他们的父母进行。类似的情形在健康信息传播的诉求对象中也会存在,一般来说对影响健康的疾病视影响大小和病人的年龄、身体状况所作出的反应和由谁进行决策也会是不同的。

我们不少创意人员在创意活动中偏执地把取悦广告主或信息发布主体当作衡量创意成功与否的标准,因此并不注重对于诉求对象的研究,有时甚至会不自觉地犯下严重的错误。

二、诉求重点

健康传播活动的时间和范围是有限的,每一次活动都有其特定的目标,往往不能希望通过一次宣传就达到所有健康信息的宣传目的;信息刊播的时间和空间也是有限的,在有限的时间和空间中不能容纳过多的健康传播信息;受众对健康传播信息的注意时间和记忆程度是有限的,在太短的时间内,受众不能对过多的信息产生正确的理解和深刻的印象。

创意活动中向诉求对象重点传达的信息称为创意的诉求重点。同时我们也要了解对创意活动中制约创意诉求的几个因素:

(一) 活动目标

创意的诉求重点首先应该由活动目标来决定。如果开展健康传播活动是为了提升公民的基本健康意识,那么创意应该重点向信息受众者传达关于日常健康保健的基本知识。如果某次活动的目的是为了某个突发传染病的公共卫生事件,那么创意应该重点向受众传达如何有效防止、治疗该疾病的具体信息。

(二) 诉求对象的需求

健康信息传播材料创意的诉求重点应该是直接针对诉求对象的需求,诉求对象最为关心、最能够引起他们的注意和兴趣的健康信息。

三、诉求方法

创意诉求方法从性质上可分为理性诉求和感性诉求两类。

理性诉求是向健康信息材料的受众"推介信息",诉诸于目标受众的理性思维,使信息受众能够对健康信息的特质、功能等有一个清楚地了解,从而决定是否参与。具体来说,理性诉求指的是创意诉求定位于受众的理智动机,通过真实、准确、公正地传达企业、产品、服务的客观情况,使信息受众经过概念、判断、推理等思维过程,理智地作出决定。这种创意策略可以作正面表现,即在广告中告诉受众如果购买某种产品或接受、参与某种服务会获得什么样的利益,也可以作反面表现,即在广告中告诉消费者不购买产品或不接受、不参与某项服务会对自身产生什么样的影响。

创意是一种说服,情感交流是最好的说服方法,在健康信息传播的实践活动中,感性诉求的创意材料应该是可以大有所为的。感性诉求创意材料以心理学为创作基础,注重与受众心灵的交流与沟通,其以丰富的情感艺术表现方式来表现健康信息的主题内容、传达健康传播主体的品牌形象,因其"以情动人""以情晓理"的鲜明特点和效果而越来越受到大众的重视,并已成为创意的重要手段之一。现代社会,单一"摆事实、讲道理"的功能诉求已难以获取受众的青睐,人们对健康信息内容的认可往往与情感活动联系在一起,情感活动越强烈,参与行为就越易产生,感性诉求已成为现代创意观念的重要发展方向和发展趋势,并且运用日趋普遍与广泛。感性诉求创意主要诉诸健康信息材料受众的感性思维,"以情动人",使信息受众在感动之余认同该信息的内容。

目前,感性诉求创意虽然运用得比较普遍,但不少创意人并未真正从受众需求和心理出发,创意表现的探索和研究还是相当薄弱,"重发布、轻创意"的观念依然存在,这使得无效创意、无趣创意、千人一面的创意作品不断涌现,感性诉求创意表现在发展过程中也同样存在着许多不成熟、不完善,问题可归纳如下几方面:

(一)照搬西方创意理论及模式

近30年来,西方的广告创意理论对中国的广告创作影响根深蒂固,从理论层面上来看,中国的创意传播理论与世界的差距已越来越小,但在实践层面,中国创意传播理论的发展与西方还有很大差距。中国的公民健康意识发育不充分,城乡差异、地区差异明显,健康信息受众的心态也呈多样化,这与欧美成熟的模式不同,因此忽略中国市场国情,不加消化地照搬硬套西方创意模式,就必然会出现水土不服和传播无效的现象。虽然近几年,创意人已开始认识到打造"中国特色""中国元素"创意的重要,但本土化的中国创意体系尚未形成,西式创作思想依然占据上风。在感性诉求创意表现手法上,特别是幽默、恐吓、夸张等诉求手法上,西式创意思维较浓,东施效颦现象普遍,并没有挖掘和表现出本土的情感创意特色。

(二)情感诉求不准确

感性诉求创意不是简单的情感表现和剧情设计,而是健康信息主题与情感的关联,要找出期间最能满足信息受众的那个感性利益点。如果健康信息的传播内容所赋予的情感附加价值与目标健康信息受众不相符,那么感性诉求创意就达不到与受众沟通和共鸣的传播效果。

(三)情感创意同质化程度高

创意雷同已是目前创意人表现的常态,千人一面的创意所带来的影响必然是抹杀了主题信息和信息主体品牌的个性。感性诉求创意作品同样遭遇这样的问题,因许多作品表现创意抄袭严重,这就使作品失去了其独有的个性和独特的信息主题及内容记忆点,受众在众多似曾相识的信息中也就难以分辨和记住信息主体的信息了。

(四) 消费者生活情感表现不足

只有真实的情感才能打动人,著名广告人乔治·葛里宾曾经说过:"广告用语应该是最清楚易懂的白话,因为你要说服别人去购买或消费某种东西,你必须用他们的语言,才能使他们充分理解并感到友好和亲切。"创意如果能传达信息受众所希望看到的真实体验和情感,才会达到感动人心的传播效果。只有潜心研究中国消费者的生活常态和社会心理,才能表达出他们理解和共鸣的情感。

以上内容是对于理性和感性诉求创意模式的简单介绍,在我们的实际创意工作中,创意者当然还可用情理结合的诉求策略,即用理性诉求传达信息,以感性诉求激发受众的情感,从而达到最佳的传播效果。

在此,我们以一商业广告的创意为例予以说明。

某家用洗涤产品的广告策略就经历了一个从理性诉求向感性诉求的转变。初期,该品牌洗衣粉以质优价廉为吸引力,打出"只买对的,不买贵的"口号,暗示其实惠的价格,以求在竞争激烈的洗涤用品市场突围。结果是这则广告效果一般,而其后一系列的关爱亲情、关注社会问题的广告,深深地打动了消费者的心,取得良好效果,使消费者在感动之余而对该品牌青睐有加,其相关产品连续四年全国销量第一。

"妈妈,我能帮您干活了",这是该品牌最初关注社会问题的广告。它通过关注下岗职工这一社会弱势群体,摆脱了日化用品强调功能效果等差异的品牌区分套路,对消费者产生深刻的情感震撼,建立起贴近人性的品牌形象。其后跟进的"我有新妈妈了,可我一点都不喜欢她"延续了这一思路,关注离异家庭,揭示了"真情付出,心灵交汇"的生活哲理,对人心灵的震撼无疑是非常强烈的。透过雕牌产品的广告策略,我们可以看出:要使广告深入人心,诉诸人的情感是一种有效的方式。

理性创意诉求和感性创意诉求在健康传播材料创作中的优劣分析:

创意的理性诉求是指创意诉求定位于受众的理智动机,通过真实、准确、公正的传达信息传播主体、信息传播内容、相关服务的客观情况。是受众经过概念、判断、推理等思维过程,理智地作出决定。它主要是在创意诉求中告诉受众如果接受某种服务或参与某项活动会获得什么样的健康利益,或者是告诉受众不接受服务对受众的健康会产生什么样的负面影响。理性诉求创意有一定的强制性,需要受众通过理性思考,进行分析、比较进而作出选择。恰当地使用理性诉求策略,可以起到良好的劝服效果,使用不当,又常常会变成对信息的一种说教,使健康传播信息受众从本能上产生抵触情绪,从而造成宣传的失败。

感性诉求创意,直接诉诸信息受众的情感、情绪,如喜悦、恐惧、爱、悲哀等,形成或者改变信息受众的健康习惯和心理态度。在这类创意中,受众首先得到的是一种情绪、情感的体验,是对健康传播信息的一种感性认识,得到的是知识产品的软信息。这种软信息能够在无形中把健康传播的内容形象注入受众的意识中,潜移默化地改变受众对健康的态度。感性诉求创意以受众的情感或社会需要为基础,并为健康信息传播主体的品牌形象带来附加价值,但在实际创意工作中特别是创意内容涉及比较紧急性、严肃性、程序化、科学性的健康知识的传播时,一味追求创意的"走心",往往会影响健康信息的传播甚至造成严重的后果。

第四节 健康传播材料中创意的表现方法

本节结合案例分析,分别对健康传播材料创意方式中的理性方式、感性方式、理性与感性融合的方式进行介绍与解读,帮助创意人员更好地掌握相应的健康传播材料创意方法。

随着人类社会的发展、社会分工的愈加细化,人类的理性越高,感性越个性化。这样的社会环境,使得创意人在创作时就面临着一个基本问题:是采用理性诉求表现,还是采用感性诉求表现?一般来说,偏向理性诉求的健康传播材料,是以传递信息的功能、技术、程序、服务等信息内容为核心,以科学为基础,以诉求对象的物质性感受为依据,以激发诉求对象的理性思考为目标的作品。而感性诉求的健康传播材料,以传递健康生活的精神属性(如活力、阳光、清爽等)及其所拥有的象征意义和表现能力等信息为核心,以健康信息传播材料受众的心理情感满足为依据,以引起诉求对象的情感反应为目标的材料。

一、理性是认识的高级阶段

它通过论点与具有说服力的论据认清事态和物质的本质,然后通过符合逻辑的推理有针对性地作出判断和决定。因此,要满足对象的理性需求,则需要采用理性说服方法的创意形式,结合理论和材料,全面地论证健康传播主题的优势和特点。优秀的理性诉求健康传播材料既能激发起受众对传播材料和其中内容的兴趣,还能使对象获得一定的健康科普知识,提高其健康素养及认知水平。

理性诉求的着力点在于集中传达健康特性、健康指标及给受众带来的实际健康利益等。从形式上看,理性诉求材料偏爱准确、清楚、精炼的文字风格,强调健康功效和具体的专业系数。从创意设计上看,理性诉求作品大多采用直接、简练的设计风格,提炼出某项健康活动推广最大特性与利益点,将其放在最显眼的位置。并且通过文案、数据罗列、图表展示等方式表现,增强材料的专业性和说服力。一般来说,较适合理性诉求表现方式的信息内容有以下特点:直接、实在地表现讯息,科学性、技术性的证据,展示、演示、举例,对比,证言等。

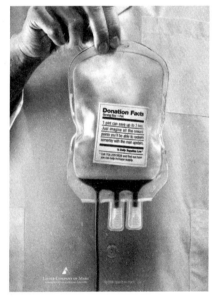

图 3-7 平面招贴

图 3-7 这则平面招贴就采用典型的理性诉求进行表现,我们可以直接通过血袋上的文案了解到献血可以拯救他人的生命。观众看来一目了然,非常直观地接受了相关信息。

图 3-8 是有关埃博拉病毒防治的宣传材料,我们知道,该病毒源于非洲,是一种能引起人类和灵长类动物产生埃博拉出血热的烈性传染病病毒,有 $50\%\sim90\%$ 之间的高死亡率。因此,此类宣传材料的目的非常明显,就是要让受众通过对材料的阅读,了解如何有效避免传染或怎样在第一时间能有效得到救治。因此,该海报采用了最通俗的插画形式,无论信息受众是否识字,也能读懂其间的内容,做出正确的处理预防措施。

图 3-9 是关于预防 H1N1 型流感病毒的海报,也采用了同样清晰明了的类似于健康科普图册的插画方式,进行理性的健康诉求表现。

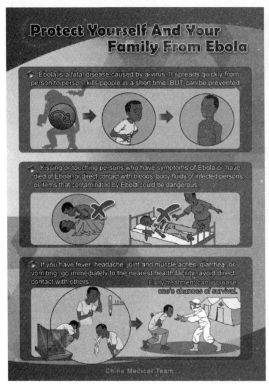
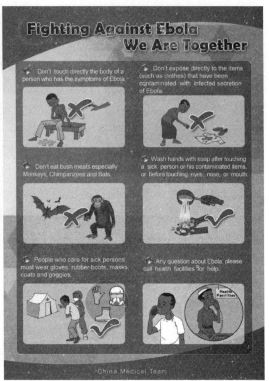

图 3-8 埃博拉病毒防治的宣传海报

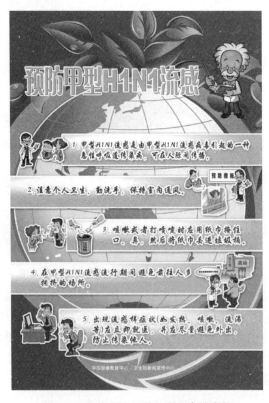

图 3-9 预防 H1N1 型流感病毒的海报

二、感性诉求在健康传播材料设计中的表达

感性是作用于人的感官而产生的感觉、知觉和表象等直观认识。因此要满足对象的感性诉求,则需要在健康材料设计中采用感性说服的方式向受众介绍商品。比如将健康主题赋予象征功能,引导对象将自己的个性、地位、品位等与之联系在一起。从而使健康信息受众对材料内容产生兴趣,进而采取实质的健康行动。感性诉求创意材料能够满足人们的情感心理需要,增强人情味,给人以亲切感,容易使宣传材料本身形成一种文化。

在表现形式上,感性诉求的健康传播材料具有极大的灵活性,但它的核心始终在于满足信息受众关于健康的感性需求。感性诉求材料在创意时常常营造情景凸显广告主题,用故事化的设计手法表达材料内容,从而使对象产生身临其境之感,进而唤起对象潜意识中的健康渴求。从设计上说,感性诉求材料着重将情感融合到创意形式之中,采用情境化、抒情化的方式将生活片段戏剧化、夸张化,或采用幽默、幻想、人格化的手段来表达主题。

近年来,肥胖已成为威胁人类健康的重要问题,在智利,有 67% 的人口体重超标,肥胖患病率居全球第四。智利政府与联合国粮食组织共同开展了一个名为"EligeVivir Sano"的公益活动,旨在鼓励人们改变不良饮食习惯,让运动进入生活。Lowe Porta-Chile 公司为智利政府设计了系列海报(图 3-10):蔬菜水果作为正义的化身将垃圾食品扑倒在地,充满细节的生动手绘风格配上跳跃鲜艳的色彩,主角形象犀利的神情和粗暴的动作,刺激着观者的眼球。还在电脑前缺乏锻炼的你是不是已经跃跃欲试了呢? 锻炼你意志力的时候到了! 让你全身的细胞尽情动起来吧!

全球乳腺癌发病率自 20 世纪 70 年代末开始一直呈上升趋势。美国 8 名妇女一生中就会有 1 人患乳腺癌。中国不是乳腺癌的高发国家,但不宜乐观,近年我国乳腺癌发病率的增长速度却高出高发国家 1~2 个百分点。据国家癌症中心和原卫生部疾病预防控制局 2012 年公布的 2009 年乳腺癌发病数据显示:全国肿瘤登记地区乳腺癌发病率位居女性恶性肿瘤的第 1 位,女性乳腺癌发病率(粗率)全国合计为 42.55/10 万,城市为 51.91/10 万,农村为 23.12/10 万。这则防治乳腺癌的宣传海报(图 3-11)里没有出现患者形象,也没有出现一堆数据,却巧妙地使用了气球作为象征女性乳房的形象符号予以创意。一个完好的气球与一个破损的气球含义一目了然,给观众留下了深刻的印象。

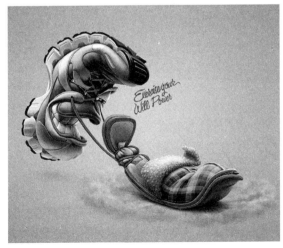
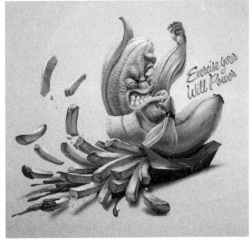

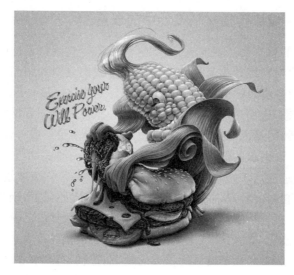

图 3-10 系列海报

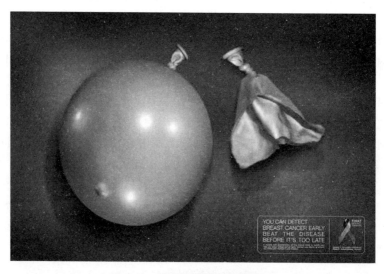

图 3-11 防治乳腺癌的宣传海报

三、理性与感性融合

在科技与人文日益结合紧密的信息社会,健康传播材料的功效确需传递,信息受众的人文个性也需关注。一则健康传播作品,必须同时兼顾这两者并使之有机融合,才能取得最大化的传播效果。那么怎样来评价一则作品是否实现了理性与感性融合?这一点我们可从作品自身(作品的内容、形式、符号)及作品的目标对象(信息受众)两方面来获知。

(一)作品的内容层面

理性诉求以健康传播材料内容提供的实际功效为基础,追求客观的"真",让人感到信息的可信。而感性作品以人内在的情感和价值为依据,追求主观的"善",让人感到其可爱。理性和感性尽管关注的对象和理解健康内容的视角有所不同,但它们是可以相互沟通的,这两个视角所看到的内容差别,是认识的差别,真实的内容只有一个,它既是客观物质的,也是充满人文关怀的;既让人感到可信,又让人感到可爱。所以,健康材料创作诉求的内容只有做到理性与感性的结合,才能让受众全面理解相关健康信息。如果只强调"真",作品可能会变得平淡枯燥;如果只强调"美",作品有可能就会变得虚幻。只有将两者内容结合起来,同时表现真善美,才能使受众真正认同信息内容。

(二)作品的形式层面

符号学大师皮埃尔·吉罗指出:艺术是主观的,它影响主体,也就是说"借助于一种印象,即以在我们的机制和我们的心理上产生的作用来打动主体",科学是客观的,它在于为客体组织结构。所以,只有科学与艺术融合的广告作品才能既表现客体,又打动主体。也就是说,好的健康传播作品传递给受众的可以是富于"美"感的健康信息。具体地说,健康材料的科学性,要求作品传达精准的信息,表现其特点、功能、使用方式等内容,但这样只完成了推介健康意识的理性诉求。而要打动受众,作品还需用渲染、联想、暗示等艺术手段作用于产品的表层形象,创造出其深层幻象,在信息受众感觉上、心理上构成一种貌似真实实则虚幻的形象,开拓受众对健康信息体验的心理空间,这样才能引发受众强烈的的兴趣。

(三)创意的视觉符号层面

一件令人赞赏的健康传播材料,需同时具有引人智力注意的理性知识符号和引人情感参与的情感经验符号。法国著名语言学家皮埃尔·吉罗指出:信息接受者的"兴趣"有两种,一种是智力兴趣,要求接受者对于解码和解释给予较大注意。一种是纯粹的情感兴趣,在这种兴趣里,智力注意相反却是很弱,要求参与传播者有同一步调的生活情感,即"只组成一体"的情感。同时他又表明,在一种文化里,知识与情感之间存在一种反向关系。在符号编码中,(智力的)注意与(情感的)一致性是成反比的。由此可见,表现理性知识的各种健康视觉符号,需受众付出努力对信息进行加工处理,吸引智力兴趣,对感情经验不起作用。表现情感经验的各种健康视觉符号,吸引受众的情感参与兴趣,但要求注意力松弛,对理性知识不起作用。一则健康传播作品,过多的理性知识符号,要求"长久"注意,易引起人们心智疲倦。而过多的情感经验符号,一味吸引受众参与其中表现的情感,使人轻松愉快,但过多的愉悦又转移受众的注意力,使他们更加参与到信息的娱乐情感价值中,从而对健康信息的功能信息注意力更加弱化。因此,不少健康传播材料作品是两种类型的符号优势互补,既要吸引受众的注意力,又要唤起他们的情感参与,从而达到更好的传播效果。

图 3-12 是一组国外关于戒酒的系列公益海报,画面都以日常生活为基调。只是被酒杯

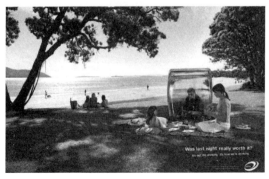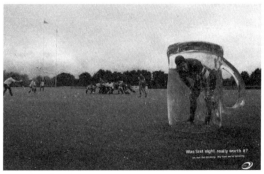

图 3-12　戒酒的系列公益海报

压住的两位男士惨不忍睹的模样分别与周围悠闲自在享乐的家人及生龙活虎的队友形成鲜明的对比。相信不少酒醉的朋友都有相同经历——在呕吐或头疼欲裂时都下定决心以后绝不再这么糟践自己，可好了伤疤以后又常常忘了疼……。配合广告语：昨晚真的值吗？这则系列招贴是不是能给酗酒的朋友提个醒呢？

图 3-13 又是一则关于治疗乳腺癌的招贴，创意者巧妙地用手指组成胜利的"V"形手势遮住了期间两个字母，单词 BREAST（乳房、乳腺）变成了 BEAT（击败）。所有的关于战胜疾病的含义都蕴含其间，作品妙不可言。

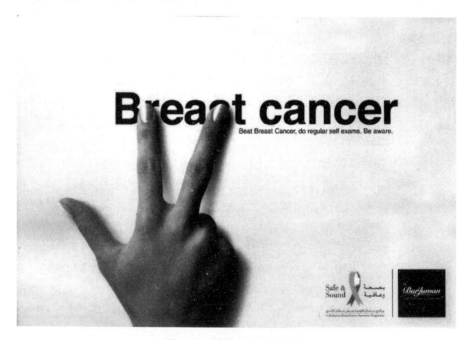

图 3-13　治疗乳腺癌的招贴

震撼！猛然一眼，或许您会认为这是最新的好莱坞大片海报？如果告诉您这是健康机构的健康公益品牌推广创意设计，您会相信吗？图 3-14 中的海报用海啸、坠机、核暴等惊悚灾难画面诠释了人们生活中的有害健康物质的危害性，寓意形象而贴切，画面唯美而震撼，立意深刻高远，不愧为近几年来公益广告创意的佳作。

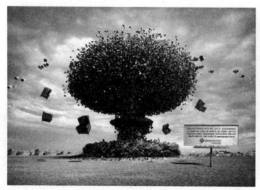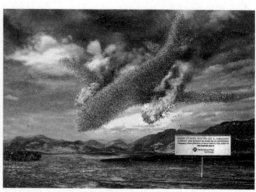

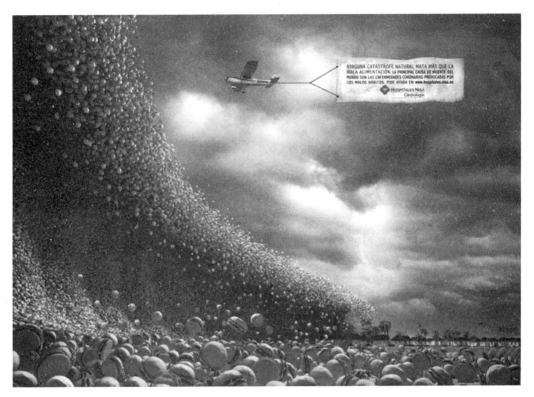

图 3-14　健康公益创意海报

第四章

健康传播材料的制作

第一节　平面健康传播材料的制作

对于我国的大众健康传播来说,平面健康传播材料可谓是沿用最久的一种,也是很多传播材料制作的基础。从田间村口的张贴海报,到宣传预防艾滋病的传单折页。印刷出来的健康传播材料,能最直观地展现健康传播内容。掌握好平面健康传播材料的制作,是一个健康传播者的基本技能。

一、平面健康传播材料概述

(一)平面健康传播材料的界定

平面健康传播材料,又称印刷资料,指用纸质媒介作为健康知识传播载体的一类传播材料,主要包括海报(张贴画)、墙报、折页、传单、手册等,在工作实践中也把手工绘制的板报、展板等用于健康传播活动的材料涵盖在平面传播材料中。

在国家基本公共卫生服务健康教育服务规范中,对平面传播资料也有自己的内涵,在规范中主要提到 3 种健康教育平面传播资料——健康教育折页、健康教育处方和健康手册。

(二)不同类型平面健康传播材料的特点

平面健康传播材料通过文字和图画来传递健康信息,根据材料种类不同及传播目的不同,各类材料特点不同,常见平面健康传播材料的特点详见表 4-1。海报目的是吸引人们的注意力,引起关注,营造氛围,往往通过颜色、构图、文字、空白的搭配,形成强烈的视觉效果,信息简单明确,字数少、字号大,多张贴在公共场所。

而折页和传单的目的是在不同的情景下向受众传递健康知识和信息,折页的使用希望受众能够主动获取或者尽可能保留,所以折页特点是设计精美、图文并茂,有较强的吸引力;内容板块清晰,信息简单明了;便于携带和保存;设计要求、制作成本显著高于单页。传单适用于时间紧、任务急、大批量发放时使用,优点是设计简单、制作快捷、成本低廉,缺点是不易保存,吸引力差。

(三)平面健康传播材料的制作流程和相关要素

目前,平面传播资料(印刷资料)的设计制作方式主要有 3 种:一是由基层医疗卫生机构自主编制;二是从健康教育专业机构、其他公共卫生机构或相关专业机构获得设计模板,进行编制;三是委托健康教育专业机构设计制作或向社会购买服务。

表 4-1　常见平面健康传播材料的特点

材料种类	形式与内容	使用场所	适用人群	效果要求
海报(招贴画)	以图画为主,文字内容简单明了,通常有较强的视觉冲击力	室内、室外能够吸引公众关注的所有场所	全人群	一般来说受众在目光扫过的时候能够被吸引注意力,观看时能较快地接受到所传递的信息
墙报/展板	以文字为主体,可以配合少量图画,大小根据墙壁、黑板、橱窗或者展览场所确定	一般在社区、医院、社区卫生服务中心等公共场所的墙壁、橱窗里张贴使用	文字较多,适用于有较高阅读能力的受众	标题要有吸引力,受众能够被标题吸引,从而近距离阅读,并接受较多的知识和信息
折页	可以折叠和展开,图文并茂,文、图相对平衡,一般图画根据文字内容设计	在开展健康传播活动现场发放;平时工作中放置在乡镇卫生院、村卫生室、社区卫生服务中心(站)的候诊区、诊室、咨询台等处,供就诊的患者及有需求的辖区居民自行选取	有一定的阅读能力的受众,同时折页中的图画也适合部分阅读能力较差的受众	由于文、图都有版面要求,健康信息内容相对精练,图画设计精美,能够配合文字传递健康信息,能够携带和反复阅读
传单	一般为 16 或 32 开尺寸的单页,单色印刷,以文字为主	一般用在时间紧、任务急、大批量发放的工作任务中,也可放置在乡镇卫生院、村卫生室、社区卫生服务中心(站)的候诊区、诊室、咨询台等处,供就诊的患者及有需求的辖区居民自行选取	需要有文字阅读能力的受众	方便发放、携带和保留,但单纯文字内容一般对受众没有太大吸引力,在特殊场景如应急事件中,具有一定的效果和优点
小册子	一般为 32 开本或更小的尺寸,文字为主,信息量要比折页、传单全面和丰富	同折页	较高文字阅读能力的受众	方便发放、携带和保留,内容相对全面。受众可以翻阅,对与自己关系密切的内容会有较好效果

1. 制作平面健康传播材料具体流程如下:

(1)选定核心信息:围绕健康教育内容,结合辖区内主要健康问题、辖区居民健康教育需求、文化水平和接受能力等,选定核心信息(包括确定具体信息内容、信息的复杂程度及信息量的多少)。核心信息要科学准确、通俗易懂。

选择和确定信息时,需要医疗卫生专业人员、健康教育专业人员、设计人员共同研究和讨论。在条件允许的情况下,尽可能请目标人群参与讨论。

此外,根据辖区健康问题和健康危险因素,核心信息的内容侧重点也会有所不同,要根据实际情况选择合适的健康教育信息,从而保证健康教育信息的针对性和实用性。

(2)设计初稿:专业人员(医疗卫生专业人员、健康教育专业人员等)和设计人员(编辑、美编、摄影等)密切配合,根据核心信息所表达内容,设计恰当表现形式。插图应与内容密切相关,直观易懂,有助于辖区居民更好理解宣传内容;宣传主题和核心信息要醒目、简洁,保证设计初稿在信息准确性、艺术表现、传播效果3个方面具有较高质量。

(3)预试验:将初稿在目标人群中进行预试验。通过个人访谈或小组讨论,了解目标人群是否理解健康教育资料所传播的信息,是否喜欢健康教育资料的表现形式,收集评论意见和修改建议。

(4)修改与定稿:根据预试验结果,对初稿进行修改。如果目标人群对初稿意见或建议较多、修改内容较多时,修改后样稿还需再次进行预试验,直至绝大多数目标人群能正确理解才能通过,最终形成定稿。

(5)制作与生产:少量健康教育资料可自行制作完成;大量健康教育资料需要交付制作单位,进行批量生产。

2. 制作平面健康传播材料应该注意以下要素

(1)信息不宜过多:研究表明,普通记忆力的人,一次可以清晰记忆3～5条独立信息,3条为佳;记忆力较强的人,一次可以清晰记忆7条独立信息。因此,每个版块传播的核心信息3～5条为宜。

(2)信息要简单明确:人们对信息的理解、记忆及应用能力,与受教育水平密切相关。文化水平低的人群,在接受复杂信息时有困难。信息阅读与理解的难易程度应与初中毕业水平相适应(我国实行九年制义务教育)。因此,在编制健康教育信息时,应把复杂的信息进行分解,制作成简单、明确、通俗易懂的信息,方便目标人群更好地理解和接受。

(3)有明确的行为建议:健康教育的最终目的是改变人们的健康危险行为,因此,健康教育资料仅仅进行健康知识的传播是不够的,必须有明确的行为建议。行为建议要具体、实用、可行,明确告诉目标人群应该做什么及怎么做。

(4)插图具有关联性和自明性:插图能够帮助人们更好地理解和记忆信息,因此,在健康教育资料中常常配有插图。一幅好的插图必须具备两个特征:关联性和自明性。插图的关联性是指插图所表现的内容、信息等必须与文字内容相关,是为了更好地说明或展现文字内容,而不是可有可无或起美化修饰作用。插图的自明性是指插图可不依赖于正文而存在,能够独立传递或表现特定的内容、信息等。

(5)严禁宣传歧视:对社会弱势群体、患有某些疾病者(如艾滋病、乙肝)、有生理缺陷者(聋、哑、肢体残疾、智力低下等),不可以有歧视性语言或态度。

(6)适宜目标人群的社会文化:尊重不同地区、不同民族的文化差异和风俗习惯,吸收当地群众喜闻乐见的文化元素,用目标人群熟悉的语言进行表达。

二、海报的设计制作

(一) 概念

海报一词最早起源于上海,据说当时把舞台叫"海子",演员们登台演戏叫"下海",所以张贴在戏院门口,书写着文字,起介绍作用的那张纸就叫"海报"。当然真正的海报形式要追溯到更久远,它同时又被称为"招贴"或者"宣传画",顾名思义就是用文字或绘画的形式向人们介绍某一物体或者某一事件的特征或特性。

随着时代的不断发展,海报已经不仅仅用于戏院门口的通告上了,它已经演变成了一种传递信息的艺术和大众化的宣传工具。我们熟知的还有电影海报、晚会海报、比赛海报、学术报告类海报等。这些我们平时经常能在各种场合见到的海报一般都有一个共性,就是上面都会清楚地标明活动性质、主办单位(或个人)时间、地点和标志性的宣传语等内容。这些也就构成了海报设计中必不可少的几大要素。当然,如果要以海报的功能性加以严格区分,大致可以分为以宣传商品或商业服务为目的的"商业海报",以号召群众参与文娱活动和各类展览为主旨的"文化海报",以宣传电影刺激票房收入为目标的"电影海报",还有以弘扬公益精神为人民群众服务具有特定公众教育意义的"公益海报"等几大类。我们的健康传播材料类海报就属于公益海报这一类。

海报之所以能在如此多种类的行业宣传里都备受青睐,其原因还是源于它所独有的艺术传播特点。

首先,海报相较于宣传单页等规格较小的宣传品有着尺寸大、信息承载量大的特点。无论是全开还是对开的海报尺寸,都能给予设计者一个较大的信息排布和艺术设计空间。

第二,海报有远视效果强烈的特点。通过一定的色彩组合和图文排布,加之海报本身较大的规格,张贴之后,无论是在一间娴静的书店咖啡厅,还是在熙熙攘攘的公交车站,都能迅速刺激人的视觉感官,吸引人们驻足观看。

第三,海报的艺术性高,海报的设计者会应用美术学知识,通过色彩、构图、图文融合等艺术手法将海报内容以美感的形式呈现出来。为了增加海报对受众的吸引力,设计者往往将其当作一件艺术品来认真创作,使其具有很高的审美价值。

最后,海报相对于那些内容冗杂的宣传品有着突出的简洁性。大多数海报都是通过不多的文字配合图片简明扼要地传达信息。大多时候人们需要花比看海报多好几倍的时间来阅读折页等宣传品的内容。故而海报在公交站等"速读"化的公共场合更受到受众的青睐。

在当今社会新媒体表现形式多样化的大潮中,海报作为一种简洁明了表现力丰富的视觉传达形式,仍以其独有的冲击力仍然在传播材料中占有非常重要的地位。同样地,它也是健康传播材料所首选的传播形式之一。

(二)制作周期

1. **基础创意及规划阶段**　创意及规划是海报设计制作中第一个也是较为重要的阶段,一个好的创意需要设计师耐心地对海报制作要求、现有材料、可制作素材等作出客观分析,结合自己的理解最终规划出一个最适合展现海报内容的形式。同时还要结合时下热门的艺术呈现形式和受众喜爱的流行元素,提出几个可行性较高的方案。

这一过程需要设计者细心观察,耐心考虑,时长一般在3～5天不等,如果是比较简单的海报设计此时间周期相应会有所缩短。反之,如果是设计编排复杂或者是需要多个提案的海报设计则时间有可能会更长。如遇紧急情况,可考虑将此阶段时间压缩至一天。

2. **沟通及确定创意规划阶段**　在有了基本的设计思路和创意提案后,设计者需要尽快地与海报需求方进行沟通,以便尽快明确自己是否在需求方需求理解上有偏颇,创意提案中是否存在表达不足。在基本明确了大方向的正确和小细节的覆盖后,便可以开始海报的具体制作了。这个过程一般比较短,在1～2天之间。如遇紧急情况,可考虑将此阶段压缩至数小时。

3. **创意实施阶段** 明确了所有需求方需求,也敲定了基础创意提案后,就可以进入具体创意实施制作的阶段了。在本阶段中,设计者应在设计稿的大方向前提下,寻求最好适合海报内容表达的艺术手法,运用所掌握的设计技巧对创意提案进行最终呈现。如果在对艺术表达最终呈现上拿不定主意的话,也可以自己创作1~2版不同艺术风格的自行对比。

这一过程是最为重要的阶段,是最终将之前全部努力展现出来的一个环节。故而在这个过程中花费时间较长,一般从3~7天不等。如果设计较为复杂则相应增加时长。如遇紧急情况,可考虑将此阶段压缩至1~2天。

4. **修改及确认阶段** 将创意变成一张实实在在的海报后,设计师还应与海报需求方再次进行沟通,一个是设计师针对海报设计的主旨,本海报设计的理念,本海报所运用的艺术手法和相应的编排思路给海报需求方进行讲解。一个是海报需求方根据自身需求或设计思路沟通上出现的偏颇,向设计师提出意见和建议,以便设计师进行有针对性的修改,最终确认成稿完成海报设计。

这一过程往往会重复1~3次,总时间一般在3~5天内。如遇紧急情况,可将此阶段重复次数相应缩减,同时将总时间压缩至2天左右。

5. **印刷及最终张贴阶段** 海报的呈现形式通常情况下是以纸质为主,所以一般来讲印刷和张贴是海报制作的最后阶段。这一阶段,设计者可能会根据印厂要求对出血或者版式做出一定修改。根据不同印刷厂的印刷机和印刷工艺以及海报的印刷量不同,这一阶段的时间也会略有不同,一般在3~5天内。如遇紧急情况,要注意与印刷厂提前协调时间。

(三)海报构成

海报作为功能性较强的宣传品,在设计制作中有几个必不可缺的要素。这些要素既构成了海报的功能性,也让海报具备了一定的美观性,由此将设计要素分为功能性要素和美学要素来介绍。

1. **功能性要素**

(1)标题:众所周知,海报最为简洁明了传递基本信息的部分就是标题,标题在海报中起到了开门见山的作用。好的标题不但要做到表意明确的作用,更要起到吸引受众继续观看的用处。

海报标题写法较多,有用活动内容概括性文字精练成标题的,有用对活动特性做标题的,也有用活动主旨作为标题的。如图4-1中"心理健康,社会和谐"正是采用了以活动主旨作为标题的形式,准确传达了世界精神卫生日通过本次活动所要实现的目标。

(2)正文:海报的正文虽然不比海报的标题醒目,但同样有着很重要的作用。一般情况下,海报的正文部分用以书写活动的目的和意义,活动的主要项目及其时间地点,或者一些常见的注意事项等。当然也有用文字和图片配合表意的正文。当艺术需要或者本身不需要冗杂的内容时,也可弱化正文部分。如图4-1正文的"10.10世界精神卫生日",就是以极简的文字概括表明活动的主旨和活动时间。

(3)落款:落款对于一张功能性强的海报来讲就像其在中国山水画中的作用一样必不可少,主要用以署上主办单位的名称及发文日期等基础信息。如图4-1的"国家卫生和计划生育委员会"就是一个标准的主办单位落款。简明扼要地说明了这次世界精神卫生日活动主办单位有且只有一个——国家卫生计生委。但是在有些情况下对于有一些海报,设计者是可以弱化甚至省略落款或者改变落款一般使用方法的,如图4-2的海报。

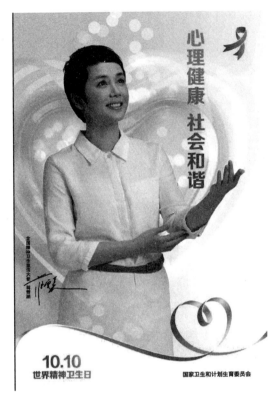

图 4-1　海报标题

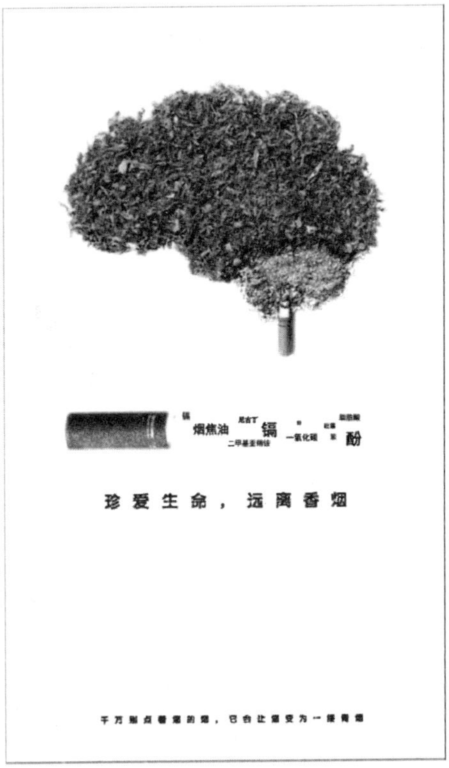

图 4-2　海报落款

2. 美学要素

(1)文字：文字要素在海报设计中占以很大的比重,如何将生硬的文字艺术化地与图片等元素结合在海报设计中,是海报能否出彩的重要原因之一。

一般文字分类为大写小写、阴影字、手写体、正体斜体粗体等。正确应用文字的比例架构和文字的情感表达能让情感跃然纸上,感动影响受众。

如图 4-3 全国爱牙日的宣传海报。在"健康口腔,幸福家庭,呵护孩子,预防龋齿"几个字中采用了粗体大号,而在"早晚刷牙,饭后漱口,少吃甜食零食"等文字上则采用的字体则相对较小笔画较细。这样的文字要素设计使得整个海报文字表意重点突出,详略得当,在视觉效果上给人以简洁明了的视觉冲击力。当然,即使在同一字号下,不同字体也会粗细不同,有比较卡通可爱的字体,也有端庄方正的字体,更有奔放不羁的字体。善于利用不同字体进行情感表达也是巧妙运用文字要素的一部分。切忌不可滥用字体,会让画面混乱,表意不清,影响受众对海报情感表达的判断。

(2)图片：图片元素的使用在海报中也有着不可或缺的地位,一张能准确表意放置恰当的图片能代替许多不必要的介绍性文字。在图片元素的使用中,有的是直接表意,比如直接用一直伸出来的手掌表示"禁止""不要"的意思。有的是借物传情,比如用一盘鱼翅来表达反对猎杀野生动物。还有如图 4-4 海报中所示的巧妙类比运用,把折断的烟放成 NIKE 商标的形状,既用"折断烟"直接表达了禁烟的情感,同时又成功类比了 NIKE 的广告语"JUST DO IT",引出海报正文的"戒烟,坚持不懈",让严肃的主题里多了丝幽默的情绪。这种方法还有很多种不同的用法和例子,可以说恰当地用好图片元素可以让整个海报尽去冗杂,浑然

63

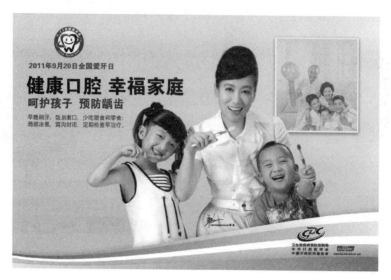

图4-3 全国爱牙日的宣传海报

天成。

（3）色彩：色彩是拥有直接情感表达力的，它是人视觉中最敏感的东西。在海报设计中色彩也是必不可缺的要素之一。在色彩元素的基本的运用上，可以根据需求方提出的内容需要，分别采用不同表意的主色调和相应配色。

色彩元素具有很强的象征性，比如桃红色、绿色、黄色、白色就可以给人以很直观的四季感，当然白色还可以代表云彩，从而借意表达天空，其鲜明的代表性让很多表达甚至不必具象化到某一个实物。也有表达职业的色彩元素，比如大家在特定主题下看到白色就会想到救死扶伤的白衣天使，看到橘红色就会想到冒着生命危险在火场救人的消防员，看到绿色就能想到保卫祖国的解放军战士等。

同时最重要的是色彩还具有明显的情绪表达，例如蓝色给人以大海般深邃的情感，而红色

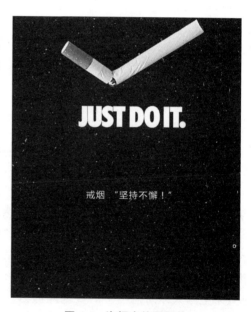

图4-4 海报中使用图片

则给人以火焰般炽热的感觉，充分利用好色彩要素所表达的或张扬或压抑或兴奋或沮丧的情绪能让海报设计具有很高的艺术价值。最后我们在平面健康设计中要注意的一点是，色彩还有具有地域性和民族性，每个不同地域不同民族由于环境、文化、传统等因素的影响，对于色彩的喜好厌恶也存在着较大的差异。比如图4-5海报中，因为是民族版的海报，所以设计者采用了大西北所常见的风景和颜色作为主色调。

如果说我们用不同的色彩代表不同的感情，那么同一色彩的不同亮度、饱和度则会区别同一大情感表意下，细微的情感变化。色彩亮度和饱和度的差异化运用也是在海报设计中表达情感的方式之一。红色代表着热烈的情感，但桃红是如少女般的热情，正红色则有着满

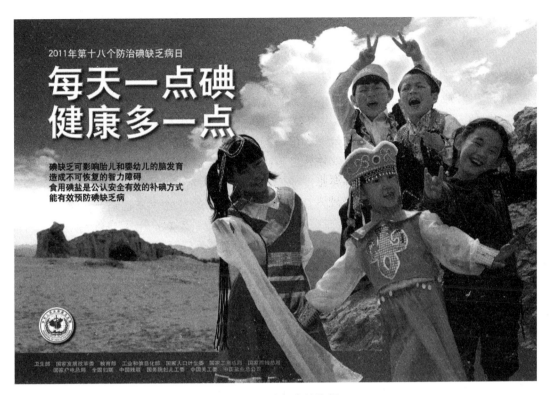

图 4-5　民族元素的海报

腔热血般的炽烈。这些细微的情感表达变化一定要加以区分,这样才能让海报的整体情感表达更加浑然天成。

色彩要素的使用要注意整体的协调性。首先不能在色彩情绪上与海报整体表达情绪不符,同时也不能在表达同一情感时使用与之不符的色彩元素。当然整体色彩效果应该是蕴含多种情绪的,其整体表意应该是和谐的,同时在局部的、小范围的地方可以有一些强烈色彩的对比来表达一种情绪。

充分运用色彩元素的特性并且加以协调会让海报整体的艺术感增强。如图 4-6,设计者用大面积的红色作为海报的整体主色调,用直接的视觉感官刺激使整个画面鲜明地表达了对禁烟的急迫情绪,向受众传达了一种劝谏戒烟、控烟的急切规劝感。同时让作品整体视觉艺术感得以很好的体现。

(4)版式:版式相对于上述几个要素来讲相对抽象。简单讲,版式就是讲图文色彩加以良好的排布,使海报有更好的表意和情感传达。处理好版式的问题,能让一张海报在美学意义上更协

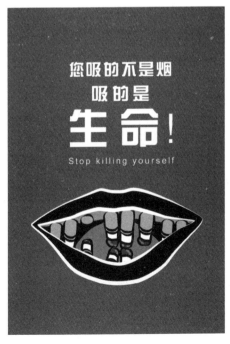

图 4-6　运用色彩元素的海报

调,更加耐人寻味。

比如图文混排版式中,中轴型垂直排列的版式容易给人以稳定、安静平和之感。而交叉对角线的版式则容易给人以冲突、新潮等感觉。常用的版式类型有:中轴型、上下分割型、左右分割型、满版型等。

（四）制作原则和要求

1. 积极沟通分析明确目标　作为海报的设计者,必须明确海报需求方的真正需求。显然,沟通是人与人之间思想与感情传递和反馈的最好方式。在与需求方的沟通中有时候还会有一系列观点的碰撞,使海报在设计理念和具象化表达上会呈现出更好的效果。

作为沟通的第一项,就是明确海报设计的目标。这不仅仅是简单地对需求方需求的简单领会,也要同时照顾到受众的心理因素。因为海报制作的目的本来就是要让需求方的想法以最有吸引力的方式表达出来从而吸引受众眼球,进而对受众产生影响达到需求方所需效果。所以在沟通时确定海报做给谁看,需求方对受众的预期反应又是什么,也是很重要的。

同时因为海报作为传播材料会受到内容性质、展示环境、时下流行艺术表达形式等多方面因素影响。比如,同样是一张宣传健康的公益海报,在书店里张贴和在闹市区张贴就要考虑是不是要用两种风格。这种深层次的沟通并不是仅仅建立在简单了解上的,而是要全方位地去考虑各种影响因素。

2. 有针对性地进行资料内容整理　在明确了海报制作的目标和具体细节之后,设计者要根据需求方所给出的资料进行二次整理和拓展性资料的再收集。有针对性地、科学地整理所需资料是海报设计的重要原则之一。

首先要对所获得的资料进行审查检验,并开始分类。这一初步加工的过程是为了让比较复杂的素材系统化、条理化。这一步骤不仅是对当下素材的归类,同时也为了之后提高收集素材的质量和使用价值打下基础。在分类结束后,就可以根据需要查找收集其他资料了,在这个环节要注意的是查找资料的真实性和个性、准确性、完整性、系统性和新颖性几个问题。在确保手中素材的数量和质量之后,我们就可以根据不同的分类进行分析和构架。所谓分析就是将素材的粗分类属性细化到素材本身上,这一环节的意义在于能更加深挖素材本身以便构架海报整体时能去粗取精,同时也给整体构架思路以更明确的指导。遵守上述原则能让设计师在设计海报的过程中有效提高执行力和操作能力。

3. 突出标题和主体,简化精炼内容　标题和主体之于海报,就如同心脏之于人体。设计一个有趣的标题和一个醒目的主体是直接传达给观众信息的不二法门。众所周知,海报也是二维艺术表达形式的一种,可以和摄影有所类比。摄影界对于一张好的作品判断有三大标准,其中第一条就是"一幅好照片要有一个鲜明的主题(有时也称之为题材)。或是表现一个人,或是表现一件事物,甚至可以表现该题材的一个故事情节。主题必须明确,毫不含糊,使任何观赏者一眼就能看得出来。"从中可见主体在一幅好的摄影作品的地位。海报亦是如此,只有让受众第一反应是海报制作者所希望达到的标题和主体,而不是让受众产生歧义或者容易引起其他无关联想的,才算是合格。

在上一小节提到的设计元素,很大一部分的最终呈现的形式就是海报内容,内容是海报整体思想传达的核心。在摄影三大原则中最后一条"一幅好照片必须画面简洁,只包括那些有利于把视线引向被摄主体的内容,而排除或压缩那些可能分散注意力的内容"也同样适用于海报。

所以,海报上的每部分内容都要围绕着主体展开。无论是图片还是文字都必须表意清晰准确,简洁不冗杂。简而言之就是去掉一切与不能突出中心思想的内容配置。

同时,由于海报相较于小册子等传播形式比较容易受空间的限制,所以简化精炼内容对于海报的整体艺术表达尤为重要。在这里我们不得不说图文混排的作用,相较于文字来讲,有些图片的表意更加直观且恰到好处,这时候将图片放入到海报当中替代冗长的文字,有可能就能使本来令人心烦意乱杂乱无章的"大字报"协调成一个含蓄委婉却立刻让人意会的艺术品。

必要的时候,经过美术化设计的表格或一些抽象化的美术元素往往比一堆堆字块也同样更容易让受众接受。比如图 4-7 这张海报,将钟表的时针、分针用两根燃烧的香烟代替,又分别在一点钟、三点钟、六点钟、九点钟和十二点钟位置放置了一个良好的肺、四分之一被香烟污染的肺、半个被香烟污染的肺、四分之三个被香烟污染的肺部和一个骷髅头的图片元素。直观地表明了吸烟让一个人从健康走向疾病甚至死亡的事实,惊醒所有受众,又省去了不必要的文字赘述。从另一方面又强化了"燃烧的是香烟,消耗的是生命"这一主题。

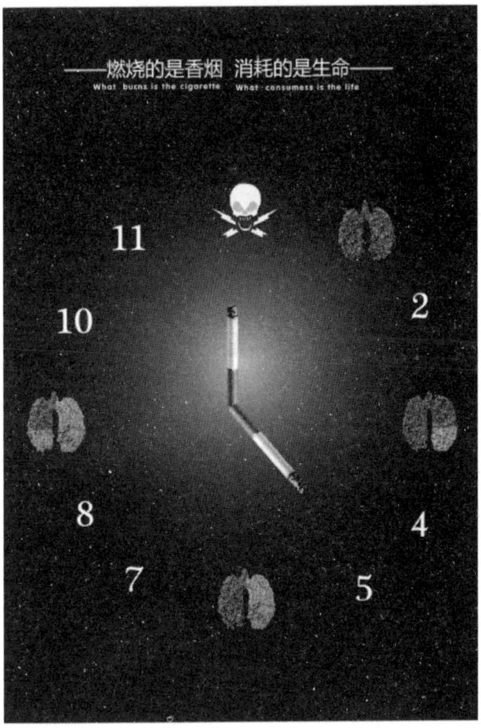

4. 进行巧妙布局,运用优秀版式 有人说平面设计是"点、线、面"的艺术。的确,在海报设计中,虽然我们并不用去采用诸如像"维拉尔·德·奥涅库尔氏"页面规划法这种高难度的版式布局,但是作为设计师,必须要巧妙利用点线面的关系,对各种画面元素进行合理的布局。

图 4-7 突出主题的海报

海报在未进行版式设计之前,就很像是在一个沙盘上散落了很多沙,每一小撮沙子都是我们经过筛选出来的素材。如何把这盘散沙变成美丽的沙画,就是版式设计所要做的了。好的版式设计除了能彰显主题,率先让最抢眼的部分进入受众视线,还要能引领着受众的眼球去按照设计者所设计的顺序浏览海报的各个要素,也就是引导受众读懂海报各元素之间的内在逻辑。这一点至关重要。

当然,如果无论是奢华风格还是极简风格,无论是元素的堆叠还是大面积的留白,版式运用原则的核心其实还是为了主题而服务的。

5. 具体制作原则

(1)整体性原则:贯穿整个海报设计思路的就是整体性原则。设计海报就像画画一样,下笔之前必须要有"全局意识"。即我要表达什么,什么元素能让我更好地展现主体,什么样的色彩能符合整体情绪,什么样的版式能满足整体表达。在设计过程中,设计师必须对上述要点有一个清晰的认识并逐一落实。当然,如果细化上述要点里的元素,还包括标题、图片及文字的选用。

如果没有整体性原则作为思路贯穿设计始末,那么整个设计过程将会在很多设计细节上产生枝杈,轻则给受众造成不必要的联想,重则会让受众觉得整个海报设计逻辑混乱,难以分清重点所在。所有的设计元素必须以适当的方式组合成一个有机的整体。

(2)关联性原则:即我们在第一大原则中所讲的分类这一方法的具体实施原则,所以关联性原则,也可以称作分组原则。在海报设计中除了要具有整体性思维,我们还要让各元素之间架构清晰明朗,从而更容易去提取素材的特性,并且在分组的素材中选出最能完成情感表达的那一项。

当然,关联性原则并不仅仅可以用在前期的分类上,在海报设计中也可以基于物以类聚的原则,进行群体化表达。举个例子,如果我们在一个页面里看到丹顶鹤、大熊猫、金丝猴,我们就会试着去理解这之间的联系,然后得出一个结论——濒危野生动物。如果你单单放一只大熊猫上去,不看文字内容叙述,受众可能会以为这是张动物园的海报。海报设计师可以充分利用多种途径来实现这个原则。比方说,想要在海报中提高阅读类有效信息的传达效果,可以将文字的不同字体和不同情绪表达的图片进行分组归类。想要加深某一种情绪,比如幸福,放一张男人的笑脸或是一家老小一起共享天伦之乐的图片效果肯定不一样,对受众群的感染力也是不一样的。

再者,按关联性排布的要素要比单独松散排布的要素在结构上能够产生更强的冲击力。其实也就是让情绪连贯化,而非一个点硬邦邦地到另一个点。有时候一些关联性很强的元素排布开来(比如说都是一个样式的毛巾,一条平整干净,一条像刚用完,一条落在垃圾桶旁边,这就产生了表意)。更容易吸引受众挖掘其中细微的不同,从而对其中内在逻辑的思考。

如图 4-8 所示海报中,试剂瓶和试管本身就有关联性,而将这些化学工具旁边放了个人的肺部图片,人们自然会联想到这些试剂瓶、试管也是人体内的一部分。再配上文字内容 "The Factory in your body",就会让人明白设计者的初衷和思路了。

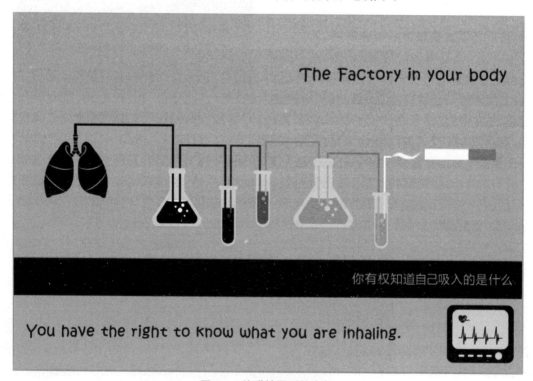

图 4-8　关联性原则的海报

(3)延续性原则:相对其他原则来讲比较微妙,有时候往往能让整个海报画出点睛之笔。这个法则同样适用于文字或者图片。比如在图片元素与图片元素之间,我们用一条线由上到下进行连接,当我们看到这条线时,就会本能地去寻找下面图片元素与刚刚阅读的靠上的图片元素之间的联系。或者有些设计师会大胆地采用文字内容构成表意图形的方式来完成这种架构之间的沟通延续。这种延续性不仅仅能让人们更加关注主体,同时也能让所有内容的联系更加紧密直观。

(4)协调性原则:其实是整体性原则的一个大延伸,整体是在讲全局中各个元素是否符合它应当体现的特征,而协调性则表示了每个元素中除了共性之外,其个性是否产生了严重的冲突。一般情况下,协调是海报设计追求的境界,但是也有为了追求某一特定效果而采用不协调搭配的。这种因为打破均衡从而产生一种不解、困惑,甚至紧张也能迅速吸引受众的思考。需要注意的是,在采用这种方法的时候,一定要注意不要用介于协调与不协调之间的冲突,这样容易让受众误以为是海报设计的失误。

(五)制作技术技巧

1. 合理运用构图技巧　在上一小节讲设计原则的时候其实我们就已经提到了运用构图技巧的重要性。海报构图与摄影构图、绘画构图有许多相似之处,同时又具备自己独自的艺术发挥特点。在本小节将构图技巧为海报设计者们做详细的说明。

(1)运用大小对比、粗细对比:粗细对比可以让画面构图非常有层次感。线条的粗细变化,字体的大小轮换,无不刺激着受众的视觉神经,这种对比构图方式在绘画中也很常见。简而言之就是用大小粗细来表明内容之间的主次关系,让受众在视觉上直观地接受设计者所要表达的逻辑观念。在具体海报制作中,这种对比有些存在于主图与配图之间,有些存在于中心元素与背景图元素之间。这种构图技巧的优势在于直观明了。

(2)运用层次使海报立体化:海报的承载体一般是二维的,但其中表意可以是三维的,这很类似于摄影中用"景深"来表达空间概念。同样地,山水画也经常用巧妙的构图来表示近景、中景、远景,从而形成一个较为立体有空间感的感官世界。而在海报制作中,设计师也可以将整个画面分成近大远小的几种不同层次。一般情况下,我们将最重要的内容放在"近大"这个层次,这样有助于使受众首先明了海报的主题,然后将次要的逐一放在"远小"的层次上,使得其他元素按照逻辑关系先后进入受众眼帘。这种方法建立在人们审视一个静物画面习惯中从上至下、从左至右等视觉阅读习惯。其优点就在于立体化的方法让整个海报元素的递进关系柔和,并不像第一种技巧那样有强烈的对比感。

(3)疏密排布有秩序:在构图中对所有元素进行有规划的疏密排布,也能让重点突出,起到让人一眼明确海报主题的作用。说得具体一点儿就是有密集就要有稀疏,不能全盘密集或者全盘稀疏。这就像写文章也要详略得当,不能什么都写详细,那就成了流水账(注意,即便是极简主义海报也不是全部稀疏,留白不等于稀疏)。疏密不同的构图方式在情感表达上也能起到节奏分明、张弛有度的效果。比如我们通过密集排布一些元素来表达紧张的情感,通过较为稀疏地排布表达闲适安逸的情绪。在使用此技巧的时候切记不要过度密集或者过度稀疏,这往往不能充分表达情感,反而容易让受众产生厌恶的情绪。

(4)动静结合技巧:小学语文课老师总在强调,好的景色描述,都运用了"动静结合"的手法。文学与美术是相通的,在海报构图技巧中,动静结合有着让整个画面变化灵动的作用。我们经常会发现一个静态的图片通过几个图标或者哪怕一个阴影便能体现出一种动势,这些无不都是表现出一种"动态"的感觉。这种具有动势的元素结合静态元素,就能成功避免因动的元素过多而产生的太过跳跃和因为静态元素过多产生的太过死板的问题。让人有一种亦静亦动的舒适感,符合人们的正常审美心理。举个例子,比如我们在一个端坐的老人身旁加入飞鸟的元素,在城市动态活跃的大背景下,就会构成一静一动,相看两不厌的意境。

(5)注意各元素比例,整体布局讲协调:在海报排版的过程中,应时刻对其整体的协调性加以关注。并根据情况调节各元素的比例,这种构图整体协调的意识,就像上小节所说的"整体性原则"一样。要贯穿整个运用构图技巧的始终。举个例子,你要突出海报中央的核心元素,就应该放大其在整体中的比例。但其他元素的相应比例也必须照顾到,切忌为了一味突出某个元素导致忽略了其他元素在整体构图中的占比,从而导致画面整体不协调的情况。

2. 准确运用色彩表达 我们在上一节中提到过色彩元素这个概念,也简单介绍了色彩元素作为一种海报当中举足轻重的元素所能起到的关键性作用。准确运用色彩表达技巧一定要先弄清楚色彩所代表的情绪或者效果。这些都在上一节有详细说明,故在本章中不再过多赘述。

3. 巧妙运用文字技巧 海报的可阅读性在于文字,文字虽然没有图片给人的震撼感来得那么直接那么快,但是运用好文字使用技巧(其实我们可以更多地类比文学技巧)更能使海报的表意上一个台阶,使人有回味无穷感动至深的感觉。

(1)比喻:即我们在文学手法中常说的比喻,用这个物体比喻另外的事情,值得注意的是比喻的事物与主题不一定要有特别直接的联系,但是在某一特点上需要与主题的某些特征有相契合,这样的比喻才是传神的,让受众容易明白的比喻。通过比喻进而或婉转或风趣地表达海报内容主旨,使海报本身的艺术性不仅仅限于美学效果,而是更多加之以文学效果。

(2)风趣:在很多时候一段风趣幽默的文字比一段干巴巴的说理性文字更容易让受众接受观点。从文学角度上来讲,幽默的文字是通过人们的性格、外貌和举止的某些可笑的特征表现出来,从而体现喜剧化的特征。当然在风趣话的语言里,不仅仅只是引人发笑的语句,黑色幽默等技巧的使用也会有引人警醒、激发人同情等不同的效果。

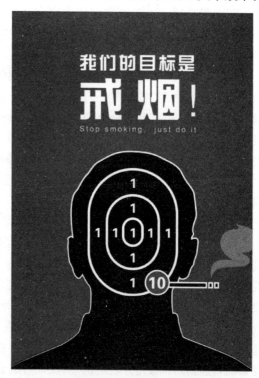

图4-9 悬念设置的海报

(3)悬念设置:开放式的语句更容易引起人们的好奇心。如果整段话的表意有一个开放式的结尾,那更会让人们对其中的表意提高兴趣。这种方法正是利用人们猜疑和好奇的心理,让人们更多地对主旨进行揣度和探索,从而引导受众理解落到设计者想要的结果范围里。如果我们延伸一下,这个技巧并不仅仅适用于文字,图片也可以构成悬念。举个例子,如图4-9所示海报中,一个人的头像变成了射击靶子,但是反常的是靶心却是在头像的嘴部和香烟的根部,到底是打到十环消灭香烟,还是香烟燃烧到十环让人丧命,让人产生了一定程度的悬念。但其实这两种表达结果都是设计者期望观众看到的,即两种层次的表意——请立刻停止吸烟,否则,你将毙命。

(六)印制

海报的最后环节就是印制,那么如何高效地完成印制,从设计环节减少浪费,是每个合格的设计师必须要考虑的。一般来讲,海报的印刷要比书籍印刷简单一些。我们简单介绍一下其流程。

1. 印前检查 印制前检查好自己的设计有无缺漏是一件很重要的事情。这一过程主要是指设计者针对制作完成的电子文件进行全面检查,从而使印刷厂能输出正确的图文。避免不必要的失误。一般情况下包括下面几个环节:

(1)文件格式检查:文件格式检查是比较粗略的环节,第一是看所有图片是否保存成了符合印刷要求的格式,第二是检查主体文件本身是否符合印刷要求。

(2)链接文件检查:链接文件有时候会存在错链、掉链等现象。这些错误虽然小,但很有可能影响整体文件的显示,所以要在检查中留意细节。

(3)页面设置检查:从电子版变成成品是要经历许多印刷环节的,所以我们必须在设计稿上留足够的出血以保证印刷效果。所谓的页面设置检查就是检查设计稿的尺寸大小是否合适,出血大小是否预留、版式是否正确等。

(4)字符字体检查:字符字体检查主要是为了让文件在转换格式时不会出现丢失和乱码,这一项检查可以确保为了特殊表意而运用的特殊字体变成普通的宋体或者黑体。

(5)图像质量与分辨率检查:我们在电子版当中检查图片质量和分辨率是非常有必要的,因为有时候会因为我们的疏漏在制作过程中压缩原图。或者制作时就没有充分考虑到应用场景从而错误地使用了低分辨率的图片。这项检查可以保证图片在印刷之后不会变成一些"马赛克"。

(6)打印样张进行颜色校对:因为设计和印刷采用了两种不同的颜色制式,同时我们的显示器显色也不一定准确,所以就必须在上述检查都做完的情况下打印样张,通过对比设计稿和样张颜色的不同来调整设计稿颜色,从而保证海报的印刷质量。

2. 印制最终小样最后沟通 这里说的打小样与上面说的打印样张基本相似,但功能有所不同,上一个步骤是设计师自查时所用的,而这个步骤则是在确定海报印刷无误的情况下,打印出真正的作品,以便于与海报需求方做最后的沟通。此时的小样的精度就要比校色用小样精度高很多。基本上可以说就近乎是成品。

3. 考虑装订方式(如果是海报集而非单张海报) 有的客户需求的是教育宣传用或者收藏展示用的海报集,这时候我们还必须考虑到装订方式这个问题。一般情况下装订方式有骑马订、平订、锁线订、无线胶黏订等方式,如果考虑复古还可以用线装或者蝴蝶装。

4. 印刷并得到成品 在完成上述步骤之后,就可以印刷得到成品啦。

(七) 发布和使用

在最终得到印刷成品后,还要完成海报最终发挥功效的环节——发布和使用环节。在发布和使用过程中,要注意海报所用场合、所针对人群,进行有序高效的张贴。

三、折页的设计制作

(一) 折页的概念与特征

折页是常用的纸面宣传材料,通常是彩色印刷的单张彩页,进行一折或多折而成型。根据不同的内容量和设计需求,折页有一折、二折、三折、四折、五折、六折等,特殊情况下,机器折不了的工艺,还可以进行手工折页。

需要注意的是,折页的折数不宜设计得过多,若达到八折乃至十折,则会影响信息的传达效果。因此,在总页数不多,不方便装订时,折页是很好的载体。此外,为了提高设计美化效果,或便于内容分类,也可以做小折页,如16开的三折页。

使用折页作为健康传播材料的载体,有很多特征,在传播上具有一定的优势,具体有以下这几条：

1. 文字和图片内容的普遍适用性 在折页上，文字和图片内容都可以很好地呈现，而且，两者可以在巧妙的布局中有机结合，从而达到事半功倍的信息传达效果。

2. 便于分发和携带 健康传播材料的制作原则之一，就是通过该载体，健康信息可以被有效地传播出去，从而提高公众对疾病防控、个人与公共卫生等方面的认知程度。折页就具有这方面的优势。因其自成一体，没有其他冗杂的部分，所以非常利于分发。又因折页的大小与厚度一般不大，所以在取用和携带上也十分方便。

3. 独立性 宣传折页无需借助于其他媒体即可传播，不受其他媒体的宣传环境、公众特点、信息安排、版面、印刷、纸张等各种限制，因此又被称为"非媒介性广告"。宣传折页的纸张、开本、印刷、邮寄和赠送对象等都具有独立性。

4. 针对性 折页本身是一个完整的宣传形式。针对特殊时期或地域，宣传人员可以设计特定的折页，也可分发给特定的人群。因此，在时间、空间和人群上，使用折页进行宣传都可以具有很强的针对性。

基于以上特征，我们在进行折页设计时要利用好它的优势，发挥好它的长处，才能让宣传效果最大化。从构思到形象表现，从开本到印刷、纸张，我们都应提出高要求，这样才能让群众爱不释手。就像我们得到一张精美的卡片或一本精美的书籍会妥善收藏，而不会随手扔掉一样。精美的宣传折页，同样会被长期保存，从而起到长久的作用。

（二）折页的折法和开本

既称之为折页，"折"自然是十分重要的设计要素。上文已经提及，折数可从一折到六折，也有更多的折数，主要取决于内容量。同时，折页也有多种折法，对折、风琴折、关门折、滚折、青蛙折、口袋书是较为常见的六种折法，下面一一来介绍。

1. 对折 对折是最为简单的一种折法，可采用对称折，也可采用不对称折，后者可在首页显示出内页内容，可吸引受众翻开折页。对折一般只有一条折痕（图4-10）。

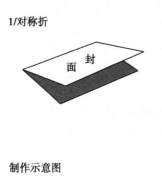
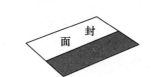
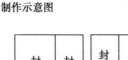
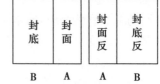

1/对称折

2/不对称折

制作示意图

封底	封面	封面反	封底反
B	A	A	B

2折对称折：A边宽度=B边宽度

封底	封面	封面反	封底反
B	A	A	B

2折不对称折：A边宽度<B边宽度
正反面的宽窄方向相反

图4-10 对折法

2. 风琴折 每折宽度相等,相邻两折方向不同即形成风琴折。风琴折特别适用于折数较多的折页(图4-11)。

成品示意图

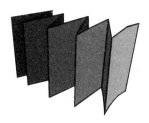

制作示意图

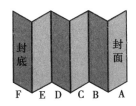 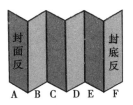

每折宽度:每折宽度相等

图 4-11 风琴折

3. 关门折 这种折法可将内容"内藏",要注意的是,如下图所示,C1与C2边要较A边和B边稍短,才能实现关门折的效果。关门折一般有三条折痕(图4-12)。

成品示意图

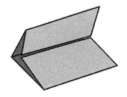

制作示意图

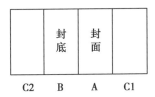 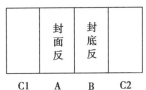

每折宽度:A边=B边,C1边=C2边=A边−1mm

图 4-12 关门折

4. 滚折 这种折法类似于滚雪球,因此,越是靠外的页面,其宽度就应更长。滚折适用于多种折数的折页,如超过 3 折,则每折的边递减 1mm(图 4-13)。

成品示意图

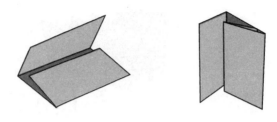

制作示意图

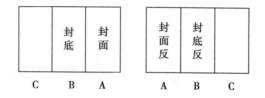

每折宽度:A边=B边,C边=B边-1mm;如超过3折,每折递减1mm

图 4-13 滚折

5. 青蛙折 这是较为新颖别致的一种折法,在设计中,B1、B2、C1 和 C2 的宽度应为 A 宽度的 1/2。青蛙折一般有四条折痕(图 4-14)。

成品示意图

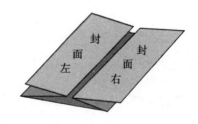

制作示意图

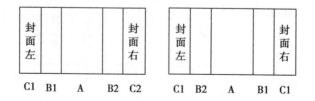

每折宽度:以A边为准,B1=B2=C1=C2=A边÷2

图 4-14 青蛙折

6.口袋书 这种折法常用于较大的单页,经过多次折叠,其大小明显减小而便携。需注意的是,此种折法只适用于克重小于105g的纸张(图4-15)。

成品示意图

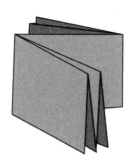

制作示意图

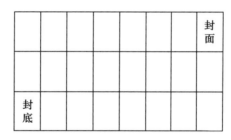

此款折页只适用于≤105G纸张

图 4-15 口袋折

上述6种折法是较为常用的,但是,根据内容和宣传的需求,设计人员也可以自行创作出其他折法。可以说,折页的折法并没有刻板的要求。

除了"折",开本也是折页重要的设计要素之一。这里的开本,指的是折页折叠完成后的大小,而非其充分展开的大小。折页的开本,常见的有32开、24开、16开和8开等,还有采用长条开本和经折叠后形成新的形式。开本大的用于张贴,开本小的利于邮寄、携带。

常用开本的尺寸如下:

16开尺寸

标准型:

大度16开:210mm×285mm(成品尺寸),214mm×289mm(加出血尺寸)

正度16开:185mm×260mm(成品尺寸),189mm×264mm(加出血尺寸)

长型:

大度16开:420mm×140mm(成品尺寸),424mm×144mm(加出血尺寸)

正度16开:370mm×125mm(成品尺寸),374mm×129mm(加出血尺寸)

8开尺寸

标准型:

大度8开:420mm×285mm(成品尺寸),424mm×289mm(加出血尺寸)

正度8开:370mm×260mm(成品尺寸),374mm×264mm(加出血尺寸)

4 开尺寸

标准型：

大度 4 开：420mm×570mm（成品尺寸），424mm×574mm（加出血尺寸）

正度 4 开：370mm×520mm（成品尺寸），374mm×524mm（加出血尺寸）

长型：

大度 4 开：840mm×280mm（成品尺寸），844mm×284mm（加出血尺寸）

正度 4 开：740mm×255mm（成品尺寸），744mm×259mm（加出血尺寸）

32 开尺寸

大度 32 开：210mm×140mm（成品尺寸），214mm×144mm（加出血尺寸）

正度 32 开：185mm×125mm（成品尺寸），191mm×131mm（加出血尺寸）

长型：

大度 32 开：285mm×100mm（成品尺寸），289mm×104mm（加出血尺寸）

正度 32 开：255mm×90mm（成品尺寸），259mm×94mm（加出血尺寸）

其中，大度是国际标准，整张纸尺寸 1194mm×889mm；正度是国内标准，整张纸尺寸 1092mm×787mm。出血是指印刷时为保留画面有效内容预留出的方便裁切的部分。在设计时，我们常常加大产品外尺寸的图案，在裁切位加一些图案的延伸，专门给各生产工序在其工艺公差范围内使用，以避免裁切后的成品露白边或裁到内容，所以在设计时我们就分为设计尺寸和成品尺寸，设计尺寸总是比成品尺寸大。

（三）折页的制作周期

一份折页的诞生，一般需要以下几个步骤：首先是折页的设计，包括前期构思，使用软件进行设计和成品导出等，而后是折页的打样和印刷工作。一般来说，根据内容量和复杂程度的不同，折页的设计工作需要 3 天到数月，打样和印刷工作需要的时间则与印量有关，一般也都可在几天内完成。

下面，从设计和印刷这两方面，我们来了解如何制作出一份可供分发的折页。

（四）折页的设计流程

因折数、折法和开本等因素的不同，折页的设计并不能一概而谈。为了有直观的感受，这里以折页中最为常见的一种形式——三折页为例，来介绍折页的设计流程。掌握三折页的设计流程之后，其他折页的设计也就能触类旁通了。

首先我们来了解三折页。三折页是一种双面印刷在一张纸上的印刷品，通常经过两次折叠形成三个部分，每一面的三个部分自成一页，所以每一面有三页，正反两面共有六页。当三折页叠合时，只能看到封面与封底两页。

事实上，三折页有特定的阅读顺序，这在设计中也至关重要。图 4-16 是三折页的一个设计案例。6 个面中，有两个面为封面和封底，分别位于图 4-16（一）的右和中。其他 4 个面为内页内容，P1、P2、P3、P4 为其阅读顺序，分别位于上图（二）的左、上图（一）的左、上图（二）的中和右，图上也有标记可帮助判断。在设计时，需特别注意内容的发展顺序与受众的阅读顺序相一致。

了解了三折页，我们可以开始我们的设计流程。要完成一份三折页的设计，大致应遵从以下这些步骤：

1. 内容构思与创意　作为健康传播的材料，这份设计材料的出现自有其契机。我们应当根据宣传的时间、地点和目标人群进行内容构思与创意。

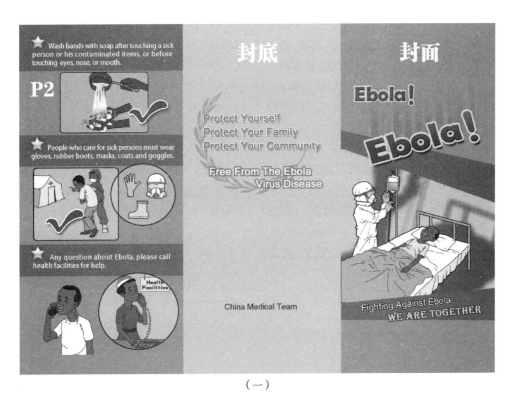

（一）

（二）

图 4-16 三折页设计

以上面的《埃博拉宣传英文折页》为例。这份折页设计于埃博拉肆虐之际,作为一种传染性强、死亡率高的病毒,埃博拉夺去了很多人的生命,普及关于埃博拉的基础知识非常重要且迫在眉睫,该折页应运而生。

这款折页首先介绍了埃博拉的基本情况,随后对埃博拉的传染途径做了说明——接触埃博拉患者或死者尸体,因而接触到其血液、体液将有感染埃博拉的可能。在 P2,该折页介绍了预防埃博拉的手段,如用肥皂洗手,医护人员则要特别注意,穿戴好防护面罩、手套和靴子。P3 介绍了埃博拉的早期症状,若有此些症状,相关人员应及时就诊。P4 则是一些不应该做的事,比如直接接触埃博拉死者的尸体。

因为该折页是基础的埃博拉知识普及,所以内容都设计得非常浅显易懂。同时,在表达形式上,选用了文字与图片相结合的形式,信息传递更为直观。

2. 尺寸选择 由于三折页印刷在一张纸上,所以展开的尺寸才是三折页的总尺寸,最常用的总尺寸为大度 16 开(210mm×285mm)和大度 8 开(285mm×420mm),叠合以后的尺寸分别为 96mm×210mm 和 141mm×285mm,这两个尺寸比较方便受众拿捏和观看(图 4-17)。

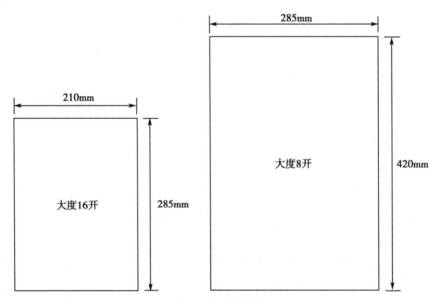

图 4-17 折页尺寸

32 开及以下或 4 开及以上的总尺寸非常少见,因为叠合后的尺寸要么太大不好拿或不方便携带,要么太小不方便阅读。而异数开(非标准开数)尺寸由于成本可能会提高所以也很少见。正度 16 开与正度 8 开尺寸比大度 16 开与大度 8 开尺寸略小,但价格却与大度尺寸相当,所以大多数设计者也不会选择。

理论上把一张纸折成三折页,只要把长边均分三份折两次就能完成。但事实上,这种折法是有问题的。由于任何纸张都有厚度,而三折页中有一页被包裹里面,所以里面的一页不能与外面的两页等宽。如果内页与两外页等宽,又强行地折叠,则内页的边缘会产生卷曲,影响美观。

以总尺寸为大度 8 开(285mm×420mm)为例,在设定三折页各页尺寸时,可以适当地缩小内页的宽度,增加两个外页的宽度。如图 4-18 中内页宽设为总宽 420mm 的 1/3 再减 2mm,即 138mm,外页宽设为总宽 420mm 的 1/3 再加 1mm,即 141mm,从而让内页比外页窄 3mm。

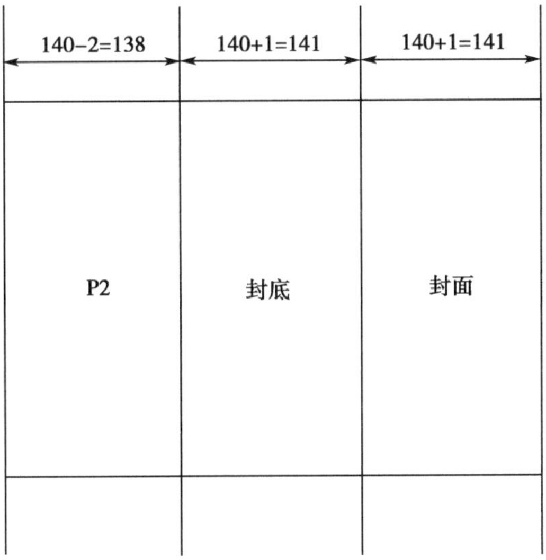

图 4-18　尺寸大小

　　只要内、外页宽度的差值大于纸张的厚度,就足以让内页平整地叠在外页里面,从而让内页在叠合的时候不会发生边缘卷曲。在其他折法、开本的折页设计时,也应该注意这一点。

　　这里的《埃博拉宣传英文折页》案例,使用的是大度 16 开的尺寸。但需要注意的是,该折页在设计时,犯了 P2、封面和封底宽度设置的错误,P2 相较封面和封底反而更宽,这会使其在印刷完成后进行折叠时遇到麻烦。

　　3. 折页设计　接下来就是最为关键的步骤——对折页进行设计。常用于折页设计的软件有 Adobe Photoshop、AdobeInDesign、AdobeIllustrator 等,不同的软件有不同的特点,适用于特定类型的折页设计。其中,PS 是强大的图像处理软件,AI 则是矢量图软件,可与 PS 相配合,这两种软件适合制作图片元素较多的折页。ID 是专业的排版软件,在页数较多或文字内容较多的情况,适合用 ID 来进行折页的设计。

　　根据《埃博拉宣传英文折页》的特点,可选用 PS 进行制作,这里我们介绍 PS 在制作折页时的一些简单技巧。

　　(1)新建画布:点击"文件－新建"后,就会弹出下图中的窗口以进行参数设置,我们将名称修改为《埃博拉宣传英文折页》,宽度和高度分别设为 289mm 和 214mm,这是加了出血的尺寸,以防止在印刷后出现白边。需要注意的是,因为折页设计完成后需进行印刷,所以我们要将颜色模式设置为"CMYK 颜色",即印刷色彩模式(图 4-19)。

　　这里我们来简单介绍一下为什么要设置为"CMYK 颜色"。印刷色彩模式是彩色印刷时采用的一种套色模式,利用色料的三原色混色原理,加上黑色油墨,共计 4 种颜色混合叠加,形成所谓"全彩印刷"。4 种标准颜色是:C:Cyan＝青色,又称为"天蓝色"或是"湛蓝";M:Magenta＝品红色,又称为"洋红色";Y:Yellow＝黄色;K:Key Plate(blacK)＝定位套版色(黑色)。"CMYK 颜色"和 RGB 模式相比有显著的区别。RGB 模式是一种发光的色彩模式,你在一间黑暗的房间内仍然可以看见屏幕上的内容;CMYK 则是一种依靠反光的色彩模式,在阅读纸质材料时,是由阳光或灯光照射到报纸上,再反射到我们的眼中,才看到内容。它需要有外界光源,如果你在黑暗房间内是无法阅读报纸的。若采用 RGB 模式,有些

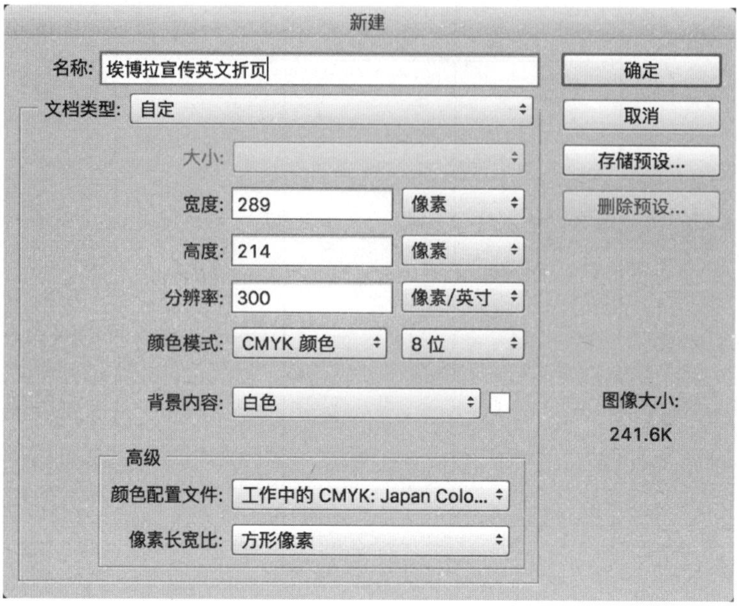

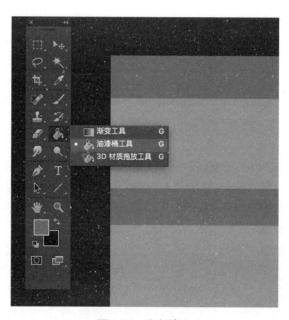

图 4-19　新建画布

超过色域的颜色是印刷不出来的,实物与电脑屏幕的显示会有比较大的色差,即在制作时我们无法预估印刷效果。

（2）底色填充:可以使用"油漆桶工具"对折页进行底色填充,若想要渐变的效果,则可以使用渐变工具(图 4-20)。

图 4-20　底色填充

若想要将特定区域填充颜色,可选用"选框工具",有矩形、椭圆、单行、单列 4 种形状。同时,还可以使用"套索工具""多边形套索工具"等进行区域的选择。选定区域后,再使用

"油漆桶工具"即可进行底色填充。

（3）添加文字内容：可使用"横排文字工具"或"直排文字工具"来添加文字（图 4-21）。添加完文字后，选中这些文字，就可在"字符"窗口中对它的字体、颜色、字号、行距、间距等参数进行设置（图 4-22）。可在电脑中安装字体，从而使之支持更多字体的呈现，提升折页的呈现效果。

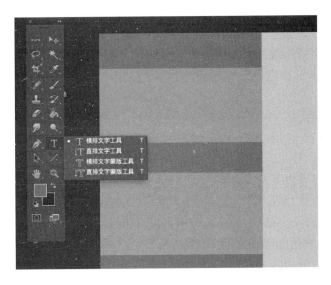

图 4-21　添加文字内容

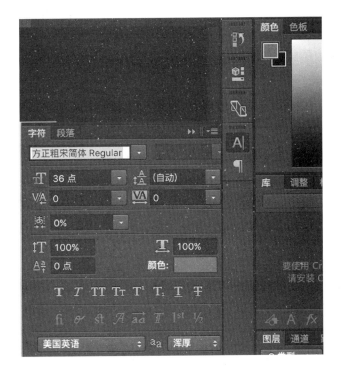

图 4-22　设置文字

案例中的漫画需要比较强的绘画能力,有基础的设计者可以使用数位板,结合Photoshop 等各种绘画软件,即可创作出各种风格的作品。若对这方面有兴趣,可进行进阶教材的学习。

(4)成品保存:在设计过程中,可保存成 PSD 格式的工程文件,以方便下次的修改。完成了折页的设计后,可将其保存成为 JPG 或 TIF 格式。TIF 保存的文件比较大,因为它保存的图失真度极小,是许多印刷品保存的选择对象,而且 TIF 格式可以保存分层和透明信息。JPG 文件相对 TIF 较小,但保存后图片失真比较大,也无法保存分层透明信息,但还是可以满足一般印刷品的需求。

若使用 InDesign 软件进行设计,一般有较大的文字量,常常保存成 PDF 格式,不容易造成文字内容的失真。

(五) 折页的印刷

在完成折页的设计之后,即可送至印刷厂进行印刷。在正式印刷前,一般还有打样这一步骤。

打样的目的主要有以下两点:第一,对原版的质量进行检查。例如:对原稿阶调、色彩的再现性是否达到了要求;版面尺寸、图像、文字的编排、规矩线等是否正确,有无遗漏等,如有不妥之处,就要进行修正。第二,为正式印刷提供样张或印刷的基本参数,如墨色、网点再现的范围等,使印刷达到规范化、标准化的操作。

打样的方法可以分为两大类。一类是硬打样,如机械打样,预打样中的感光材料打样、喷墨打样等。另一类是软打样,如屏幕显示。机械打样使用的印刷资料以及印刷环境等往往和实际印刷不一致,从打样机上获取的样张对原稿的色彩、再现性和印刷机上获取的印张总有差异,为了缩小这种差异,目前已经研制出多色自动打样机,并应用于印刷生产之中。预打样法不需要印版、纸张、油墨和打样机,而使用特殊的感光材料,应用光学、光化学原理,获得彩色样或用显示屏显示,发现图像信息处理中存在的问题,及时修正,提高机械打样的效率。

打样完成后,即可进行正式的印刷。为了使折页设计被充分呈现,需要选择合适的纸张。常用的印刷纸张有铜版纸、胶版纸、白卡纸、轻质纸、新闻纸、轻涂纸、牛皮纸、硫酸纸、特种纸等。印刷折页一般使用铜版纸。铜版纸是以原纸涂布白色涂料制成的高级印刷纸,白度高,油墨吸收率低,能反射光谱中所有的色彩并获得最佳效果,且伸缩性小,适用于彩色印刷。铜版纸还分为单铜(一面涂布上光)、双铜、亚光铜等种类(无光铜版纸即为哑粉纸,比铜版纸贵)。铜版纸常用克重为 80g、105g、115g、128g、157g、180g、200g、250g 等,克重越大纸张的厚度也越大,纸张会更为挺括,但厚度过大则会影响折叠的效果,157g 的铜版纸是常用的选择。

(六) 折页的发布与使用

印刷完成后,折页就可以投入使用。健康传播材料的发布需有针对性,在发布的时间、场所、针对的人群方面都需有考量,下面详细来谈谈。

首先是发布的时间。不同内容的折页对发布时间有不同的需求。针对发病急、发展快的流行病,如上文中的案例《埃博拉宣传英文折页》,时间就是生命,应尽快完成制作并发布。对于一些卫生习惯、慢性疾病的宣传,则没有那么紧迫,但可以选择一些特定的时间点,这样比较容易引起大家的关注。如在洗手日即 10 月 15 日发布有关"正确洗手"的折页,在世界艾滋病日即 12 月 1 日发布有关艾滋病的正确认识和预防的材料。

其次是发布的场所。折页是非常便于取用和携带的宣传材料,为了发挥它的这个优势,可以将其放置在人流量大的公共场所。同时,在与公共卫生、个人卫生习惯、各大疾病相关的场所,也应有所放置。譬如在乳腺疾病的科室放置如何保护乳腺健康的折页材料,在口腔科室放置正确刷牙、牙线使用的折页。

其三是针对的人群。某些人群是一些疾病的高危人群或易感人群,应重点发放。

(七) 制作原则和要求

在设计和制作健康传播折页时,应遵循以下这几个原则和要求:

1. **整体性** 每份折页应该紧密围绕一个主题,进行设计和制作。在确定了折数、开本和折叠方式的基础上,折页封面和封底的设计,要依据内容,运用各种艺术表现,吸引受众阅读。而内页的设计则要详细地反映该主题的内容,并且做到图文并茂。此外,封面和内页要在形式、内容上连贯、统一,风格气氛一致。

2. **针对主题、内容和目标人群进行设计** 针对不同的主题和内容,针对不同的目标人群应采用不同的表现手段。譬如针对少年儿童发放的折页应多使用图片,多以生动的漫画内容吸引其阅读,而针对成年人发放的折页则可使用多一些文字,将想要表达主题充分表达清楚。

3. **设计应精巧而富有吸引力** 因宣传折页存在生命周期短、宣传范围受限这两个缺点,具体来说就是因为折页广告随取随用,受众阅读之后常常会丢弃,所以宣传时限受到限制。此外,宣传折页产生的宣传效果,不如电视广告、报纸广告等宣传范围广,它受成本、区域范围等因素的局限。因此,为了尽量克服这两个缺点,我们应将设计做得精巧而富有吸引力,让受众爱不释手,从而延长该折页的有效生命。封面形象需色彩强烈而醒目,内页色彩相对柔和便于阅读。对于复杂的图文,要求讲究排列的秩序性,并突出重点。

(八) 案例赏析与评点

下面是一些健康传播折页,让我们通过赏析这些案例,学习其优点,总结其不足,而为自己的实战设计打下良好的基础。

1. 应急健康宣传折页

肠道急性传染病是应急健康传播的核心信息(图 4-23),它与人们生活的相关度很高。这款折页采用丰富的色彩和生动的漫画来吸引受众阅读,使用一定的文字量但尽量精简并分点列出,以增加可读性,是一份非常优秀的宣传折页。

2. 防治寄生虫折页

在防治寄生虫方面,成人和儿童有不同的侧重点,所以该款折页(图 4-24)分别针对成人和儿童进行了设计制作。对于成人,强调"砧板生熟要分开""毛巾分开,被褥、玩具勤洗晒",对于儿童,侧重点则有所不同,语句的表达上也有区别。这是一个针对人群进行不同设计的典型案例。

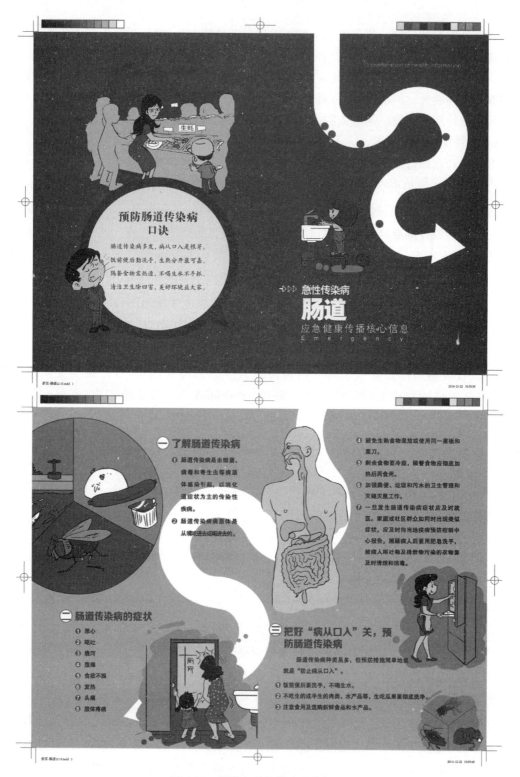

图 4-23　肠道急性传染病宣传折页

3. 合理用药主题宣传教育活动折页

这是一份以文字内容为主的折页(图 4-25),封面和封底设计得比较简洁,以少量文字加适量图案组成,内页以文字为主,以小型花样点缀。这种类型的设计简洁大方,以文字为主,图片没有喧宾夺主,布局合理,也有一定留白,是一个文字内容较多时可以参考的案例。

4. 结核病患者须知

这份折页是图文结合的设计案例(图 4-26),并针对特定人群——肺结核患者设计制作的。第一页,将须知的 9 点列出,并且都总结为 4 字,非常简明易懂,第二页则以流程图的形式呈现。

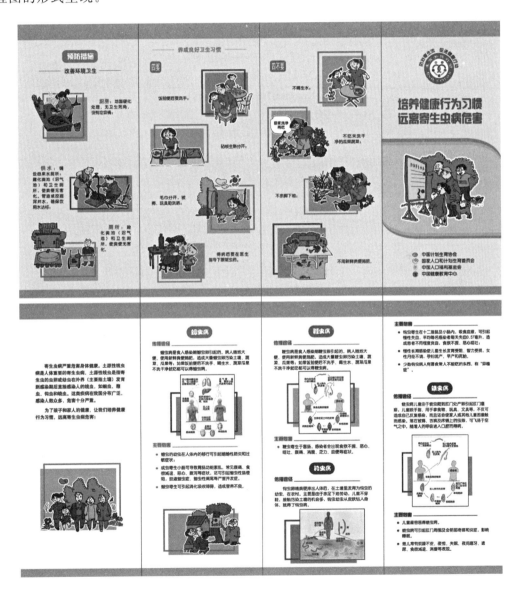

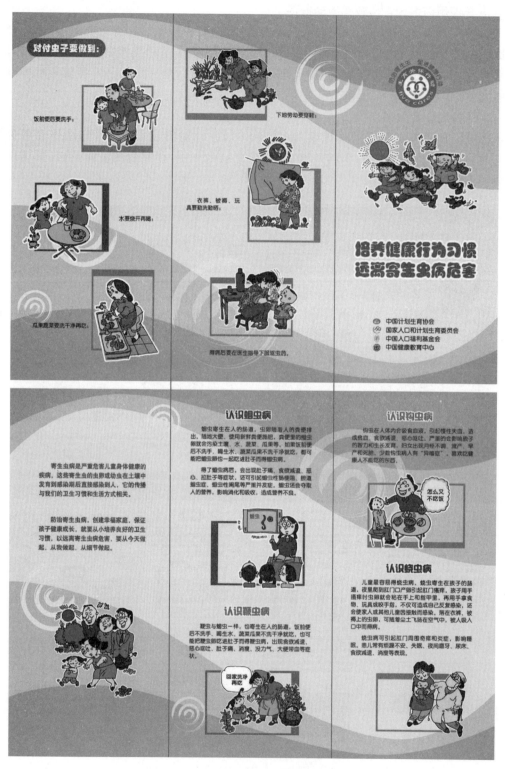

图 4-24　防治寄生虫宣传折页

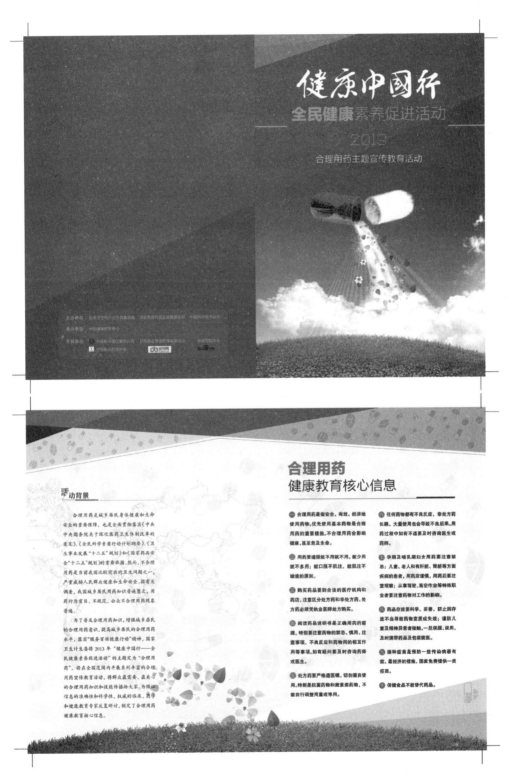

图 4-25 合理用药宣传折页

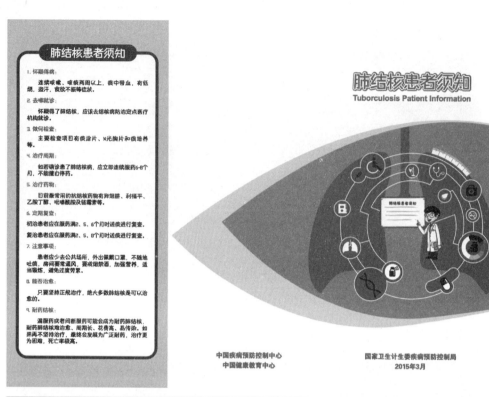

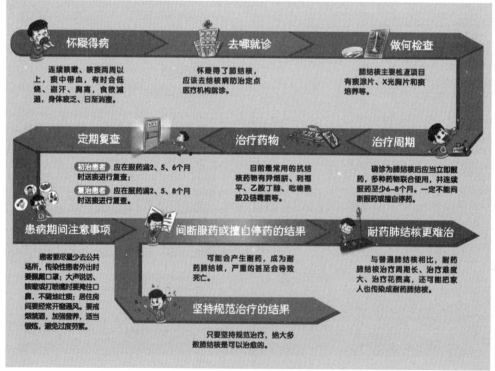

图 4-26　结核病宣传折页

第二节 视频健康传播材料的制作

传统的视频健康传播材料常包括电视公益广告、科普短片和宣传片等类型,通过用视频的形象生动的表达方式,动态的画面和富有感染力的语言,能让本来晦涩难懂的健康知识或形象变得通俗易懂,能够更立体化和直接化地将健康知识和形象传播出去,增加了吸引力,而其中电视公益广告是重要的形式之一,特别是近年来,国家层面的全民健康素养促进行动项目中,对中、西部省份提供经费支持开展电视公益广告的制播,使电视公益广告成为广大健康教育机构的重要工作内容之一,本节将以电视公益广告为主介绍视频健康传播材料的制作。

一、视频健康传播材料概述

(一)视频健康传播材料的界定

本章节所提到的视频健康传播材料是以图画和声音为一体的,通过电视、网络等途径进行传播的,有着特定的健康传播目的,涉及健康内容的电视公益广告、科普短片。

(二)视频健康传播材料的制作要素

创意要求视频健康传播材料,在保证内容科学性基础上,要符合视频创意的一般规律和要求。

(1)视频健康传播材料要有原创性:视频原创性体现出创意蕴含的创造力,视频的创意是真正意义上的创造与发现,而不是框架、人云亦云的模仿和拷贝。

(2)视频健康传播材料要有沟通性:视频宣传片本就是沟通的桥梁,让受众群体获得健康知识是其根本目的,特别是移动互联时代,应该具有双向信息沟通的职能。

(3)视频健康传播材料要有关联性:视频宣传片创意一定是与健康传播的目的紧密相关的,或者是健康知识传递,或者是健康政策宣贯,或者是健康行为倡导等,这样人们在接受创意时,接受传递的信息,从而能自然而然联想到自身的健康,发生行为或观念的改变。

(4)视频健康传播材料要有亲和性:视频材料制作中亲和力使创意以一种让人乐于接受的方式,一种情感的心理攻势,给观众一种亲切友善的心理感觉,让人体验一种真诚、可信的感情氛围,在极具感情色彩的气氛中传递健康信息。

(5)视频健康传播材料要有美感:视频制作具有艺术的一般特征,除了具有实用功能外,还具有精神领域的美学特征,具有丰富的审美内涵。视频的艺术同其他艺术一样具有审美价值,它依靠经过艺术处理形成富有感染力的形象,给人强烈的、鲜明的、耐人寻味的视听享受。

(6)视频健康传播材料要有震撼性:视频创意要给人们以强烈的难以忘怀的心理冲击力,必须具有一定的思想深度。视频创意人员要善于在平凡的生活中,以敏锐的洞察力,挖掘出使人激动不已的意蕴来。使宣传片创意具有深邃的思想认识价值和生活哲理。

(三)常用拍摄设备的选择及清晰度

常用拍摄设备有单反、微单、数字摄影机等,常用的单反有佳能 5D3,微单有索尼 A7S2,数字摄影机有索尼 FS7、阿莱艾丽莎等。

根据画面清晰程度分为标清、高清、超清等。市面上常见的拍摄设备都能达到高清拍摄的水准,少数单反、微单及大多数数字摄影机现在已有了 4K 视频拍摄功能。

（四）后期制作

后期制作（Post-production）是摄影完成后，影音材料处理作业的总称。是利用实际拍摄所得的素材，通过动画、合成等手段制作特技镜头，然后把镜头剪辑到一起，并为视频制作声音，形成完成的视频资料。

后期制作的内容包括视频编辑、素材处理、特效处理、字幕处理、音频处理、包装处理和成品输出等内容。

1. 视频编辑 按要求、按脚本，为突出某主题内容为目的剪辑制作、段落删减、增加删减片段、增加 LOGO、上字幕、配音、专业调色处理、三维片头定制、制作花絮、视频各个格式转码、电子相册、FLASH 等，以及根据自主化要求剪辑制作。

2. 素材处理 为视频素材提供片段删减、段落顺序重组、历史素材并入、相关素材引入组合等。

3. 特效处理 为视频素材编辑过程中加入转场特技、三维特效、多画面、画中画效果、视频画面调色等。

4. 字幕处理 为视频素材添加 Logo、中外文字幕、说明字幕、修饰字幕、三维字幕、滚动字幕、挂角字幕等。

5. 音频处理 为视频素材添加背景音乐、特效音乐、专业播音员多语种配音解说、对口型配音、配乐。

6. 包装处理 为视频素材剪辑后全方位特效包装，制作三维片头片尾、Flash 片头片尾、形象标识特效等。

7. 成品输出 制作好的影视作品输出到各种格式的录像带、播出带，压制或刻录至 DVD、VCD，或输出各种格式的数据文件。

视频资料后期制作基本包括初剪、正式剪辑、作曲选曲、特效录入、配音合成这样一个流程。

二、电视公益广告的设计制作

（一）电视公益广告的概念

电视公益广告是电视广告的一个重要分支，是一种非营利性的广告，是借助电视媒体向全社会传播人类社会面临的问题，以期待唤起人们的共同关注，并呼吁人们采取实际行动来解决问题。公益广告的创作意旨具有很强的导向性，起到社会倡导的作用，广告中会清楚明白地告诉人类提倡什么行为和反对什么行为。公益广告具有很强的针对性，取材于现实生活，配合当前社会的时事，针对社会存在的弊病进行指导和教育。公益广告还具有说服性，侧重于从思想上说服人们，提高人们的思想意识。另外，公益广告还具有艺术性的特性，采用无形的理念把人物典型化和观念形象化，能够做到触动人们的心理，起到公益广告应有的效果。

而健康类的电视公益广告的功能也是一致的，从社会倡导方面，可以呼吁公众关注某一健康议题，如烟草控制等，倡导公众不在公共场所抽烟，倡导大家关注控烟立法工作；在针对性方面，往往关注的议题是公众或者机构关心的健康问题，需要社会关注解决的健康问题，比如慢病防控，健康的生活方式。

（二）电视公益广告的传播特征

而电视公益广告通过电视渠道传播，与其他传播材料的传播相比，有着电视媒体的特点。

1. 感染力强　电视是视听结合的媒体渠道,给人以声、像的双重体验和立体动态的图像感受,比单纯平面材料更生动,更有代入感,从而有很强的感染力,使传播的信息内容更容易让公众记住。

2. 覆盖面大　根据国家新闻出版广电总局相关数据显示,截至 2016 年底,有线电视实际用户 2.23 亿户,其中有线数字电视实际用户 1.97 亿户。年末广播节目综合人口覆盖率98.37％,电视节目综合人口覆盖率为 98.88％。即使面临移动互联新媒体的冲击,电视依然是健康传播一个不可或缺的重要渠道。

3. 家庭聚集性　中国是非常重视家庭观念的国家,电视媒体在中国开始普及后就带着很强的家庭收看特征,就中国家庭收看电视节目类型来看,主要包括新闻类、电视剧、娱乐类和体育类节目,通过电视投入的公益广告,往往能够同时对整个家庭成员产生影响,这点是非常重要的,但随着中国社会经济的发展,媒体内容生产的丰富,家庭电视机的增多,更重要的是移动互联时代人们获取信息方式的改变,中国电视媒体家庭聚集性的特点正逐渐减弱。

当然,电视公益广告也存在着很大的局限性,首先就是制作高质量广告费用不菲,目前在中国,一条普通的 30 秒商业广告的平均制作成本在 20 万～30 万元,而投放成本更是高昂,即使是公益公告想要取得较好的播放效果,依然是需要投入一定的播出费用。其次时间短,承载的信息有限。一般来说,公益广告的时长都很少,常见的长度规格为 5 秒、15 秒、30秒和 60 秒,而在央视平台播出的公益广告往往在 5 秒或者 15 秒,在这么短的时间内确实很难把需要传达的信息让公众有效记忆,对于信息的有效传播来说是很大的挑战。另外,移动互联时代的到来,新媒体平台的出现导致人们获取信息的渠道和信息载体的方式也发生极大的变化,电视公益广告的发展也要与趋势相向而行。

(三) 电视公益广告时间长度

电视公益广告从时间长度来区分,是与电视公告一致的,如前所述,目前电视台播出的广告常见长度规格有 5 秒、15 秒、30 秒和 60 秒,当然这也不是绝对的规格,还有一些如 10秒到数分钟等不太常用的时间规格。

一般 5 秒的电视广告为广告标版,因为时间较短,画面要求必须简洁明了,画面一出现就要有口号或者标语,并伴以具有识别功能的背景音乐。如果有名人作为形象代言人,在标版中也可以出现。这个时间长度的广告,重点在于健康主题相关的口号、标语和机构标示的出现过程醒目,便于识别和记忆。这个时长的广告往往用于吸引观众关注某个健康传播活动、健康议题或者政策,不需要加载活动、议题或者政策的具体的内容。

15 秒的电视广告是最常用的,也不适合过多的加载需要观众进行大量信息处理的视觉和文字语言内容,15 秒的电视广告视觉语言需要较明快,文字语言要简练,易于记忆,在传递健康信息的时候,可以选择一个信息点清晰地进行表达。

30 秒、60 秒的电视广告,时间长度相对宽裕,有比较充分的时间来表现画面、声音和动作,可以适用各种表现形式,如演示、证言和戏剧式表现形式。在传递健康信息时,可以把一项健康生活的方式进行充分的展现,可以把健康的危险因素通过证言的方式进行演示,可以通过一定情节性的表演,向观众展现一个健康故事,从而影响公众的健康观念和行为。

在实际工作中,这几种时间长度的公益广告往往是一个广告中进行套拍并剪辑出来的,使用何种长度的广告往往是根据项目的需要、经费的预算和电视台的要求来进行综合衡量的。在中国健康教育中心 2013 年拍摄的公益广告《被吸烟,我不干》中,邀请了王陇德、张靓颖和李彦宏三位名人参与拍摄,也是拍摄了 5 秒、15 秒和 30 秒不同时间长度规格的广告,最终根据中央电视台的要求,播出的是 15 秒版。

(四) 电视公益广告表现形式

相比较其他类型的传播材料,电视公益广告能够给创意人员更大的发挥空间,表现形式更为丰富多样。对于健康类的电视公益广告来说,创意方向一般有理性诉求和感性诉求,根据这种创意方向的不同,可以选择适合的表现形式。

1. 理性诉求就是我们常说的"摆事实,讲道理",适合于理性诉求的表现形式有科学证据、直接展示、演示举例、对比、第三方证言等方法。

(1)科学证据法:是健康类公益广告最常用的表现形式之一,一般通过权威人士出镜、数据图表展示、实验室形象等视觉语言来给观众形成科学权威的感觉,同时配合字幕、画外音(或者由权威人士直接解读)来展示某项健康议题的严峻性或者某种健康行为的科学性,由于健康领域的特殊性,除结论描述的科学准确外,大部分信息需要有数据来做支撑和说明,因此数据本身的来源与真实性就非常重要,一定要引用权威部门公开发布的相关数据。

(2)直接展示法:这种方法适合用于开展的主题明确突出的活动宣传,主要希望通过短时间的视觉冲击,让观众关注到某个主题的活动或者活动的主题。在这种方法展示的公益广告中,视觉语言是第一位的,不需要有过多的信息。在创意阶段,重要的是把要传递的健康信息或者活动内容总结提炼出来,利用画外音或者字幕来配合视觉图像,画外音和字幕也可以同时使用,让观众看到图像的时候,也能听到相应的语音,有助于观众在短时间内有效理解广告。

(3)演示举例法:也是健康类电视公益广告常用的方法之一。这种方法创作重点在于视觉语言的运用上,通过合理的拍摄设计,让观众能够仅仅通过观看演示举例的过程,不需要过多解释就能理解所能表达的健康信息。在此类广告中,文字语言必须简洁清晰,节奏明确,不要干扰到观众观看演示过程的注意力,过于啰唆的解说会使观众分心,而不能专注理解和吸收视频传递的信息。这样对广告创作者提出很高的要求,一方面对视觉语言的运用要娴熟,设计合理,能够紧紧抓住观众的眼球,另一方面文字解说配合要搭拍,简洁凝练,节奏适合。演示举例法常可以来展示某种健康危险因素的危害,比如吸烟危害肺部的过程;或者展现某种健康的生活方式和行为。

(4)对比方法:与商业广告中常用的比较广告有不尽相同的地方,商业广告中的比较广告常常是两个或两个以上的品牌进行比较,涉及产品的单一特征或多个特征进行比较,而在健康领域电视广告中往往涉及的是采取某一或者多种健康生活方式和不健康生活方式的人从形象、健康结局等方面进行比较展示,在人物形象上可以一个人来展示不同情况的形象,也可以多人展示不同生活方式的影响;在视频呈现上,可以同时展示,也可以前后、穿插展示。比如在口腔卫生主题的电视公益广告中,爱护口腔卫生的人士可以通过洁白的牙齿、良好的饮食和和睦的人际关系来跟不爱护口腔的人士焦黄的牙齿、进食时牙痛和交谈时周围人厌恶的表情等画面形成对比,来提示公众要爱护口腔。

(5)证言方法:利用证言的方法拍摄广告,一般是由参与者、代言人或者权威人士出镜解说,文字语言要清晰有力,内容真实可信,身体语言自然顺畅,两者要与出镜人的身份和性格相符合。如果是出镜人物最后亲自说出活动的口号或标语,口号和标语一定要精心设计,朗朗上口,易于记忆,表达准确,没有歧义,更重要的是要有激发观众参与的作用。

2. 感性诉求的创意往往要"动之以情",可以是亲情,可以是感动,也可以是恐惧,适合于此诉求方向的表现形式有生活/工作片段法、人格形象法、戏剧性、幽默、恐惧等方法。

（1）生活/工作片段法：以此方法为表现形式，可以以纪实的手法或者纪录片式的镜头语言，在观众熟悉的认同的生活、工作场景中，利用镜头语言讲述一个小故事，故事情节和场景设计要做到真实可信，文字语言可以用散文陈述的风格，也用诗歌抒情，甚至不需要文字，完全用镜头语言来讲述健康领域的故事，在这种广告中，最后也可以使用口号来强化传播的主题，比如可以用真实的医务人员在医院工作场景来展现救死扶伤的职业精神风貌。

（2）人格形象法：在这种广告中，将某种健康元素设计成具有人格化的形象，可以将此种元素直接拟人化，或者创作出全新的拟人形象，但是需要观众能将需要传播的健康信息投射到这个形象上。后续的广告中，文字语言要根据创造的拟人化形象所代表的人格特征进行创造。比如可以将烟草或者某种健康危险因素赋予魔鬼的形象。

（3）戏剧化的广告表现形式：主要通过讲述关于健康主题的故事来传递信息，视觉语言以叙事为主，文字语言主要是配合情节的发展，可以以人物台词形式表现，也可以用画外音推动情节的发展，该类广告情节设计主要是为传递的健康主题服务，可以倒叙、悬疑、冲突，主要是让观众通过沉浸入故事的情节变化中，接收到信息的传递。比如在央视播出的公益广告《关爱老人——打包篇》，一位患有老年痴呆父亲为主角，儿子带着外出吃饭，老人将盘子中剩下的饺子放进自己的口袋，说"我儿子最爱吃这个"，通过这种情节的推动，感动了无数的观众。

（4）幽默：适用于比较轻松的健康话题，幽默的表现形式，需要故事的情节、文字语言和广告演员的表演进行完美的配合推动。

（5）恐惧：在早期健康类的公益广告，特别是艾滋病等领域应用较多，近年来烟草控制领域也较为广泛。恐惧的表现形式往往将某种疾病或危险因素的严峻形式和不良后果，通过恐怖的视觉形象，配以惊恐的音乐来造成观众的恐惧感觉，从而促使观众采取某种行为上的改变。

还有些重要的表现形式，如动画，在健康类电视公益广告中应用也比较常见。二维动画和三维动画是当今世界上运用得比较广泛的动画形式，特别是计算机动画技术的日益成熟，动画不仅可以模拟出任何现实中存在的物体和人物，还可以凭空想象进行塑造，为广告设计创作提供更广阔的平台，给观众的视觉带来新奇刺激的感觉。

广告的表现形式是多种多样的，在此列举的只是一些常用的技法，而在实际使用中也不是完全拘泥于适合哪种诉求方式，而且理性诉求和感性诉求在某些公益广告中可以同时使用，对于如何使用这些表现形式和方法，并无固定法则，需要根据具体的工作任务和主题进行选择和组合。

（四）制作中需要关注的问题

很多健康类的电视公益广告制作是根据健康传播项目的需要和经费预算，选择社会上专业公司来制作的，主要是因为电视广告的制作是一个多专业合作的过程，拍摄需要专业的团队，拍摄使用的设备、场地、人员调度等都有着具体的要求和庞大的工作量。但并不意味着健康教育专业机构在整个广告制作过程中不再发挥任何作用，作为最终为发布的电视公益广告负责方，在整个广告制作流程中仍然扮演重要的角色，应该在充分尊重艺术创作规律的基础上，积极参与广告的生产全过程，而不是完全放手任由制作公司来掌控整个广告的生产。

当确定需要制播一条健康电视公益广告时，意味着目标人群、健康问题和基础的健康相关信息已经初步明确,下一步将通过选择合适的制作公司,进入创意策划、文案创作、前期拍摄、后期剪辑和媒体投放的工作流程,在这些环节中,专业机构人员从前期的策划到后期的投放都需要深度的参与。

1. 前期的信息准备工作　前期围绕健康传播和健康教育项目目标收集整理的支持性健康信息是非常重要的,是广告创意和文案创作的基础,在实际工作中,很多项目人员没有认识到这项工作的重要性,往往认为广告制作公司负责收集相关的信息,这点是非常错误的,在了解项目目的、目标人群、存在的健康问题和相关健康知识方面,没有比项目负责人员再熟悉了,所以向广告创意和文案创作人员提供信息支持是一项非常重要的工作,要与广告制作公司的创意、文案工作人员有着紧密合作和充分的沟通,保证在策划、创意和文案创作阶段把项目的目的和需要传递的健康信息明确无误地传递,在提供相关的健康信息时,要保证这些信息没有事实、表述和评判上的错误,观点有可靠的科学证据(遵循循证原则),符合现代医学进展与共识,涉及数据的应尽量引用政府、权威的卫生机构或专业机构发布的行业标准、指南和报告,有确切研究方法且有证据支持的文献等。不包含任何商业信息,不宣传与健康教育产出和目标相抵触的信息。健康科普信息的语言与文字适合目标人群的文化水平与阅读能力,避免出现在民族、性别、宗教、文化、年龄或种族等方面产生偏见的信息。

2. 选择合适的制作公司　选择一个合适的制作公司是保证电视公益广告制作的重要一环,在选择时主要考虑的因素有制作公司自身实力,可以从以下几个方面进行考察判断:①企业成立时间;②注册资本金额;③广告专业设备净值;④是否有固定的经营场所;⑤广告年营业收入和纳税情况;⑥企业主要经营者及业务部门负责人学历及相应的广告经营业绩;⑦员工数量及岗位设置;⑧既往制作广告案例,特别是健康行业经验;⑨近年制作发布过的广告作品获奖情况。

公司实力并不是一个唯一需要考虑的因素,一般来说公司实力越强,可以协调配合的资源越多,特别是在创意策划、导演团队、名人资源、广告投放等能较好地配合广告的制作和后期投放,但大的广告公司费用较高,这时候还要考虑到项目的经费预算、制作公司对项目的重视程度、可控的拍摄进度和成本等因素来综合考量,特别是在召开广告提案会或者招标会时,要对公司的实力、广告创意和文案水平、广告的表现形式和制作费用几个方面进行综合评价,来选择合适的合作伙伴。

3. 拍摄前的沟通　一般来说,在确定广告制作公司后,广告公司会根据项目要求完成广告的创意和文案工作,在正式拍摄之前,广告公司会跟项目委托方进行充分沟通,其中重要的形式就是对广告文案、广告拍摄的表现形式等进行沟通。健康教育专业机构的项目人员要判断广告文案是否优秀,充分了解拍摄的表现形式是否能够实现创意。一般来说,优秀的广告文案符合以下几个特点:①思路清晰,结构紧凑;②文字语言精炼,通俗易懂,朗朗上口,易于记忆;③广告的创意是否有新意,能够吸引注意;④是否准确无误地传递了健康信息。而对于拍摄的表现形式,主要包括拍摄的手段和通过故事板、拍摄脚本等手段展示的预期拍摄画面,我们可以从以下几个角度衡量:①广告画面的整体效果有冲击力和感染力;②与健康信息的关联性,画面是否能够引导公众联系到预期传达的健康信息;③行为倡导性,广告是否能够使公众接受并形成健康的行为;④广告画面是否最大限度符合目标人群的喜好;⑤其他的因素:科学性、社会规范等。

4. 后期制作　后期制作流程包括剪辑、选择合适的配乐、配音,后期合成、输出等,在正式发布之前,应对广告进行再次进行评估,广告输出的画面是否流畅,配乐是否适合,配音与画面节奏是否一致,特别是相关的内容不会与法律法规、社会规范、伦理道德、权威信息冲突,导致负面社会舆论,比如控烟领域拍摄的公益广告作品相对较多,在拍摄此类作品时就需要绝对避免出现"香烟"这种具有误导和诱导倾向的词,出现烟草的镜头,一定不能有品牌露出。不会因信息表达不够科学准确或有歧义,引起社会混乱和公众恐慌或对公众造成健康伤害。根据工作实际,在广告发布之前可再组织相关专家、领导进行审片,论证确认。

（五）电视公益广告的投放

电视公益广告的播出平台主要是电视平台,根据 2016 年 3 月 1 日起施行《公益广告促进和管理暂行办法》,广播电台、电视台按照新闻出版广电部门规定的条(次),在每套节目每天播出公益广告。其中,广播电台在 6∶00∼8∶00 之间、11∶00∼13∶00 之间,电视台在 19∶00∼21∶00之间,播出数量不得少于主管部门规定的条(次),中国是传媒大国,在广播电视方面,中国已拥有由卫星、有线、无线等多种技术手段组成的世界覆盖人口最多的广播电视综合覆盖网。根据国家新闻出版广电总局相关数据显示,截至 2016 年底,有线电视实际用户 2.23 亿户,其中有线数字电视实际用户 1.97 亿户。年末电视节目综合人口覆盖率为 98.88%。即使面临移动互联新媒体的冲击,电视依然是健康传播一个不可或缺的重要渠道。

新媒体发展丰富了传播渠道,为电视公益广告播出提供了更多选择,现在很多电视公益广告在拍摄时,会考虑制定不同版本,在网络和新媒体平台进行投放。

（六）优秀电视公益广告作品赏析

1.《被吸烟,我不干》(2013 年中国健康教育中心制作,央视播出的控烟公益广告) 2013 年 5 月,由中国健康教育中心负责制作,比尔盖茨基金会支持的控烟公益广告《被吸烟,我不干》,紧紧围绕"二手烟危害"主题,邀请王陇德院士、百度 CEO 李彦宏及知名歌手张靓颖等意见领袖参与拍摄,广告成片于"5.31 世界无烟日"起在中央电视台综合、财经、电视剧、高清等重点频道集中投放 1 个月,通过权威媒体强化广告影响力和公信力,累计播出 1818 次。

这条公益广告通过科学性证据、证言、名人形象等表现手法,通过严谨的科学数据展示了二手烟的危害程度,同时由院士的权威形象、科技公司高管的精英形象和明星的社会形象,每人说出一句口号,并号召公众拒绝二手烟,通过名人示范效应吸引公众关注,倡导积极控烟的社会行为规范,最后广告再次通过一群有活力的年轻人形象,喊出广告的口号"被吸烟,我不干",整个广告片节奏明快,点题清晰,号召有力(图 4-27∼图 4-31)。

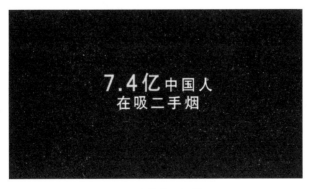

图 4-27　科学性证据的展示

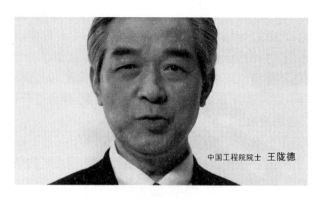

图 4-28 王陇德院士的权威形象代言

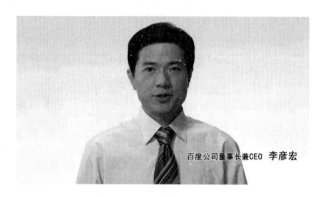

图 4-29 科技公司高管的社会精英形象代言

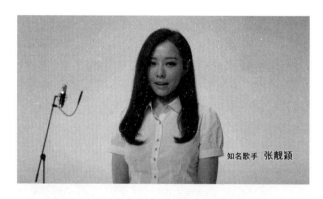

图 4-30 在年轻人群有形象力的明星代言

2.《邻里》(2015 年度健康素养促进行动项目公益广告获奖作品) 根据国家 2015 中央补助地方健康素养促进行动项目公益广告的要求,以"科学就医"为主题,陕西省卫生宣传教育中心承制的电视公益广告片,选取"分级诊疗"这一核心信息为题材,创作拍摄公益广告:《邻里》。以社区卫生服务中心就医患者体验的微观视角进行创作,并且针对 30 秒的广告短片特性,提炼亮点,以情感人,触动观众内心进而引发改变,达到宣传的效果。

本片采用小女孩成长过程中对社区医院的美好记忆及感受,在反映社区医院服务特点

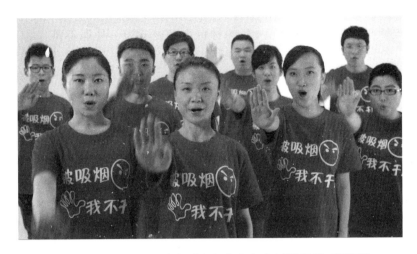

图 4-31 一群年轻、有朝气的年轻人大声喊出"被吸烟,我不干"

的同时,表达出社区医院同患者之间的"邻里之情",医患关系在这里被重塑,社区医院一改往日患者在大医院就医时程序复杂、排队等候、看病不易的不良体验,整个短片充满温馨、关爱!

制作方式:写意式微电影实拍

解说词:自述式旁白

脚本概述:听说我还在妈妈肚子里的时候,你已经就认识我了;开始还以为,你是个魔术师,最怕打针的我,因为你的魔术,让我不怕了(画面:医师耐心地在为孩子打针)。很多小孩子都讨厌去医院,而我却不觉得,虽然你说拉勾勾,十年不见面! 其实,社区医院就像邻居一样,因为你最懂我(的身体健康状况)!

宣传语:提倡分级诊疗,社区医院就在我们身边!

第三节 音频健康传播材料的制作

音频传播材料的制作,主要用于广播等媒体。本节以音频健康传播材料的制作为主要内容,介绍音频健康传播材料的概念、传播特征、节目形式及特点,并结合一系列节目实例,阐述了节目的设计理念、具体制作工艺和技术制作手段。

一、音频健康传播材料概述

1. 音频健康传播材料的概念 音频健康传播材料是公共卫生服务的一种具体形式,是以音频为健康教育活动中健康信息的载体,运用真实、典型的音响,采用叙述、描写以及议论等多种手段制作的具有公共卫生知识性、健康教育意义或配合健康教育与健康促进活动使用的辅助宣传资料。

2. 音频健康传播材料的传播特征 作为大众传播常用手段之一,音频材料可以通过广播、网络新媒体等大众媒介和特定传播技术手段,向范围广泛、为数众多的社会人群传递信息。在多种传播材料的存在以及多媒介传播环境的时代,音频健康传播材料具有其鲜明的特征:

（1）传播方式的直观性：尽管音频材料在传播形式上体现出声音的非视觉特性，但一旦当声音与人的接收发生关系后，音频材料会发展成为一种能够唤起综合感觉的媒介，通过精心的设计和制作，在受众想象力的帮助下，唤发起视觉、味觉、触觉等综合的感受体验。因此，从这一点上说，音频传播材料比平面传播材料更具有直观性、感染性。

（2）传播速度的即时性：音频材料相比其他传播材料的另一大特点是即时性，这一特点在突发性公共卫生事件中体现得尤为明显。随着录音技术的进步，录音设备相比视频设备更易携带、音频文件的编辑更容易，文件所占数据空间更小，传输更方便，因此在突发性公共卫生事件中既能够保证现场的真实性，也比视频传播更加便捷及时。

（3）传播范围的广泛性：音频材料的传播能够覆盖更广泛的受众群体，受众可以通过广播、网络、高清电视广播频道以及手机等新媒体获取信息。在储存方面，音频材料可以通过各种形式进行永久储存，供受众反复播放；在使用热度上，音频比视频的中午午休时段、晚上下班后段，多出了一个早起时段，比视频的覆盖范围更广。

（4）受众层次的多样性：根据 2015 年发布的《移动音频媒体价值白皮书》数据显示，音频传播材料的主要播放终端为移动音频，而移动音频在受众方面比视频传播、图片传播以及文字传播具有更广泛的受众群体，因为不受接收工具和空间的限制，音频材料更便于受众随时参与。

（5）运行成本的低价性：从运行成本上看，音频传播材料与其他媒体材料相比具有一定优势，纸媒需要增加编排、制版、印刷等成本。视频传播要增加摄影设备、传输设备以及视频接收端的成本，两者都比音频传播材料具有较高的成本。此外，这种新媒体时代的低成本传播形式伴随广播、移动音频终端的出现，还具有交互性强、伴随性强的优势。

（一）音频健康传播材料的传播途径及受众群体分析

随着技术的飞速发展，人们获取信息和知识的途径越来越丰富，从目前情况来看，受众接触和使用的音频内容主要通过 5 类途径进行传播（表 4-2）：

表 4-2　音频材料传播的五大介质

传播介质	接收终端
无线电波	收音机
有线广播网、有线电视网	扬声器、电视机
CD 光盘、数字闪存	CD 播放机、MP3 播放机
互联网	个人电脑、网络收音机
移动互联网	智能手机、平板电脑、智能音箱

从表 4-1 可以看出，数字音频技术的发展，给人们获取音频信息的途径带来了一系列重大变化：从传播介质上看，音频材料的传播由原来以广播网为唯一传播介质发展成为以通信网、互联网为主要传播介质；从制作源、播出源来看，由以往只能由广播电台制作播出发展为任何机构甚至个人都可以成为音频材料的制作源、传播源；从接收终端来看，由以往只能从

广播获取信息,到今天人们可以自主地在多种终端,或任何时候选取丰富多样的音频信息进行收听。可以说,受众今天可以接触音频材料的途径不仅远超传统的广播,而且改变了传统广播的同步性,突破了传统广播的地域有限覆盖。

公共卫生服务中健康传播以及健康教育的主要目的是通过健康教育,帮助人们掌握卫生保健知识,采纳有利于健康行为和生活方式,改变不良的健康行为,预防疾病、促进健康、提高生活质量。因此,从以上目的出发,音频健康传播材料的传播途径及受众主要包含以下几个部分:

1. 医疗卫生机构正常应诊时间内,在门诊候诊区、观察室等场所采用移动电视终端进行播放的健康教育音频节目,主要受众为医院患者。这种传播途径的优点是播出环境适当,针对性较强,易被受众接受;缺点是播出时间有限,伴随性不强。

2. 有线电视网、有线广播网、无线广播终端在全天时间段均可以播放以健康传播为主要目的的音频节目,主要受众为居家人士、老人、儿童等。这种传播途径的优点是针对性强,可以制作专题节目或使用专门频段(频道)播出,对于居家人士、开车一族来说随时可听;缺点是受众群体局限,无法满足上班族、学生等群体的需要。

3. 个人电脑、智能手机、移动平板电脑等基于网络传输的接收终端也可以用于传播音频健康教育材料,其主要受众为上班族、手机一族以及学生等。这种传播渠道最大的特点就是伴随性强、选择性强,受众可以随时随地、根据个人需要选择想听的音频节目,且能够选择重复收听,因此更具有教育意义和传播影响力。但这种传播方式也有一定的局限性,因为其碎片化播放和选择的特点,在材料制作方面需要剪短、明确,与其他传播渠道的播出节目相比具有更高的要求。

(二)音频健康传播材料的节目特点及节目形式

音频健康传播材料在多媒体、自媒体飞速发展的今天,节目类型呈现出丰富多彩的特点。目前,主要的音频健康传播材料主要有以下几种类型:

1. 音频健康公益广告　音频健康公益广告就是为了特定意识和主张,向公众传达健康生活理念,以提高公众的公共卫生及健康意识,获取良好的社会效益的广告形式。这种节目形式一般通过广播电台、网络自媒体等媒体向公众进行群传播,充分利用声音和音响效果,以声音诉诸听众的听觉,让听众有身临其境之感,使人能够在"声"的愉悦中产生共鸣,在"情"的氛围中产生同化,从而得到较强的传播效果。

2. 音频健康科普短片　音频健康科普短片是结合语言、音响、音乐三种艺术元素,结合调查、访谈、记录等多种表现手法向公众宣传健康教育、介绍健康知识、传递健康咨询的多样化节目形式。这种节目形式因表现手法丰富,比单一的纸质宣传材料更具有感染力和吸引力,可听性强,更容易使公众信服。

3. 音频健康科普栏目　音频健康科普栏目是以"传播健康"为理念,借助广播、自媒体等传播媒介的优势,综合新闻、专题、故事、访谈、讲座以及公益广告等手段,宣传健康教育行动、普及卫生健康知识的综合性音频节目形式,一般以电台或自媒体直播为主要播出形式。这类节目与前两种形式最大的不同在于增加了节目的互动性,前两种节目形式在传播上属于单向传播,不能实时获取受众反馈,而这种节目形式因其多用直播,因此能够及时获取听众及网友的实时反馈。此外,这种节目形式还可以灵活地借助小品、情景剧、知识竞赛等形式增强节目的可听性、趣味性,做到寓教于乐。但这种节目的缺点在于制作周期通常比较长、每周都需要提前商定选题,直播的节目形式也具有一定的难度。

4. 健康公益广播剧 近年来,随着社会文明程度的提高,多种形式的宣传手段已被运用到公益宣传领域中,为提高全民健康意识,服务公共卫生公益事业作出了贡献。健康公益广播剧作为一种以广播为主要载体的艺术形式,也积极融入其中,成为公共卫生公益宣传手段的一种。以公益宣传为主要目的的广播剧,除了具备广播剧自身的艺术特点,还因其播放场所、收听范围等的特殊性,呈现出相应的艺术风格和技术特点。

从共性特征上来看,广播剧是以语言、音乐和音响为手段来表现故事情节和矛盾冲突的一种戏剧表现形式。常规的广播剧根据剧情的需要确定时间的长短,分为广播连续剧、单本剧、短剧等不同形式。可以描写一定的人物关系、刻画人物性格,展现戏剧矛盾冲突,凸显广播剧的戏剧艺术追求,在技术处理上,可以综合运用语言、音效和音乐等多种手段,通过复杂的技术合成加工,呈现出精彩纷呈的声音世界,展现其听觉艺术上的特殊魅力。

相对于常规广播剧的艺术追求,公益宣传广播剧的主要目的在于宣传一个政策、弘扬一个道理、传播一项知识,其首先注重的是宣传效果,它的共性特征可以归纳为以下3点:

第一,讲究短小精悍,通过简单的人物关系,借助一个特定的故事情节来表达宣传内容,反映主题思想。在短时间内吸引受众注意,达到宣传教育目的,常以短剧的形式出现。

第二,在传播途径和播放场所方面,除了通过收音机收听节目的听众外,其受众还可能是社区里的居民、医院的病人、广场上的人群等,对于这部分受众,他们通常在扩音器里或者流动宣传车的喇叭中听到这些宣传资料。

第三,根据其宣传的主题内容,指向特定受众群体。例如,宣传无偿献血科普知识的广播剧和宣传计划生育、优生优育等知识的广播剧受众也是完全不同的。

二、音频健康传播材料的设计理念及制作流程

(一) 音频健康传播材料的设计原则

音频健康传播材料的主要目的是通过健康传播将医学研究成果转化为大众的健康知识,从知、信、行三个层次树立大众健康理念,改善个人生活习惯。因此其设计必须遵循以下几个原则:

1. 科学性 科学性是音频健康传播材料的主要原则,没有科学性就没有生命力,也不足以让受众信服,因此音频健康传播材料的科学内容要绝对正确,具有绝对的科学性和权威性。

2. 时效性 音频健康传播材料的信息传播必须具有更高的时效性,特别是面对突发公共卫生事件时,要求制作周期短、传播速度快,以达到及时广而告之的目的。

3. 艺术性 音频健康传播材料因其缺乏可视化特点,只能依靠声音进行节目的制作,因此在材料的选择和使用上需要更具有吸引力、感染力,以调高传播科学内容的效率。在没有可视画面的情况下,只有具有足够的艺术感染力,才能保证更好的传播效果。

4. 普及性 在注重其"声音写作"的前提下,音频健康传播材料还必须兼顾普及性,也就是说,其内容必须适合广大的目标人群使用。如果制作材料太过于艺术化,因为缺乏画面的辅助,其适应面将大大缩小,达不到广覆盖的效果。

5. 经济性 经济性对于音频健康传播材料的设计来说也是非常重要的原则之一,音频节目从采编、制作、传输以及播放应该具有较高的经济性,才能体现这种传播材料在现场报道、及时发布等方面的明显优势。

（二）音频健康传播材料的设计理念

设计是一种把计划、规划以及设想通过声音形式传达出来的过程。因此音频健康传播材料的设计也和所有设计一样包含两个部分：内容设计和音响设计。

1. 内容设计 内容设计就是对音频材料的传播内容进行设计。在内容设计上，传统媒体所倡导的"内容为王"同样适用于音频健康传播材料，尤其是在新媒体时代，只有好的内容才能够引起受众的足够注意，也才能够提升受众的关注度，从而提高节目的传播效率。

在内容策划方面，音频健康传播材料的内容策划包含语言文字内容、表达、音乐音响的选取等。在语言表达上要简短、准确、精炼，表达内容要准确、科学。同时还要根据播放终端、播放时间以及地点的需要对同一主题设计长短不同、针对性不同的内容。

此外，内容的设计还要尽力遵循前文所提到的各项原则，充分利用现有传播材料或改编现有传播材料。制作健康传播材料时首先考虑现有材料中是否有合适的传播材料可以充分加以利用。如果没有可直接利用的，也要广泛收集已有的、相关的传播材料，从中优选出与传播目标一致的、已被证明有较好传播效果的材料，作为制作材料时的参考。考虑到利用现有材料比创作新的材料更容易、更经济，也可以考虑改编现有传播材料。改编时可根据拟制作的传播材料的种类、目标人群的语言、风俗习惯进行相应的修改。

2. 音响设计 一个完整的音频健康传播材料包含语言、音乐以及音响三要素，如何将这三要素合理安排、剪接，呈现给受众有足够吸引力、足够科学性以及足够感染力的节目，是声音设计的主要任务。

音频健康传播材料的声音设计应该满足真实性、感染力、艺术性以及音响形式创新4个要求。

真实性是第一位的，健康传播材料以声音手段去表现内容，采用人物或事物本身发出的声音，比单纯的文字、图片更加直接、可信。

感染力是音频健康传播材料中另一个重要因素，真实的声音不仅能够呈现事件的现场环境、气氛、状态，而且能够直接揭示主题，阐述材料的中心内容，引起受众思想感情上的共鸣和反思。

艺术性是音频健康传播材料制作中又一个不可忽略的原则，科学研究发现，人类的听觉器官往往会把美好的音响信息反映到相应的神经末梢，经过高级神经活动，诱发出欢愉的情感。音频健康传播材料的制作过程，既是软技术和硬技术的过程，又是创造与再创造的过程，因此它是艺术和技术相互交融的结果，各个声音要素在节目中的正确运用，能够使受众在汲取大量知识和信息的同时有一种美的享受。

音响形式创新是音频健康传播材料应该满足的第四重要要求。音频节目的生命力在于常变常新，需要从结构、形式等多方面进行创新，从而不断产生节目亮点，以吸引受众。在新媒体时代，音频健康材料传播的一个重要内容就是要将传统的形式与网络广播、电视广播以及自媒体进行有机嫁接，利用网络的优势，以最迅速、最经济的方式，采集到更多的真实音响，最终服务于音频健康材料。

（三）音频健康传播材料的制作流程

严格的音频健康传播材料需要经过复杂的过程才能最终出版发行，下面将整个音频健康传播材料的制作流程做详细说明。

1. 明确传播目标和目标人群 在投入音频材料制作之前，首先需要明确的就是这一音频健康传播材料要解决的主要问题是什么？哪些人是目标人群？以及预期的传播目标，即目标人群的知识结构、态度、信念、技能的预期改变，以及目标人群行为的预期改变。

2. 组建设计制作小组 设计制作小组成员应选取整个设计制作过程均能够参与的人员,通常包含 4 类人群:

(1)项目领导:对整个项目进行全局把关,及时贯彻上级相关部门的有关思想、宗旨,协调整个制作团队中各工种的关系。

(2)疾病控制、公共卫生专业技术人员:在项目执行过程中做好科学性把关,对医学知识、引用数据等进行审核和把关。

(3)健康教育专业人员:对音频节目进行设计、制作,以及如何将该项目更好地传播给公众的把关人员。

(4)目标人群代表:在样片的形成过程中,需要在各个环节考量该材料对目标人群的教育、警示作用,因此在制作过程中需要寻找目标人群代表作为实验对象,检验材料制作的传播效果。

这些人员不仅要参与到设计制作中,也要做好该项音频健康传播材料的把关人。音频健康传播材料的把关人除了内容审核外,还具有服务受众和引导受众的责任。特别是在具有互动新的媒体上进行材料传播的过程中,有可能会出现虚假医疗新闻、健康知识或违法内容。健康教育工作者要及时发现并删除;在与受众互动的过程中,快速掌握网络受众所需的健康知识,提供给受众最关心的内容和有用信息,引导受众去伪存真,避免谣言传播误导一般大众。

3. 对目标人群进行需求评估 在音频健康传播材料投入设计和制作之前还需要对目标人群进行需求评估,在这一过程中需要首先了解目标人群的特点,以及他们对该健康信息的需求程度和已有的知识水平;其次,目标人群对传播媒介的拥有情况,即他们会从哪些渠道获取健康传播材料;第三,需要了解他们对传播材料表现形式的喜好,以决定将传播材料以何种节目形式对目标人群进行投放。

4. 选择和确定传播信息 选择和确定传播信息就是根据需求评估情况,进行原始素材整理的过程,在这一过程中,需要收集、筛选和改变现有材料,或在现有材料不足的情况下创造新的材料。整个工作小组需要确定原始素材的信息范围,同时确定素材的具体内容、复杂程度、信息量,以及如何将素材整合制作成样片。

5. 制订工作计划 制订工作计划对于整个项目的运作至关重要,工作计划的制定包含 3 部分:第一,明确工作小组人员的分工;第二,确定音频健康传播材料的节目形式;第三,确定投放范围、发放渠道、经费预算、时间进度安排以及最后的评价方法。

6. 设计形成样片 样片的设计和制作是音频健康传播素材最关键的环节,需要由专业人员和材料设计人员共同根据确定的信息内容、节目形式和制作计划在一定期限内设计出传播材料的样片。样片包含语言、音乐和音响三大要素。其中,语言的设计要生动、简练,包含的信息量要适度,切勿面面俱到,以免影响关键信息的传播。音乐和音响要尽量选取目标人群所熟悉的内容,在编排上要符合目标人群的收听习惯,尽量使用正面的表现手法,多选取具有权威性的原始素材。三种元素的融合不能过于艺术化,要简单、直观,有助于受众理解传播内容。在使用真实人物采访内容时,一定要征得本人同意,才可使用其素材。

7. 组织专家进行样片审查 在目标人群中进行预实验之前,需邀请有关专家对样片信息的准确性、科学性进行技术审查,修改不准确、不科学的信息,确保传播材料中信息的准确、科学。

8. 对样片进行预实验 在样片的设计制作完成后,需要请目标人群代表来评议和提修改意见,在此过程中对传播材料的可理解性、可接受性以及可说服性等进行进一步的测试。

　　预实验要了解目标人群的理解和接受程度,特别是对使用量较大的素材要经过多次预实验和修改。预实验合格的一般标准是:至少有 90% 的受试者可以独立地正确解释现有音频材料,并且可以理解信息所建议的任何行动。

　　9. 修改与成片定稿　预实验结束后,根据预实验结果,进一步修改样片,包含配音、音乐及音响。如果需要,再次将修改后的材料进行预实验,以上过程完成后方可定稿。

　　10. 出版与发行　定稿后,需要联系出版发行单位,确定样片的生产单位、发行方式、发行量、发行渠道(单位)以及发行归属等问题。

三、音频健康传播材料设计制作实例

(一) 音频健康公益广告

　　广播公益广告是通过电台等广播媒体在目标人群中传播的公益广告,对于这一类公益广告,广播电台有一套严格制作规范(表 4-3)。

表 4-3　广播电台公益广告制作规范

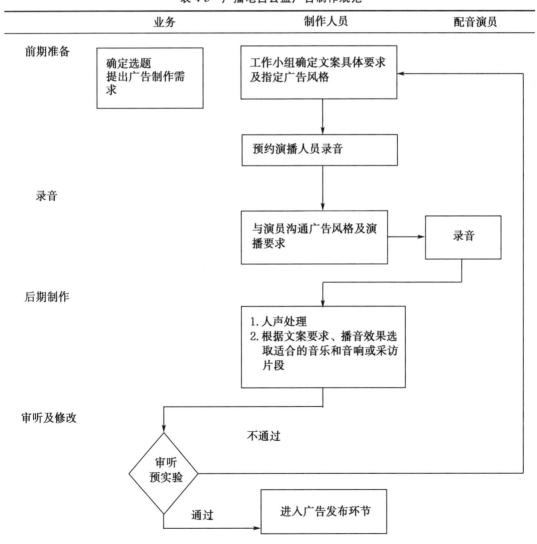

1. 选题立意　一则公益广告必须具有鲜明的主题和利益,而优秀的广播公益广告不仅要求在主题和立意上下功夫,而且需要别出心裁的创意以支撑主题。在创意上,比起商业广告,公益广告要相对自由一些,因为商业广告会受到广告主的制约,而公益广告只需符合本国的道德规范和法律,受制约较小,创作者有更大发挥余地。如何让公众感到有趣、好奇、轻松,从而巧妙地使公众发自内心地接受,是公益广告制作者的首要课题。在此,有几种选择题材的途径可以参考:

首先,各大节日或者各种类型社会公益事业的命名日。如预防艾滋病日、禁烟日等。在相关纪念日来临前后推出相应的广播公益广告能唤起受众对该类公益事业的关注和参与感,促成全社会参与该活动的舆论氛围,从而推动该活动的发展。其次,日常生活的温馨提示。根据一年四季不同节气和天气变化及时推出温馨的问候和提醒能使受众体会到来自媒体的关爱,从而传递这种问候和关爱,如雾霾天提醒公众少出门、出门戴防护口罩、伏天提醒公众多喝水、吃一些降暑的食品等。

最后,是对受众行为规范的引导。这也是最考验制作人生活观察能力的一个渠道。如控烟、拒绝二手烟等公益广告,提醒公众在公共场合遵守社会公德,爱护自身和他人健康。正所谓“来源于生活,高于生活”,对生活细节中点点滴滴的循循善诱能引导公众向善、守法、和谐共处。

2. 演绎与表达　优秀的公益广告需要吸引受众的注意并产生良好的社会效果,需要在制作手段上别出心裁,让人耳目一新。为了让公益广告能够新颖、出彩,可以从以下几个方面入手:

(1)贴近生活的情景再现:如全国优秀广播公益广告《当心健康会黑屏》,利用大家日常都会用到的电脑音效,制作出了一则可听性强、让人意味深长的公益广告。

(电脑键盘敲击声,错误操作提示音)

女：咦？出错了？

(电脑提示音：发现病毒)

女：呀！中毒啦！

(杀毒软件发现病毒音效,敲击键盘声,电脑关机音效)

女：哎哟！黑屏了……

旁白男：电脑会黑屏,当心您的健康也会黑屏。

(音乐起)

旁白男：久坐会影响健康,适当运动,从站起来开始。

(电脑重新开机音效)

完

这则广告巧妙地运用了我们日常最熟悉的场景,用一系列熟悉的电脑音效,向公众传达了一个简单的动作,引导大众从身边点滴做起,开启健康运动的生活。因此,好的广播公益广告在广播语言上必须把握好“贴近生活”的主旨,才能在方法论上找准定位,演绎出优秀的作品。

(2)典型鲜明的角色设置:在广播公益广告中,合理地设置广告中的各个角色,对于整个广告的可说服性以及关注度会有很好的作用。在广播公益广告中,常常会将角色设置成为

现实生活中最常见的人物,将公益主题鲜明地表达出来,如《控烟公益广告——香烟的遭遇》:

> 男1:我要投诉!你们太欺负人了!
>
> 男2:怎么了? 你说
>
> 男1:他们不让我上公交车!
>
> (汽车喇叭声、马路车辆行驶音效)
>
> 男1:哎呀!(金属关门音效)不让我坐电梯! 还不让我吃饭! 我受不了啦!
>
> 男2:我这儿也不喜欢你呀……
>
> 男1:啊? 啊? 为什么呀?
>
> 男2:因为这个!(警示音效)请不要在公共场合吸烟行吗?
>
> 男1:原来是这样啊,我掐了!
>
> 男2:谢谢合作!
>
> (音乐起)完

这则广播公益广告中,制作者将角色人物设置成吸烟者,让公众把角色与自身联系在一起,好像广告中到处碰壁的主角就是现实生活中的自己,加深了这则广告使听众感同身受的效果,从而使其更贴近听众,给人留下深刻的印象。

(3)生动活泼的语言表达、朗朗上口的主题呼吁:广播公益广告中的语言表达是整个广告中比重较大,也是最能表达广告主题的部分。因此,生动的语言表达以及语言内容的编写,在公益广告这样比较正面的主题中显得尤为重要。如《全国爱牙日公益广告——我的朋友》:

> (轻松愉快的音乐起,水龙头流水声)
>
> 女:我有20多个非常特别的朋友,我们从小就在一起,一起长大。他们特别够意思,什么酸的、凉的、硬的,他们都能应付。当然,全凭我的照顾,早上晚上我都把他们刷得干干净净。给他们多吃蔬菜,少吃糖。
>
> (吃东西、吞咽音效)
>
> 女:你看,他们都好漂亮的!
>
> 旁白:你的牙齿是你一生的朋友,请爱护他们! 9月20日,全国爱牙日,别忘了,你的朋友!
>
> 完

这则公益广告角色设置简单,也没有复杂的音乐、音响应用,但是却以生动活泼的语言演绎,向公众传达了牙齿是伴随我们一生的朋友,请爱护牙齿这一主题。

3. 音效的配合和设置 优秀的广播公益广告不仅要有鲜明深刻的立意,生动活泼的语言演绎,独特的音效配合以及音乐烘托也至关重要。只有三者完美结合才能创作出优秀的广播公益广告。

在以健康为主题的广播公益广告中,音效的编排要遵循几个制作原则:

(1)原生态音效的标新立异:以某电台《提倡母乳喂养》广播公益广告为例:

> 宝宝：妈妈，小牛是吃草长大的吗？
>
> 妈妈：小牛是喝牛妈妈的奶长大的。
>
> 宝宝：那，小羊是怎么长大的呢？
>
> 妈妈：小羊是喝羊妈妈的奶长大的，妈妈的奶，最安全，最放心。
>
> 宝宝：那么，我为什么是喝牛奶长大的呢？
>
> 妈妈：呃……（很尴尬的声音）
>
> 旁白：坚持母乳喂养，安全又放心

这则公益广告的文案温暖感人，从角色设置上运用了母子组合，母子组合通常是最能够引起母亲共鸣的，在广告的最后，如果加上小牛和小羊叫声的同期声，寓意小牛和小羊对此做法的认同和赞成，能够起到加深受众印象的效果。

（2）音效的节奏感要与所选题材相适应：针对不同风格的题材，选择相应的音效与音乐与之相配合，才能烘托出作品的主题内涵。同时，在情景转换时也要配合相应的音效、音乐变换，才能突出作品的层次感。

（3）注意对原始素材的处理，巧用声音蒙太奇：在对人声、音效进行处理的时候，合理地使用混响、回声、颤音、反转、延迟等效果插件，也能使作品效果给受众留下深刻的音响，但值得注意的是，技术处理要为烘托主题服务，不能喧宾夺主。

此外，在音频健康公益广告中，还要学会巧用声音蒙太奇的声音间接手法，声音蒙太奇的使用过程是对整个节目的声音素材按照一定的逻辑性和节奏性进行剪辑和加工的过程，在应用声音蒙太奇的过程中，要了解声音提前、声音之后、声音转换以及声音的淡入淡出等手法对于整个节目的影响；也要注重客观声音和主观声音的交替使用，拓展听众的想象空间，达到更好的传播效果。

以中央人民广播电台倡导反对声音污染的公益广告《城市的听觉重构》为例：

> （风铃音效）
>
> 独白：曾经，他柔柔的呼吸，他轻轻的心跳
>
> （轻柔的音乐，简单的旋律，虫鸣鸟叫声音效）
>
> 独白：是时光流淌的故事。
>
> （叫卖声，鸽哨声环绕）
>
> 独白：是无忧无虑的欢笑。
>
> （孩子玩耍的笑声）
>
> 独白：如今，他的呼吸重了。
>
> （雷雨声，嘈杂的交通，汽车喇叭声）
>
> 独白：他的心跳，快了。
>
> （摇滚音乐、演唱会声）
>
> 独白：他的身体在长大。
>
> （金属碰撞声，工厂机床声）
>
> 独白：他的记忆被消散……
>
> （特殊音效，从左至右渐弱）
>
> （空灵的音乐声，虫鸣鸟叫声）
>
> 独白：一座城市，就是一个人。安放心灵，要重构一个美好的听觉空间。
>
> 完

整个广告的风格沉稳大气,每一句解说词都与音效恰当结合,而且在音效的处理方面,使用了混响、回声、声音的定位变化等处理,使得整个作品融合成一个有机的整体。同时,作品按照静-闹-静的总体原则,将城市最初的美好,到被破坏再回归宁静的过程诠释得非常到位,使受众听完后有一种对宁静空间环境的一种向往,达到了非常好的宣传、引导效果。

广播公益广告承担着特殊的社会功能的同时,也产生着重要的社会效果。只要在日常生活中细心观察,捕捉深刻的切入题材,并用别出心裁的编排演绎方式,配合有创意的音效与技术处理,就能制作出发人深省、受众喜闻乐见的优秀广告作品。

(二)音频健康科普短片

音频健康科普短片是结合语言、音响、音乐三种艺术元素,结合调查、访谈、记录等多种表现手法向公众宣传健康教育、介绍健康知识、传递健康咨询的多样化节目形式。

音频健康科普短片突出一个"短"字,即在短时间内向听众传播主题内容,达到宣传和引导的目的。这种特点在国家突发公共卫生事件时,显得尤为重要。介于音频制作周期短、传输时间短以及传播速度快的特点,这种节目形式在突发公共卫生事件的应急广播中应用最为广泛。因此,其制作要遵循以下几个原则:

1. 精选原始素材 为了能在有限时间内向听众传递更多的信息,音频卫生科普短片在原始素材的选取上要做到精炼、准确。在进行文案策划时,音频制作人员要将当前最重要、最权威的信息放在首位,用简洁明快的方式传递突发疾病的防范、救治措施。

2. 精简表现手法 科普短片是结合调查、访谈、记录等多种表现手法为一体的综合节目形式,但是在有限时间内,如果融合太多表现手法,会使节目显得杂乱,不利于公众关注和理解。因此,在确定原始素材以后,应该选取对当前灾情最有利的表现手法向听众传达有效信息。

3. 将科普短片故事化 科普类的短片所普及的是枯燥乏味的科学知识,如果在策划时一味地注重知识性普及,很容易将短片课程化、说教化,使短片没有可听性,不具有吸引力。为了避免这种情况的发生,一个很有效的做法就是将科普短片故事化。故事性原只属于故事片,但是今天,故事性也成为越来越多科普片的特征之一,不同的是,"故事"对于故事片来说是虚构的,但对于科普短片来说却是真实的,它来源于内容本身及编导的创作。现在的听众已经不会满足于对"故事"或者"真实"单一的索取,他们内心呼唤两者的见得。因此,新时期的音频科普类短片在保持科学正确真实的前提下,正在逐渐走向故事化。但必须注意的是,故事化知识手段,是创作者进行艺术表现的方法。以国家应急广播网的音频卫生科普短片《高温天气防护应对常识》为例,创作者将高温天气的防护应将知识融入《西游记》的故事中,利用孙悟空、猪八戒和土地公的一段对话,将防护知识生动地表达出来。

(《敢问路在何方》音乐起)

八戒:猴哥,咱们歇歇吧! 火焰山一带的天气太热了!

孙悟空:说的也是,师父在这里休息一下,待我和八戒去向那土地老儿讨教些避暑的方法。

土地公:大圣,这大中午的你们怎么还出来啊? 火焰山无山无丘,四季皆热,这种天气,一定要减轻劳动强度和运动强度啊。

八戒:哎哟,热死俺老猪了,你快说说,有啥法子?

土地公:你们要叮嘱圣僧多喝水,可不能狂饮啊,还要适当补充些淡盐水。

孙悟空:快去找淡盐水!

(飞走音效)

土地公:还有,晚上一定要睡好觉,午睡时间不宜过长,白天的时候让圣僧尽量戴遮阳帽或撑遮阳伞,穿透气易散热的棉麻的衣服,防止太阳灼伤皮肤。

孙悟空:你放心,俺老孙拔根毫毛就能变出来!

(魔术音效)

旁白:国家应急广播提醒您,高温天气,请注意科学防暑避暑。

完

该短片针对高温天气防暑避暑这一主题,设置了大众非常熟悉的西游记中的三个人物,接着制造了师徒几人过火焰山的故事,用轻松诙谐的方式诠释了科学知识,可听性强,也能给听众留下深刻印象。

4. 将科普短片新闻化 前文已经提到,在面对突发性公共卫生事件时,音频科普短片比起其他类型的传播材料具有更多的优势。因此,在突发事件的现场采写的素材应用于音频卫生科普短片中,能够增加说服力,提高整个节目的可信度。

现场采写的素材具有较高的时效性和新闻性,适当地在短片中插入权威人士的点评、现场群众的采访,也是制作音频科普短片的手段之一。因此,制作这一类的音频卫生科普短片,要明确突发卫生事件的时间、地点、原因。在描述事件发生情况时可插入对突发事件亲身经历者的采访,增加节目的真实性;在传播预防知识时可以加入相关行业专家的科学解释和提示,增加节目的可信度。

(三) 音频健康科普栏目

音频健康科普栏目一般是由广播电台、网络广播推出的综合性健康专栏节目,一般由多个版块构成,可以在每周不同时段播出。下面将以某电台健康专题栏目《健康在线》为例,说明此类节目的策划及制作。

栏目名称:《健康在线》

栏目版块:

1.《健康行动》——以动态新闻报道为主,全方位关注健康教育行动,跟踪报道健康宣传、健康教育、健康服务行动,宣传全市医疗卫生系统在基础队伍建设、行风建设方面所取得的成绩,为推动健康教育行动的开展,构建和谐卫生、诚信卫生营造良好的舆论氛围。

2.《健康关注》——定期发布疾病预防信息,通过市民拨打健康热线反映疾病发生情况、记者调查采访和专家讲解,预报近期多发、易发的季节性、流行性疾病,介绍疾病成因、症状及预防知识,引导公众提高健康意识,掌握保护健康、预防疾病的正确方法,强调节目时效性。

3.《健康档案》——以直播访谈和知识讲座形式,对严重威胁公众健康的心血管疾病、糖尿病、慢性呼吸道疾病、癌症等主要慢性疾病及典型病例进行分析,介绍疾病成因、预防及治疗方法。采用"主持人穿插引导＋听众询问病情＋专家分析讲解＋主持人点评总结"的形式,强调节目的科学性、知识性、实用性。

4.《人间天使》——以医师、护士为主要表现对象的人物故事类节目,聚焦医疗卫生一线优秀人物或群体,讲述他们积极参与健康服务行动、精心治疗病患的故事,宣传他们在公共卫生应急事件中不顾安危抢救病人的感人事迹,树立医护人员"白衣天使"的良好形象。

这一栏目定位准确、形式丰富。采用版块式结构,在总的栏目名称下,设置4个节目版块。从各版块的内容来看,既相互独立又彼此关联,在形成各自特色的基础上发挥整体宣传合力,既有深度,也有广度;既有科学系,也有故事性,具有一定的可听性。

在节目形式上,报道式、调查式、访谈式、记录式以及讲述式多种表现手法交叉变化,综合运用了动态报道、主题报道、连续(系列)报道、新闻故事、电视访谈、知识讲座等节目形式,覆盖了健康教育、健康知识、健康咨询、医疗服务等公共卫生的多方面。同时,在多个节目中加入了热线、问答等环节,增强了节目的互动性,很好地利用了新媒体的特点,将新的元素引入广播节目中。

(四)健康公益广播剧

在技术上,为强化宣传效果、突出教育功能,公共卫生公益广播剧的技术处理手法相对于常规广播剧也具有自己的特点:

1. 突出强调语言清晰度　在以宣传公共卫生知识的公益广播剧中,语言不仅承载剧情,更是宣传主题的唯一表现媒质,受众主要是通过语言信息来接受宣传和教育的。除语言外,音效的使用主要为烘托剧情,音乐的使用也不宜太过复杂,同时还要注意电平和响度控制,与语言同时出现时,其他声音元素要适当为语言让位。其次,考虑到户外播放环境,录制这类广播剧时,要充分保证语言的清晰度。

2. 用声音形象塑造生活　真实公共卫生公益广播剧是以科普为目的,服务普通民众的,因此要贴近实际、贴近群众、贴近生活,才能引起受众的共鸣,从而达到宣传教育的目的。因此,在制作方面,要从不同社会群体的生活环境、行为习惯和语言特色出发,营造贴近群众生活的场景,做到用声音形象反映生活真实,让受众感觉广播剧所描述的事件就是自己身边发生的事情,从而增加作品的可信度,提升宣传教育效果。

以广西人民广播电台健康公益广播剧《一朵黄玫瑰》为例:

这部广播剧主题是宣传艾滋病防治知识,属于都市生活题材的作品。时间不长,人物关系相对简单,场景变换也不多,在技术制作上,为了突出其教育、宣传特点,制作人员主要是通过以下方法来实现的:

第一,突出语言清晰度方面,主要做到:①挑选好演员。不仅要求演员发音吐字清晰自然,而且彼此之间的音色对比要十分明显,演员的音色区分开了,自然也就提高了语言的可懂度。②利用录制设备和录制技术,把好语言录制关。在录制中,可使用适合于语音录制的单指向性话筒(如心形);采用中距离拾音,避免近讲效应;同时安装话筒防风罩,避免冲击话筒的"噗"声出现。③录制场所尽量选择具有吸声处理的语言录音棚,没有条件的可使用吸声屏或其他吸声设施。④尽可能减少录音棚里一切无关的本底噪声,如空调风声、系统电流声等。⑤后期合成尽量使用专业的音频工作站(如 Protools、Cubase、Adobe Audition 等)。⑥剧中使用的动效和配乐要简短、简单,不要给语言带来干扰,在各部分的响度控制上,要以语言优先。

第二,营造人物对话的真实生活环境。对于这部都市生活题材的广播剧而言,制作人员通过对声音素材的灵活使用和合理调度,营造出了一个跟生活本身十分相像的听觉空间。比如,剧中第一场戏就是父女俩在城市广场边上停放的献血车上义务献血的场景,制作者通过铺设适当的街道杂音和机动车声音,来体现献血车所处的城市中心车水马龙、人头攒动的场景;还有一场戏是两位年轻夫妇结婚纪念日,在家里想用烛光晚餐的情景,通过轻柔的音乐盒开启酒瓶、倒酒等动效,营造出了宁静、温馨的空间氛围。

综上所述,听众的审美标准来源于日常生活,只有做到真实才能与听众的生活经验产生共鸣,将他们带入思维想象的空间,从而发挥广播剧的戏剧魅力,达到宣传教育的效果。

第五章

新媒体形态的健康传播材料

第一节　新媒体健康传播材料概述

新媒体健康传播材料以微博、微信、手机 APP 为载体进行传播的健康传播材料,它兼具新媒体传播和健康传播的特点。根据表现形式的不同,可以将新媒体健康传播材料分为文字材料、图片材料、视频材料和音频材料等。在传播的过程中,各材料的侧重点也有所不同。随着互联网技术的发展,直播、虚拟现实(VR)等技术开始在健康领域实践,为将来健康传播工作的开展提供了新的可能。

一、新媒体健康传播材料的概念

对新媒体健康传播材料进行界定,首先需要对新媒体有一定的认识。

目前学界、业界对"新媒体"尚无统一、确切的定义。1967 年,美国哥伦比亚广播电视网技术研究所所长 P. Godmark 使用"New Media"一词指电子录像,标志着"新媒体"这一提法的诞生,随后,该词汇逐渐在其他西方国家普及开来。

新媒体是一个相对的概念,它会随着科技的进步、社会的发展不断变化,并在不同时期呈现出不同的内涵。从字面意思来看,新媒体是相对于传统媒体而言的,任何一种新近出现的、不同于以往传播方式、技术等的媒体都可以被称为新媒体。例如,在报纸盛行的时代,广播的出现就是一种新媒体,电视的出现也是一种新媒体。

而随着社会的进步和科技的发展,新媒体更多的是从技术的角度进行界定。中国人民大学教授匡文波对新媒体做了如下定义:从严格意义上来说,"新媒体"应当为"数字化互动式新媒体",综合新媒体的技术特征与传播方式特征来看,新媒体是利用数字技术,通过计算机网络、无线通信网、卫星等渠道,以及电脑、手机、数字电视机等终端,向用户提供信息和服务的传播形态。

基于现有的有关新媒体的研究和定义,本书从广义的新媒体定义出发,认为新媒体多是指利用数字、网络、移动技术,通过互联网等渠道,以电脑、手机、数字电视等为终端,向用户提供信息的传播形态和媒体形态,特别是随着科学技术的发展,越来越倾向于将新媒体定义为移动端的新媒体。新媒体形态多样,包括微信、微博、博客、社交网站、新闻网站等。其特点在于信息海量、信息共享、即时互动、交流便捷等。目前,新媒体已经成为受众获取信息的最重要的途径之一。

鉴于新媒体是一个动态的概念,加之涉及的形态多样,综合考虑受众的接触面,本书中的新媒体特指"两微一端"：两微分别指微信和微博，一端指手机客户端。

由此可对新媒体传播材料进行界定：指用于"两微一端"进行传播的健康传播资料。这些材料，除了要满足传统的健康传播资料的要求外，还必须要符合新媒体传播的特点。

二、新媒体健康传播材料的传播平台和渠道

（一）新媒体传播的特点

传播学四大奠基人的拉斯韦尔在 1948 年发表了《社会传播的结构与功能》一文，明确提出了传播过程由以下 5 个基本要素构成，即：谁（传播者 who）、说什么（传播内容 what）、通过什么渠道说（传播渠道 in which channel）、对谁说（受众 to whom）、取得什么效果（传播效果 with what effect），这也就是传播学的"5W 传播模式"。

从拉斯韦尔的"5W 传播模式"，可分析出新媒体传播所呈现出来的特点。

1. 传播者的多元化　传统媒体时代，受限于技术、资源、人力等，信息的传播权力掌握在少数的传统媒体中。随着科技的进步，特别是随着智能手机、平板的普及和各类网络覆盖率的不断提高，越来越多的个人和机构加入到了传播者的队伍中，通过新媒体渠道传播自己的声音。

在传统媒体时代，内容的生产需要有一个庞大的队伍来做技术、内容等的支撑，但随着新媒体的普及，传播者（特别是机构和个人）可以充分利用现有的网络技术，自己搭建传播平台，发布自己感兴趣和想要发布的信息。

另一方面，新媒体的出现，也让信息的转发更加便捷，弱化了传播者的主体地位，使传播者和受众的关系变得模糊：受众可以将接收到的信息进行转发，从而成为新的传播者，传播者也会关注、获知其他个人或机构的相关信息，并通过自己的平台进行转发，进而转化成新的传播者和受众。

除此之外，新媒体的出现，还催生了网络大 V 的出现。网络大 V 具有如下特点：一是个人属性，即网络大 V 账户为个人账户；二是关注度高，即粉丝量多；三是影响力大，即会对舆论的产生和发展产生一定的作用。

2. 传播内容

(1)内容碎片化：新媒体是社会进步、科技发展的产物，它的出现一方面反映出了社会发展的趋势，另一方面也对社会产生影响。新媒体内容的碎片化，既是由新媒体的特性决定的，也是由社会发展决定的。从新媒体的特性来看，内容的碎片化是受用户终端的尺寸大小影响，为了方便受众通过手机等接收、查看信息，内容就必须要短小精悍；从社会发展的角度来看，当今人们的生活节奏加快，"快餐型"的生活方式已经成为一种常态，受众很少能够持续长时间来阅读、收听、收看消息，使得"微"成为了新媒体传播信息的关键词。

(2)形式多样化：新媒体的发展，突破了传播媒体的局限，真正实现了传播内容的多媒体化。相较于报纸、电视、广播等传播媒体只能依靠单纯的视觉、听觉等来传递信息，新媒体通过运用先进的传播技术将文字、图片、视频、音频等有效地结合在了一起，全方位、全景式地展示信息，有效地满足了受众的需求。此外，越来越多的传播形式开始出现在了新媒体的传播中，如信息图、动漫视频等都开始运用在了信息传播中。

(3)信息海量化：新媒体的出现，与互联网技术发展密切相关。大数据时代，互联网拥有庞大的数据库，信息存储几乎没有容量限制。另一方面，传统媒体时代，报纸杂志有版面限制，广播电视有时间限制，而新媒体却没有时空限制。各类移动终端可以随时通过网络的整

合传播,将信息传递给每一个用户,了解各类的信息,加上传播主题的多元化,使得新媒体平台中各种各样的信息趋于海量化。

(4)速度即时化:传播内容的即时化,是新媒体传播的最明显优势之一。根据 CNNIC 在 2016 年 6 月份发布的《第 38 次中国互联网统计报告》,截至 2016 年 6 月,我国的手机网民规模已达 6.56 亿,手机接入互联网络的比例从 2015 年底 90.1％上升至 2016 年 6 月的 92.5％,网民上网设备进一步向手机端集中。对网民来说,一部智能手机就是一个媒体:一方面能够通过手机上的微博、微信等,随时发布自己的所见所闻;另一方面,也能够及时接收其他用户通过微博、微信、手机客户端发布的信息。需要特别值得注意的是,在各类的突发事件中,新媒体上的信息往往是来自事件现场最快的信息。

(5)内容定制化:新媒体时代,受众已不再是被动的信息接受者:除了转变成为信息的发布者外,还能够主动选择自己感兴趣的和需要的内容。无论是微博、微信还是客户端,用户都可以根据自己的需求、兴趣,有针对性地关注微博用户(包括机构微博和个人用户)、微信公众号,下载能够提供自己需要信息的手机 APP 等。相反,新媒体也要根据这部分受众的需求,来对传播的内容进行定制。

3. 传播渠道技术特征明显　新媒体时代,先进的各类技术,如数字技术、无线通信技术、计算机网络技术等成为推动新媒体发展的必要条件,每一种新媒体的出现,背后都有科技的力量在支撑。新的媒介技术引发了媒体传播特征的变革,也拓宽了信息传播的渠道和平台,推动着媒体和社会的发展。

4. 受众

(1)互动强、受众参与度高:得益于先进的媒介技术,新媒体时代的传者和受者的关系发生了巨大的变化:受众的主体地位日益得到重视,传者和受者的距离被大大缩短。经典的传播学理论多是将传播过程视为一个单向传播或双向传播的过程,受时间和空间的限制,传受者的互动频率非常有限。而现在,这种传统的传播模式逐渐被打破,开始由单向的传播,转变为自由、多向的传播。一方面,受众可以更多地根据个人喜好来选择是否接收信息,并能够通过移动终端自主控制信息的播放进度,进行评论、转发、分享等;另一方面,通过新媒体传播信息的机构或个人,也能够及时看到用户的评论和留言,不断补充和完善发布的信息,以巩固传播的效果。

(2)个性化、对传播内容要求有所提高:微博、微信的传播方式,使得每一个人都成为信息的发布者,能够个性地表达自己的观点,传播自己关注的信息。同时,由于微博、微信等在发布信息时,会受到字数、用户阅读习惯等影响,使得如果想要通过这两种方式发布信息,就必须要重视信息的质量,综合运用可视化手段,提高传播内容的可读性和易懂性,实现较好的传播效果。

5. 传播效果

(1)时效强、范围广、信息到达率高:新媒体技术的运用极大地加快了信息的传播技术,使得传播信息的编码能够在极短的时间内编辑、制作、发布完成,在有效降低成本的同时增强了信息传播的时效性和速率。同时,由于受众不仅可以通过各种新媒体设备随时随地的接收信息,也能够通过这些设备分享收到的信息,从而扩大信息的传播范围,提高信息的达到率。

(2)信息井喷、干扰强烈:海量的信息传播是一把双刃剑,在为受众提供尽可能多的有用信息的同时,也对受众如何选择信息产生干扰。在新媒体中,人们往往会阅读到重复的或观点完全相左的信息,让受众无所适从,无法判定信息的真伪,特别是在传播过程中谣言的出现,更是严重削弱了信息传播的效果。

(二)新媒体健康传播材料的传播平台和渠道

从目前来看,新媒体健康传播的传播平台和渠道,主要有三个,分别是微博、微信和手机客户端。

1. 微博

(1)微博的定义:是微型博客(MicroBlog)的简称,被网友昵称为"围脖",和传统博客相比,微博发布更加便利、传播速度更迅速,发布字数限制在140字之内(新浪微博现已取消限制,文本内容可在2000个汉字以内,但仍显示140个汉字),方便用户通过电脑、手机等多平台浏览发布,所发信息实时传达,并可一键转发。微博除了能够发送文本信息外,用户还可以发布图片、音频、视频等形式的信息。微博具有以下4大功能:关注、发布、评论和转发,这些功能在不同的微博产品中皆有体现,大同小异。

(2)微博信息的传播特点:最大特点是碎片化的传播方式,主要体现为以下两方面:一是信息发布字数受限,只能在规定的字数内,使用精炼的语言将信息的最重要部分表达出来;二是微博进入门槛低,使所有人都拥有了话语表达的权利,可以通过微博随时、随地发表信息,发布一个关于自己看到或遇见事件的片段。

其次,是传播过程的互动性。从微博的4大功能来看,评论和转发都具有很强的互动性。传统的大众媒体传播,虽然也有与受众沟通的方式,但形式较为单一,多是电话、观众/听众/受众来信等,即使受众对信息有反馈,也都是滞后的。而在微博中,用户可以随时、随地的使用评论等功能,对自己阅读到的信息进行即时、直接的反馈。

第三,传播速度快。每一个微博用户都是受众,同时也都是传播者,这使得信息可以从一个信息节点迅速传播到无数的信息节点,使得传播的范围更加广泛,传播的速度更快。

2. 微信

(1)微信的定义:微信是腾讯公司于2011年推出的一款基于智能终端的即时通讯应用程序,用户可以通过使用网络发送语音短信、视频、图片和文字。随着使用群体的不断扩大,微信也在不断完善自身的功能设置,微信公众号就是其中之一。微信公众号是某一组织、机构或个人在微信公众平台上申请的应用账号,通过微信号他们能够实现和特定群体的文字、图片、语音、视频等全方位的沟通、互动。用户想要获知微信公众号发布的信息内容,就必须进行关注或订阅。根据2016年3月发布的《"微信"影响力报告》截至2015年9月,微信的注册用户已超过6.5亿,微信公众号的数量则在2015年年底突破1000万个。

(2)微信的传播特点:一是兼具人际传播和大众传播的特性。相对于微博的信息广场,微信的好友是通过手机通讯录和QQ好友发展而来的,建立的微信群组是由好友邀请建立的,属于典型的熟人模式,它更注重有联系的主体之间的信息交流。微信的大众传播特性主要体现在公众平台上。微信公众平台可以看做是用户的定制媒体,它于2012年8月18日正式上线,通过这一平台个人和组织、机构都可以直接向特定的人群发送文字、图片、语音、视频等信息,实现一对多的传播,提高信息的到达,提升传播效果。

二是传播内容的精准性和高效性。微信的本质是即时通讯,它是以手机通讯录和QQ好友为基础,实现一对一的私密通讯。从微信普通用户角度来看,互为好友的双方处在同一个朋友圈,拥有关联度或相似性较高的关注领域、感兴趣的话题等;从微信公众号角度来看,它的信息传播属于典型的"订阅式",普通用户必须通过订阅才能够接收到相关的信息,而普通用户往往是根据自身的需要和兴趣来选择订阅的公众号,有针对性地选择信息,从而使得通过微信公众平台传播的信息更加精准和高效。

三是传播内容的隐蔽性。微信不同于其他社交平台的特点在于,它是基于熟人关系建立起来的传播网络,这种以关系为核心的社交工具,具有高度的私密性,用户之间的交流对话也是私密的,能够让用户能够放心使用,不用过于担心信息的外露给自己和朋友带来不必要的麻烦。微信传播内容的隐蔽性,一方面给用户带来了便利,另一方面也加剧了谣言的泛滥。正是由于微信用户之间的黏度更高,具备熟人社会的特点,使人们产生通过这个圈子传播的信息可信度更高的错觉,为谣言的传播提供了心理依据。加之微信的信息传播更为内向和封闭,缺少外部信息的交互不利于辟谣。

3. 手机客户端

(1)手机客户端的定义:手机客户端一般指可以在手机终端上运行的应用程序,英文名称为 Application,简写为 APP,用户可以通过 APP 快速地接入互联网,主动获取信息。随着移动互联的发展,APP 的种类、服务领域、用户数量、应用功能等也在不断地增加。从发展来看,可将 APP 分为以下几大类别:

一是通讯沟通类,以 QQ、微信、微博等通讯软件为代表。

二是传媒类,以各媒体推出的新闻客户端为代表。

三是休闲娱乐类,以游戏、视频、音乐等为代表。

四是工具支持类,该类主要是完善手机的相关功能,以各类手机助手为代表。

五是生活辅助类,以服务用户生活为目的,如地图、团购、学习、搜索等。

六是专业工具类,以专注某一领域的服务为主,如炒股类、办公应用、移动医疗等。

七是机构服务类,以机构推出的 APP 为主,其主要目的是方便用户,提供服务,如各地疾控中心客户端等。

(2)手机客户端的特点:手机客户端传播的最显著特征是有明确的目标群体,有针对性的推送信息和提供服务。手机客户端通常是开发商面向某一特定群体开发、设计的一款应用,能够基于用户的定位,定期或不定期地向特定用户推送信息。用户方面,则可以通过手机应用商店,根据自身的需求和兴趣,有选择性地下载客户端,获取自己需要的信息和服务。

三、新媒体健康传播材料的特点及分类

新媒体健康传播材料主要依托新媒体途径向受众进行传播,不同类型的材料,因其呈现的方式和传播途径的不同,有着不同的特点。

(一)新媒体健康传播材料的分类与特点

根据新媒体健康传播材料的表现形式,可将其分为文字材料、图片材料、视频材料、音频材料等。

1. 文字材料 文字的健康传播材料在传统媒体和新媒体中均有使用,它是通过文字的描述,来向受众提供有关健康方面的信息。从传播的角度来看,文字材料具有以下的传播特点:一是内容较为详细,传播者可以根据所要传播的信息来自主选择使用的文字数量;二是信息的成本较为低廉,文字资料是由编辑用文字加工而成,除了文字编辑外,不需要耗费过多的其他人力和资源。

另一方面,在新媒体时代,单纯的文字健康传播材料也存在传播的劣势:一是文字的感染力有限,相较于图片和视频材料具有视觉冲击力,文字给受众带来的震撼力和感染力较

低;二是文字材料使用的字数受限,这里说的文字资料使用的字数受限,并不是指新媒体对此进行了限制,而是受众的阅读习惯提出的新要求。新媒体时代,碎片化成为传播的关键词,这也对文字的健康传播材料提出了更高的要求:这些文字材料必须要短小、准确、精悍、有说服力。

2. 图片材料　新媒体时代,图片资料不仅包含传统的摄影图片资料,还包括新出现的图片资料,如信息图、漫画等。

信息图(infographic)是指数据、信息、知识的可视化表现形式。它综合运用了文字、数据、图表、图形等元素,能够将一些复杂的信息,通俗、准确地解释或表达出来。漫画也是在新媒体时代应用较为广泛的一种传播材料,它是将简短的文字和卡通图画相结合,以讲故事的形式向受众传播信息。这两种方式的传播材料,已成为传播科学知识的重要手段之一。

从传播学的角度来看,图片材料具有以下的传播特点:一是易读性强,综合运用了文字、数据、图表、图形等元素,将复杂的信息通过简单的方式呈现,能够传播更多的信息;二是趣味性高,图片材料将抽象的文字信息转化为可视化的信息图、漫画等形式,形式活泼,便于受众对信息的理解,为受众营造了一个轻松的阅读环境;三是吸引力和感染力较强,相较于文字,图片资料对受众而言更具吸引力,受众可以通过图片材料直观感受到它所表达的意思,更具感染力。

3. 视频材料　视频材料可分为两种:一是真实人物出演;二是动漫。在新媒体中,使用视频材料传播信息,要充分考虑到播放平台的特性和受众的接受习惯,对播放的时长进行严格的把握。

与其他类型的传播材料相比,视频材料具有以下的传播特点:一是信息量,视频材料是由数量众多的脚本构成的,通过综合运用图像和音频等手段,将大量的信息用图像的形式进行呈现;二是传播方式更加直观,具有强烈的感染力和冲击力,视频材料是对受众普通生活场景的直接或间接映射,受众更易理解视频材料所表达的内涵,更具感染力和冲击力。

4. 音频材料　在新媒体传播中,音频多是作为一种元素出现在其他类型的传播材料中,较少作为一种单独的材料出现。音频材料由于其仅凭声音来传播信息,需要听众集中注意力才能达到较好的传播效果。在新媒体时代,音频材料使用较多的是在微信的公众平台上,通过简短的语音向订阅用户发送信息,如"逻辑思维""为你读诗"等。

(二)直播与虚拟现实:健康传播的新可能

《第38次中国互联网络发展状况统计报告》显示,截至2016年6月,网络直播用户规模达到3.25亿,占网民总体的45.8%。2016年9月,艾瑞咨询发布《2016上半年中国在线直播市场研究报告》,数据显示在2015年,在线直播平台的市场规模已达90亿元,平台用户规模超过2亿,直播平台数量约200家,每天高峰时段同时在线人数接近400万,同时进行直播的房间数量超过300个。根据预测,到2018年底在线直播的用户将接近4.6亿人。

在线直播平台的出现,既满足了用户的好奇心,又缩短了用户与主播的距离,增强了互动。虽然当前的在线直播平台以娱乐类的内容为主,但随着该行业的进一步发展,在线直播或许能够成为健康传播的一条新路径。目前,已有部分媒体和机构试水健康直播。

2016年8月,北京电视台《养生堂》节目主持人悦悦联合网易直播推出健康类直播节目《悦悦来了》,聚焦健康信息传播领域;同样是在今年平安集团旗下的平安好医师也推出了

《健康直播》和《医师直播》,以视频直播的形式向用户普及健康知识。

虚拟现实,指利用电脑模拟产生的一个三维空间的虚拟世界,为使用者提供视觉、听觉、触觉等感官的模拟,让使用者身临其境。虚拟现实的实现,以硬件为基础,以软件为平台,拥有一套完整的生态链。虽然目前不少的企业都在投身虚拟现实技术、设备的开发,但由于整个产业涉及面广,缺少相关的行业监管标准等,使得整个产业实际上仍然处于初级发展阶段。

整体来看,不论是在线直播还是虚拟现实,目前虽处在发展的初级阶段,但这些新技术、新手段的出现还是为未来的健康传播发展提供了新选择、新路径。

四、开发新媒体健康传播材料的要素

在人人都有麦克风的社交媒体时代,不同于折页、册子、书籍等传统载体,新媒体从传播者到传播内容、传播方式等都有很大不同。不断涌现的数字化媒体,海量的自媒体平台,极大丰富的技术手段与到达渠道,正把受众的注意力撕得粉碎,受众的群体特征、兴趣诉求、阅读方式等都在转变。

如何利用新媒体手段,生产出一篇科学性、知识性、趣味性兼具的科普作品?如上文所述,利用手绘、长制图、GIF 动态图、H5、声音、视频等形式包装内容,使医学科普由单一媒体、单形态的运作转变为多元化的表达,做到"形式上创新,内容上丰满",可以最大程度地增加受众的接受度和参与性。

针对新媒体健康传播材料的构思与实际操作,笔者将围绕内容上的准备、技术上的准备、流程上的准备、团队构成的准备、平台选择几个方面分别阐述。

(一)内容上的准备

1. 抓住用户的痛点　前期策划很重要,应该像媒体的选题会一样,将思路和内容层层筛选。在新媒体时代,任何冰冷冷的科技,都不能完全替代人们内心最原始的诉求,传播医学知识的过程中要遵循"有温度"和"有价值"的原则。首先清楚你的目标受众是谁,并研究以下问题:是谁在读?他们喜欢什么内容?他们需要什么服务?提供给他们一看就懂、一学就会、一点就通、一用就灵的实用科普信息,只有这样,才能想方设法"黏"住受众。互联网有个极其重要的概念,叫用户体验。对健康教育而言,也应运用互联网思维,始终把用户需求放在第一位。

2. 充分挖掘一手素材　善于二次开发各种健康教育平台的内容,如专家周末健康讲座的课件、各科室宣传栏的内容或是健康宣讲的 PPT 等,这些素材经过二次加工,都能成为形象生动的健康科普作品。现如今,受众已不满足于大段、单一的健康教育文章,宜选择多样化的表达呈现,短平快的整合传播。一篇文章,除了用文字表达,也可以是一段视频、一个信息图或者一个 h5 应用。

3. 站在受众角度,说他们的语言　医学科普专业性较强,难免让人觉得晦涩难懂。如何让科学普及既易懂又有趣?能打动受众的第一点就是站在他们的角度思考,用他们的方式表达。新媒体的碎片化阅读习惯,导致用户停留在一篇文案上的时间不超过 5 分钟,因此切忌冗长,表达的意思越简单直接越好。

4. 借助热点话题　一种情况,是利用重大卫生节日和主题日提前策划、组稿,进行科普议题设置。还有一种情况,遇到社会热点、重大卫生事件,是医学科普的传播最佳时期。所以,健康教育者应保持对热点信息的敏感度,一碰到社会热点,快速且准确地作出反应,从新闻本身找到健康落点,这样的科普文章一定会获得比平时更大的关注,并引发受众自发进行二次传播、三次传播,甚至 N 次传播。

5. 需要一个好标题 《神奇!一把卷尺"量"出你的疾病风险》《"中年发福"是一把杀猪刀,十几种慢性病因它而起》……这些让人一看就想探个究竟的标题,为科普文章带来了可观的点击量和活跃度,而这些看上去有趣又有"干货"的科普文章背后,是对标题的一遍遍推敲和打磨,为受众建立"好奇心的缺口"。因为你需要在 0.01 秒的时间内,抓住一个躺在床上刷微信的用户。

6. 简单直接的交互设计 受众从认知到参与的过程是个漏斗形收缩的过程,随着参与环节的增加,用户会逐渐流失,因此在设计时要简化用户参与,降低门槛。这一点在移动的环境下尤为重要,因为在移动场景和碎片时间的场景下,用户期待能够快速完成手机端的任何动作。以 H5 为例,如果一个页面的元素太多,会让用户不知所措导致跳出。所以在手机页面中尽量避免出现一个以上的按钮和可跳转链接。

(二)技术上的准备

新媒体时代,让普通受众感受最明显的,可能是传播介质的变化:过去是一张纸,五年前是电脑屏幕,今天则是一部手机。而对于健康教育者来说,除了具备文字功底,如今还需要掌握图片处理、音频处理、网络编辑、视频/动画制作、软件 APP 开发等技术。

相对于传统媒体而言,新媒体运营成本低、传播效果好。且大部分新媒体工具目前是免费的,所付的费用通常仅有维护的人工费及必需的硬件费用。以下推荐一些常用的工具,将其利用好可大大提升工作效率,让整个流程更具专业化(图 5-1)。

图 5-1 新媒体运营必备工具

1. 图片编辑

(1)美图秀秀:简单易上手,功能对于非专业者来说足够了。常用功能为裁剪旋转、去水印(涂鸦笔、消除笔)、图片拼接、压缩图片大小(保存时,选择画质)、新建画布做海报(图 5-2)。

(2)photoshop:Adobe 公司旗下最为出名的图像处理软件之一,集图像扫描、编辑修改、图像制作、广告创意、图像输入与输出于一体,掌握一些基本的 PS 技巧也是必备的技能。

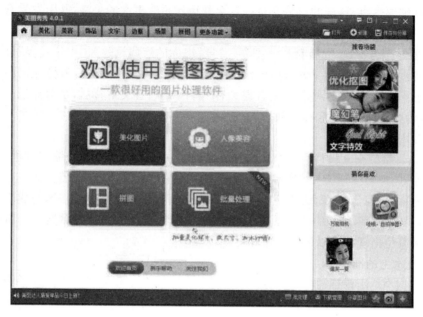

图 5-2　美图秀秀页面

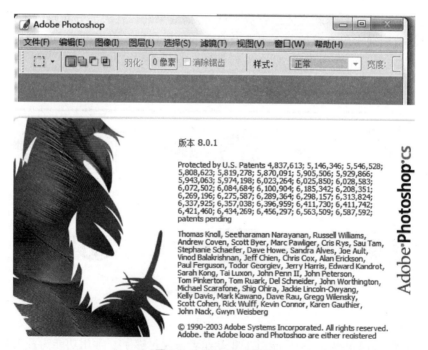

图 5-3　photoshop 页面

　　(3)截图工具:windows 的"附件"中自带"截图工具"。利用快捷键截屏也能省去很多操作:PrtSc 键截整个电脑屏幕,Alt＋PrtSc 截当前活动程序窗口。

　　2. 图片素材网站

　　(1)昵图网:原创素材共享平台,里面的图片资源非常丰富,图片质量也都不错,基本在2000 以上 dpi 像素(图 5-4)。

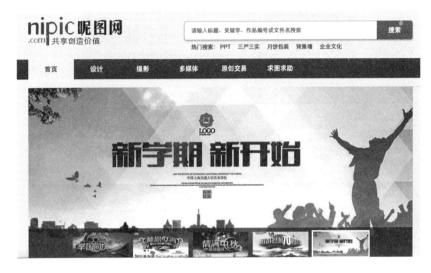

图 5-4　昵图网页面

（2）全景：中国最大的图片库，正版图片素材网站，提供创意图片素材和视频素材，图片库包括创意图片、编辑图片、图片素材、新闻图片等（图 5-5）。

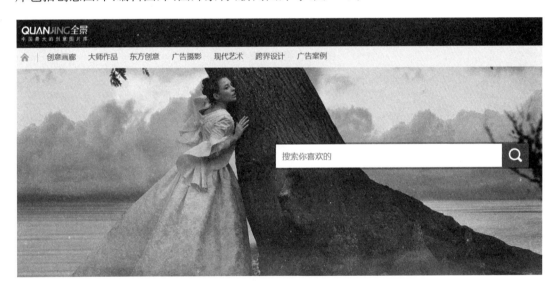

图 5-5　全景页面

3. Gif 图制作工具

（1）GifCam：一款集录制和剪辑于一体的 GIF 动画制作工具，录制后的动画可以逐帧编辑。

（2）视频 GIF 转换（图 5-6）：相比长段视频，GIF 图的优势还是很明显的。这个小工具可以将视频切成 GIF。

4. 视频制作工具　推荐两款可用于录制操作视频的软件：Camtasia Studio（电脑屏幕录制编辑软件）（图 5-7）、Shou（手机屏幕录制软件）（图 5-8）。

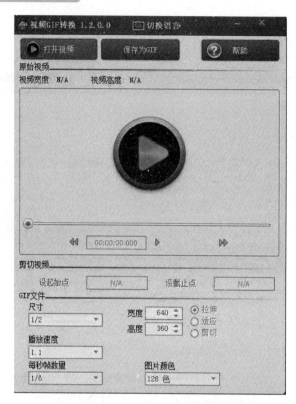

图 5-6 视频 GIF 转换

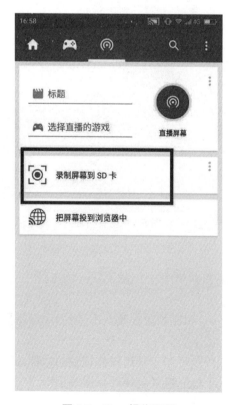

图 5-7 Shou 操作页面

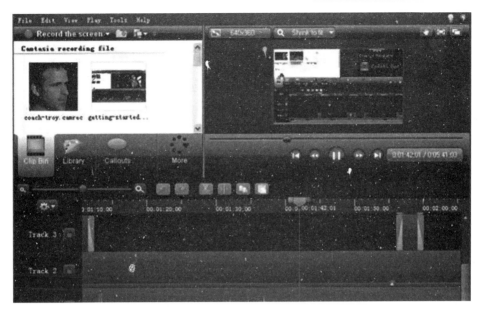

图 5-8　Camtasia Studio 操作页面

5. 文档写作与协作工具　石墨，一款在线协作文档，支持多人同时在线编辑同一个文档，可供多人协作撰写文案、制定运营规划和开展头脑风暴等(图 5-9)。

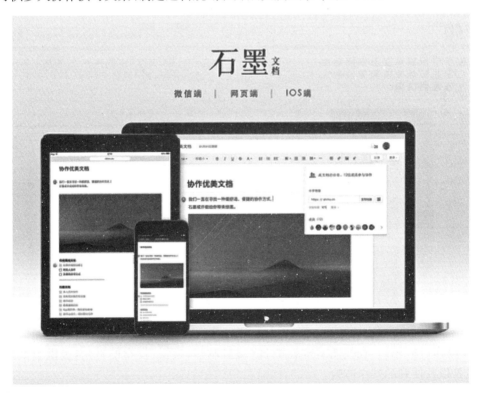

图 5-9　石墨页面

6. 二维码生成及制作　草料二维码(图 5-10)，可将文本、网址、名片、图片等生成多种样式二维码。

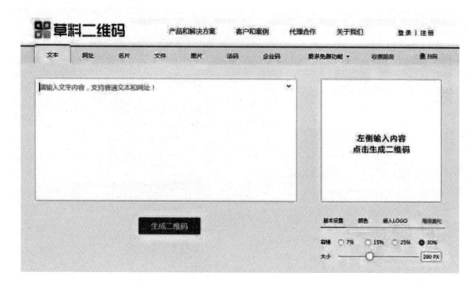

图 5-10　草料二维码页面

7. 微信编辑器

(1)i 排版(图 5-11):微信依旧是新媒体运营的主要阵地,选择一个合适的编辑器很重要。i 排版偏爱清新文艺风,编辑界面比较干净,简洁的小符号和分割线是其特色。

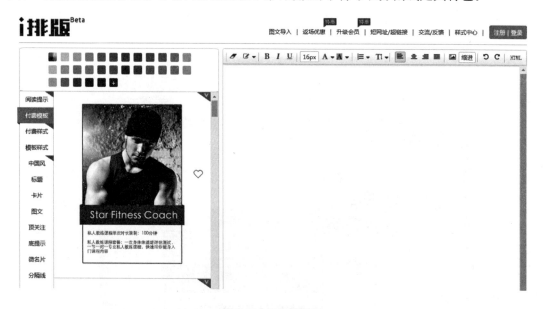

图 5-11　i 排版页面

(2)秀米(图 5-12):在线图文排版和 H5 场景制作、编辑、发布的平台,提供丰富多彩的模板设计以及便利的操作体验。

8. 微博运营辅助工具　皮皮时光机(图 5-13),一款第三方微博管理工具,可以让微博运营人员实现定时发布微博、定时转发微博、微博互动、多人协同管理微博、个性化设置、发送记录等功能。

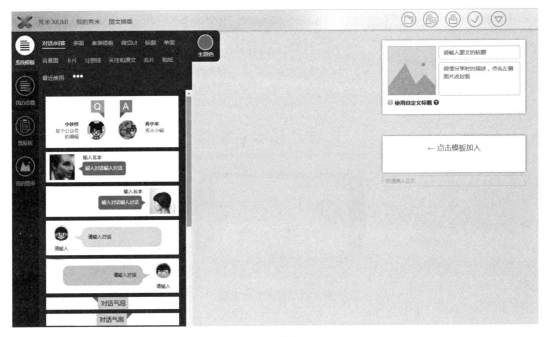

图 5-12 秀米页面

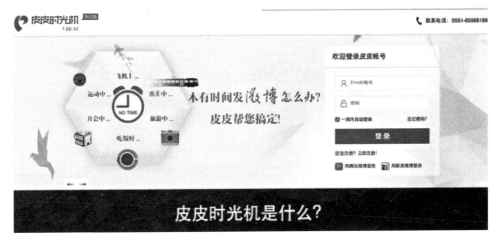

图 5-13 皮皮时光机页面

9. 互联网趋势统计分析工具 百度指数（图 5-14），可以通过其快速查看某个关键词在百度的搜索规模，一段时间内的涨跌态势，关注这些词的网民特征，以及他们同时还搜了哪些相关词等。另外，还可以利用这款工具进行竞品追踪、受众分析、传播效果查询等。

（三）流程上的准备

新媒体健康传播材料的开发，分为两种情况：一是在现有素材基础上的二次改编和加工；二是创作新的传播材料。一般需经过以下流程：

1. 收集、筛选、改编现有传播材料 充分利用现有传播素材。从传播材料库（资料库包

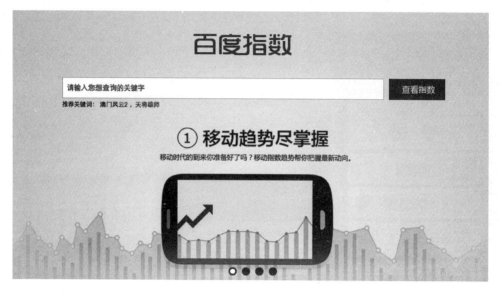

图 5-14　百度指数页面

括：①资料网站；②资讯网站；③内容素材；④图片；⑤文案模板；⑥活动案例）中，选出适合的材料，进行二次编辑和加工。变动不大的传播材料，经专业审查合格后，可以定稿、生产、使用。变动大的传播材料，需要进行 1～2 轮预试验，再根据预实验结果修改完善，最后定稿、生产、使用。

2. 创作新的传播材料

（1）对目标人群进行需求评估：社交媒体时代里的科普，与其说是"互联网＋科普"，不如说是"互联网＋人"，多向、开放、平等、创新、去中心、去渠道，每一个人都是被科普的对象。

对传播材料进行设计前需要了解：目标人群的特点；对信息的需求情况（该项知识的水平）；传播媒介的拥有情况、获取信息的渠道；对传播材料表现形式的喜好等。并据此确定传播的关键信息，从而保证制作出的传播材料具有较强针对性。

（2）制订工作计划：根据自身的制作能力、技术水平、经济实力，确定传播材料的内容和种类以及时间安排。包括工作小组人员的分工，传播材料的类型、数量、使用范围、发放渠道、使用方法、经费预算、时间安排、评价方法等内容。

（3）形成初稿：需要由专业人员和材料设计人员共同根据确定的信息内容、表现形式和制作计划，在一定期限内设计出传播材料的初稿。平面材料的初稿是指包含文字和配图的排版稿。新媒体材料的初稿应先写出文字稿，有条件的写出分镜头稿。

（4）预实验：在目标人群中采用问卷调查、人群代表座谈会、个别征求意见电话采访等方式，广泛征求对传播材料的修改意见。终止预实验的一般标准是：至少有 90% 的受试者可以独立地正确解释图片和文字，并理解信息所建议的任何行动。

（5）修改与定稿——后期制作：确定设计方案，注意时效性、科学性和艺术性。严格来讲，在这个过程中，还要再次预实验，特别是投入大的健康教育传播材料，如视频拍摄，应不断征求意见修改完善。

（6）生产发放：一旦制作完成，要尽快投向目标人群，以取得最大效益。健康教育传播材料和其他工业产品一样，生产出来就贬值。

（7）效果评估：在使用中跟踪调查，收集修改意见，以便总结经验，再次生产时修改完善。和传统传播不同，新媒体具有极强的双向交互性，可以即时看到受众的反馈。应随时整理并记录受众对于科普的需求或反馈意见，将其作为下一次科普创作、传播的指导方向。

（四）团队构成的准备

首先要有一个项目负责人，负责策划及整体部署，监督并执行工作，以及协调内外部的资源。其次是文案创作人员，这个角色不应仅仅是一个文案撰写者，有良好的信息整合、梳理、提炼能力，还应是位医学术语的"翻译"，同时尽量突出活泼的语言色彩。再次是医学专家顾问团队，为策划制作时把关定向，以确保传播内容的科学准确。最后是美工设计，能熟练运用各种设计排版软件。此外，像 h5 设计、视频剪辑等产品设计、技术开发类工作，由于专业性比较强，可以选择阶段性的外包，既确保产品规划的系统性，又能根据需要随时扩充队伍。

（五）平台的选择

新媒体其实不是"媒体"，而是基于互联网的一个个媒介平台。社会化、移动化、平台化以及大数据，让新媒体更好地找到了关系转换、创造价值的现实路径。新媒体时代的医学教育和健康科普，成功的关键在于选择媒介平台，平台本身的形态很大程度上决定了内容传播的价值及广度。

目前，随着微信、微博、手机客户端等各种自媒体平台的不断发展和完善，使创建一个自媒体几乎是"零门槛"，健康传播者对主流发布渠道和平台要熟悉，并懂得规划。下面推荐目前比较常见的一些新媒体平台。

1. 微信公众平台 https：//mp. weixin. qq. com

2. QQ 公众平台 http：//om. qq. com

3. 今日头条 http：//mp. toutiao. com

4. 企鹅媒体开放平台 http：//om. qq. com

5. 搜狐公众平台 http：//mp. sohu. com

6. 网易媒体开放平台 http：//dy. 163. com

7. 新浪媒体开放平台 http：//mp. sina. com. cn

8. 凤凰媒体开放平台 http：//zmt. ifeng. com/

9. 一点 i 媒体平台 http：//mp. yidianzixun. com/

10. 脉脉专栏 http：//maimai. cn/

11. 网易云阅读 http：//open. yuedu. 163. com

12. 知乎专栏 http：//zhuanlan. zhihu. com

13. 百度百家 http：//fa. baijia. baidu. com

14. 简书 http：//www. jianshu. com

15. 豆瓣 https：//www. douban. com

第二节　新媒体形态信息图表的设计与制作

众所周知,人类大脑对图形更容易接受。如今,无论是企业品牌构建、公司工作报告,还是老师教授课程,信息图表被越来越多地用到,成为信息、知识传播强有力的工具。在本节中,我们就信息图表设计与制作中的选题和文案策划、制作周期、基本原则、制作要求、制作技术及注意事项等做简单的分析,并尝试结合媒体、组织机构等在信息图表方面的案例,帮助各位从操作层面建立对信息图表更深入的理解。

信息图表设计就是很好的一种使信息可视化的有效途径,它可以将各类信息、数据、原理、概念等用视觉化的方式进行阐述,弥补文字的不足和乏味、精炼浓缩信息和数据、用最短的时间和最吸引眼球的方式博取人们的关注、引起更广泛的兴趣,使信息传播更准确、更快速。运用信息图表传递信息的方式不仅符合全媒体时代大众的需求,亦可显现视觉传达设计的重要性,优化在新环境中传统平面设计的功能。

信息图表并非是近年来才兴起的新事物,在互联网时代以前,很多报刊杂志在传递复杂数据和信息时就曾用过类似的设计。近来,在大众健康传播领域,媒体、组织机构等以信息图表的形式科普健康知识,受到了许多受众的欢迎。从健康教育传播者和受众的反馈来看,信息图表通过生动有趣的可视化表达,给人带来阅读时获知和审美的双重收获,并在无形中简化了访问健康信息的难度,使信息对于人而言更具价值。

一、新媒体形态信息图表的选题和文案策划

简单来说,信息图表由信息和图表两部分组成,信息就是知识内容,图表就是可视化设计。好的信息图表就是好的内容和设计的结合体,我们通过图5-15~图5-17信息图表其实就能一目了然:

进一步解剖内容和设计,可以抽离出更加细化的元素,比如基础知识点和数据、图示、图表等,通过逻辑关系将这些元素重新组合,从而完成一个形象化的表达。以"图表新闻"发布的《3亿人喝脏水,健康的水都去哪了》为例,如果详细描述饮用水污染会给人体造成哪些潜在危害,篇幅肯定短不了;而在信息图表中,这部分内容以人体示例图的形式展现,饮用水污染对人体各个部位的伤害,也由原来的"长篇大论"压缩为几个关

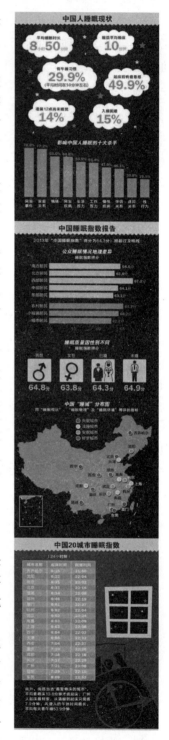

图5-15　EG365《昨天你睡得好吗》的信息图表截图

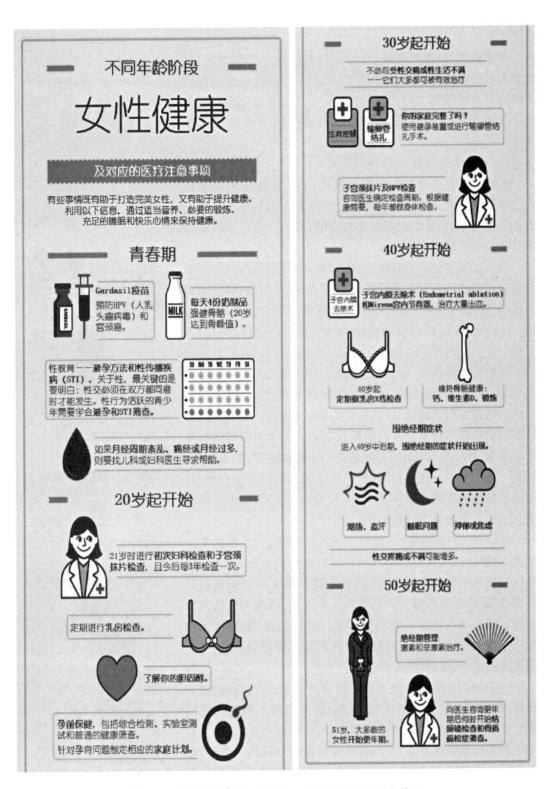

图 5-16　医学美图《不同年龄段女性健康》的信息图表截图

键词组,既简明扼要,又一目了然,有力发挥了这部分内容想要传达出的震慑作用。

由此可见,信息图表对信息,也就是知识内容的要求,并没有太多的限制,只要是一个完整的知识点,通过视觉化设计可以达到方便理解、锦上添花的作用,都可以考虑用信息图表的形式来呈现。信息图表的选题大致可以分为以下几个类型:

(一)医学专业型

疾病、用药、医疗等专业性较强的内容,在健康教育中占有很重要的一席。如何把枯燥难懂的专业术语用通俗易懂的语言传达给大众,真正达到健康教育的目的,一直以来都是健康科普的重点和难点之一。

信息图表在这个过程中充当了"翻译器"的作用。信息图表具有极强的可视化能力,同时对冗杂的数据信息、晦涩的医学知识、形象的图形处理具有强大的化繁为简的效果,并且兼具一定的趣味性,因而成为媒体和组织在进行健康传播时一个相对优化的选择。

医学是实践科学,图片可以还原实践场景;医学知识纷繁复杂,图片擅于浓缩提炼;图片是世界通行的语言,跨越文化壁垒。微博签约自媒体、认证信息为执业医师的"医学美图",就是用信息图表做专业科普的代表之一。医学美图提供专业信息图表,比如解剖图、病理生理图、药物机制图、手术图等,把某一种疾病的原理分析透彻,把具体的用药注意解释明白,把内科机制或外科手术阐述清楚,让复杂的医学知识变得简明、生动,从而提升健康教育的效果。

图 5-18 为"医学美图"微博发布的《健康笔记丨根据个体情况,选择合适的抗抑郁药》,从开始抗抑郁药治疗的指征、常见抗抑郁药的分类及用法、不同临床特征患者的初始抗抑郁药推荐、副作用防治的十大原则等 4 个方面,按照用药的内在逻辑,用"简练的语言＋数据＋图示"的形式,把"如何因人而异选择抗抑郁药"这个有较强专业性的知识解释得清晰易懂,确实充当了"翻译器"的作用。

专业型信息图表在文案策划时要把握好度,哪些内容省略后可能会造成"断章取义"的效果;哪些内容不解释清楚可能会给受众带来新的疑惑;哪些内容专业性强,需要辅以大众易于理解的通俗解释等,都是需要提前做好功课的。此外,专业型信息图表可能牵扯一些专业术语和学术表达,在图上是否留有注释位置等细节也要考虑周全。

(二)大众生活型

随着我国经济的飞速发展,人们的生活节奏日渐加快,社

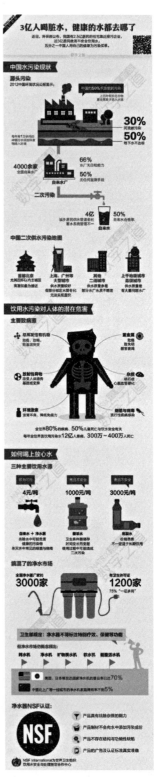

图 5-17　图表新闻《3 亿人喝脏水,健康的水都去哪了》的信息图表截图

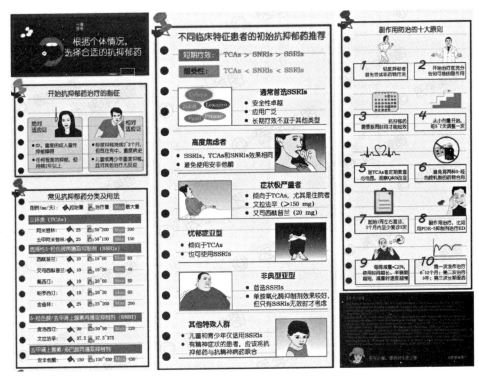

图 5-18　医学美图《根据个体情况,选择合适的抗抑郁药》的信息图表截图

会竞争压力也不断增大。在这种快节奏、高压力的生活中,人们的身体严重透支,亚健康已经成为普遍存在的现象。越来越多的人开始意识到健康的重要性,大众对健康的需求日趋强烈,养生保健日益也成为社会大众关注的热点话题。

于是,与普通百姓日常生活息息相关的选题,无论是吃穿住用行等方面的健康解读和指导,还是精神心理层面的分析和疏导,因其天然与百姓实际生活的贴近性,成为健康教育中普及度相对较高的一个选题类型。

在健康传播领域里,相较于纯文字表达,信息图表的展现形式更具有可读性,也更多地涵盖了本来需要受众自行调取的隐含信息,使受众在获取信息时进一步减轻了负担,能够快速地找到要点。对健康习惯、保健知识的叙述,应灵活将视觉元素和资料数据相结合,也更具有趣味性、互动性,更加便于受众理解接受。

鸡蛋营养吃法排行榜、夏季凉快穿衣指南、健康卧室的 9 个标准、别让爱车伤了健康……。在实践过程中不难发现,越是与百姓生活密切相关的内容,越是容易得到快速、广泛的传播。用信息图表科普大众生活型健康话题,这类选题恰恰又是相对容易做出特色的。

比如喝水这个再平常不过的选题,"什么时刻最该喝水",大多数受众并不是很清楚。图5-19以水杯和蓝色作为主视觉,吸管、气泡等元素,都在强化着"喝水"这一主题,采用的九宫格形式则在第一时间抓住人的眼球,每一张图对应一个该喝水时刻的解释说明,并且文字控制在 50 字左右,让人在阅读时不至于感到视觉疲劳。这组信息图表曾登上新浪微博热门话题榜,同时也被@人民日报、@央视新闻、@新闻晨报等媒体大 V 转发,总体来说获得了比较好的传播效果。

大众生活型信息图表在文案策划时要条理清晰,以怎样的逻辑顺序谋篇布局,从哪个角度切入更新鲜、更吸引人,哪部分内容是大众熟悉却又不了解的,把这些问题弄明白了,信息

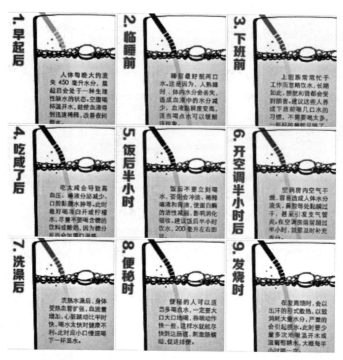

图 5-19 生命时报《9 个时刻最该喝水》的信息图表截图

图表的文案也基本成型了。需要注意的是,这类信息图表围绕一个切入角度论述即可,不必就一个话题延伸出方方面面的解读,控制篇幅、有的放矢,以免受众产生阅读疲劳。

(三) 热点话题型

热点型选题大致包括以下几个方面:健康新闻,例如医药科技报道、卫生政策及其执行情况报道、医卫界人物报道、医疗健康资讯、突发卫生事件报道等;突发新闻或热点新闻中与健康相关的,例如 MH370 失事有关乘飞机安全的报道,青年歌手姚贝娜患乳腺癌去世,有关防治乳腺癌的报道等;重大节假日、健康日等,例如清明节科普死亡教育,肾脏日向大众介绍养肾知识等。

这类选题在健康传播中占据了相当一部分比重。除了常规节假日、健康日的策划报道外,健康新闻和突发新闻中与健康相关的报道,都具有一定的突发性,对选题策划和制作的时效性有一定的要求。此时的信息图表需要简单理清新闻的来龙去脉,重点仍是其中关于健康指导的部分。因此在选题策划时,应当兼顾接近性、服务性、公共性,不过度炒作,不片面追求吸引受众眼球,不妄下结论,而要站在全局的角度解读政策、传播健康知识。

2014 年,全球航空业备受关注。马航 MH370 失联,中国台湾省复兴航空飞机迫降失败,阿尔及利亚航班失联,一时间舆论对于乘飞机的安全性讨论热烈。虽然说飞机仍然是各种交通工具中事故发生率最低的,但一旦出事就是大事。选乘飞机出行,需要做哪些安全准备? 大众对这个知识点的渴求,在当时的情境下是非常迫切的。很多媒体、组织机构纷纷发声,这其中,制作一期解答大众乘飞机安全疑问的信息图表,毫无疑问会收获不错的传播效果。

新京报新媒体部梳理了社交平台上网友们比较关心的几个疑问,从选择乘机出行时间、仔细考察航空公司、慎重选择航班、登机后注意事项等方面,并结合实际案例,紧密围绕舆论热议的焦点解答,不做过度引申,又兼具普遍的指导性,在新闻传播的初始阶段推出,成为媒体当中为数不多的原创热点信息图表(图 5-20)。

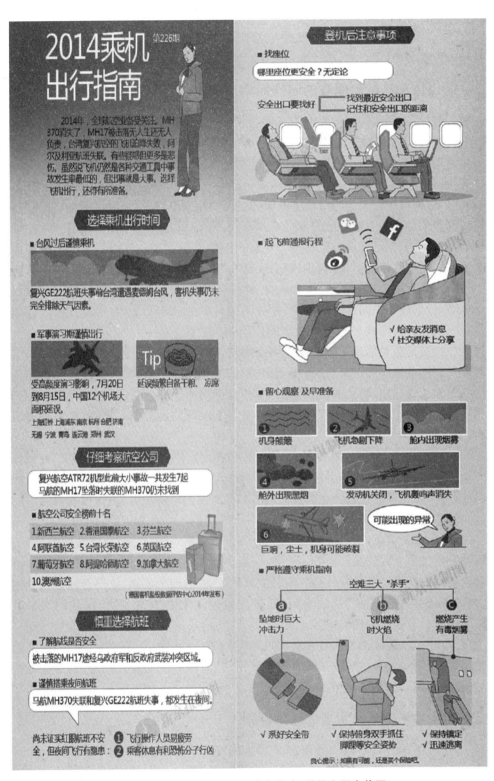

图 5-20 新京报《2014 乘机出行指南》的信息图表截图

热点型信息图表在文案策划时要严谨规范，首先明确定位，是做解读指导而非猎奇博人眼球；其次要查证信源，引用官方的正式表述，努力做到客观公正而非主观臆断；最后要走出健康宣教的常规套路，精心策划，找准角度，力争使健康科普的效果最大化。

二、新媒体形态信息图表的制作周期

一般来说，信息图表的制作周期与选题密切相关。如果选题是依托于现成的素材或资料，那么这种信息图表制作的基本流程是：原始信息-初步分类-筛选安排-视觉设计。如果选题是需要策划的，那么这种信息图表制作的基本流程是：提出问题-搜集信息、探索形式-确定逻辑框架-梳理信息-设计图形-整合信息图示。

由此可见，素材先行类选题对信息图表的制作周期来说，有很强的灵活性，如果媒体、组织机构在发布信息图表上有一定的节奏安排，那么完全可以按照一定的频次制作、发布。

例如，编辑要根据已有素材策划一个"挑水杯"的信息图表。原始信息是报纸版面上已有的关于各类材质水杯的稿件；初步将信息分类，信息（材质信息、选购指南、使用指南）、图形（代表杯子、安全指数）、关系（材质与风险、材质与挑选、材质与使用）；筛选安排，以材质作为分类标准，分别论述不同材质的风险、指导不同材质的选购和使用；编辑按照上述结构策划成文，交给美术设计，并与美术设计沟通视觉风格等（图5-21）。

策划先行类选题对信息图表的制作周期来说，有很强的时效性，常常是在媒体、组织机构应对突发新闻或健康热点时，做出的类似"抢新闻"的反应。这类选题要求编辑在新闻发生的第一时间策划选题、快速成文，同时与美术设计沟通、确定信息图表的风格、画面等，并在完稿后迅速发布。策划先行类选题对编辑和美术设计的要求相对较高，双方可以通过多次配合，形成相对成熟的运作流程。

2016年5月2日，魏则西事件曝出。一时间，各大媒体、组织机构纷纷撰文，在微博和微信朋友圈形成传播热潮。随着事件持续发酵，继而引发社会大众对于公立医院科室外包现象的关注，莆田系是如何打入公立医院内部的？面对虚假广告泛滥、治疗体验口碑差的莆田系医院，普通百姓该如何识别？

经过搜集、梳理信息，新京报策划了信息图表《莆田系如何"攻陷"公立医院？》（图5-22），从莆田系公司与公立医院的合作方式入手，层层剥离，既有数据分析，又有事实支撑，给大众一个直观清晰的认识。紧接着，科普"鉴别莆田系医院"的四个步骤，依照普通人看病的逻辑顺序，从莆田系主打的"专长"疾病类型，到医院关键词、医院网站页面、医院网站备案等细节，逐一分析，具有很强的现实指导意义。

上线一小时，该信息图表被@新浪新闻等众多微博大V转发、点赞，在很多媒体、组织机构还处于纯文字科普的时候，这张图表凭借其简洁、易懂的视觉设计和实用、专业的操作指导，迅速脱颖而出，受到了广泛的好评。

三、新媒体形态信息图表的基本原则

1. 不要讲述，要呈现　在《既解馋又养生的吃肉指南》（来源：生命时报）（图5-23），通过形象化的图示元素，简单直接阐明了"吃肉过多是不环保的表现"，而在细节中，则进一步传达出这个数量的对比，这种形式可以加深人们对内容的认识，而不仅仅是知道一串数据。

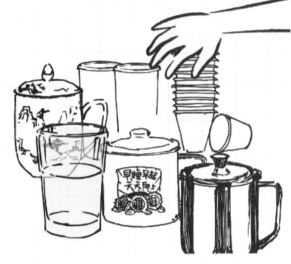

生命时报出品

一图教你挑出
CHOOSE THE CUP
健康
好水杯

每天都在喝水，但你关注过喝水用的杯子吗？水杯选用不当，隐藏在杯中的细菌、致癌物质反而容易"偷走"你的健康。那么，什么材质的杯子可以放心使用？哪种水杯又颇具安全隐患呢？本期，《生命时报》邀请权威专家，教你挑一个安全健康的好杯子。

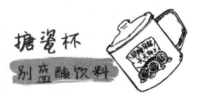

搪瓷杯
别盛酸饮料

安全指数 | SAFETY INDEX
☆☆☆☆

① 适合喝水

搪瓷杯也比较安全，它是经过上千度高温搪化后制成的，不含铅等有害物质。

② 不易泡茶

搪瓷茶具用了久了容易磨损，露出铁皮，金属成分会溶解在水中，使水色泽发黄。另外，由于搪瓷茶具散热、传热快，因此搪瓷杯不适合用来泡茶，否则茶香容易散发。

购买指南 | HOW TO CHOOSE

选购时，注意观察杯体，不能有掉瓷、生锈等情况。此外，应到正规渠道购买合格产品，产品包装上应注明生产企业的名称、地址、产品的执行标准、生产日期等。

使用指南 | HOW TO USE

搪瓷杯中含有的金属元素通常状况下比较稳定，但在酸性环境下，有可能溶出，因此，不要用来喝咖啡、橙汁等酸性饮料。清洗时，可用干净抹布沾新鲜柠檬汁轻拭，污渍会轻松除去。

图 5-21 生命时报《一图教你挑出健康好水杯》的信息图表截图

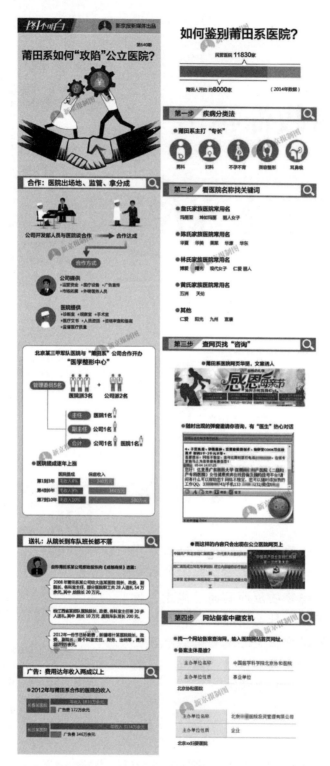

图 5-22　新京报《莆田系如何"攻陷"公立医院?》的信息图表截图

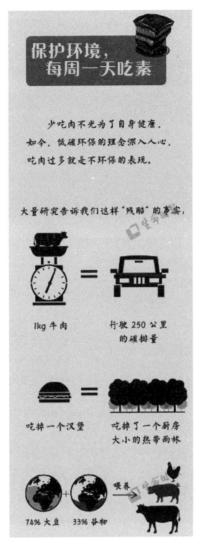

图 5-23　生命时报《既解馋又养生的吃肉指南》的信息图表截图

在《乘飞机安全十问》(来源:生命时报)一图中,编辑要传达几个重点信息,"安全位置"(在飞机上坐在哪个位置相对更安全)、"危险时刻"(飞行时哪个时段最容易出现危险)、"危险预警"(发生危险时有哪些前兆)(图5-24)。

每个标题都涉及数据表达,但如果只是用文字,这几点用几行字就可以告诉受众,而本文中编辑在每个标题中都使用了信息图表来表现,虽然整个设计颜色很节制(仅用了两种颜色),但已经足够引起受众的兴趣。

在图表中,不仅仅是罗列描述,而是放置在主题情景之中,用设计语言形象化地进行表达。图5-24通过简单的图案说明飞机发生危险时的前兆,配上文字说明,让人一目了然。

图案的放置要符合常理,图5-25中,发生危险时的自救动作是按照逻辑顺序排列的。左边为图示,右边为简要的文字提示,在飞机失事后的90秒内,是逃生的"黄金"时间,这段时间应尽量按照下方的图示顺序,依次展开自救。"哪个座位相对更安全",相信通过图5-26

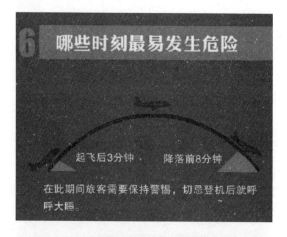

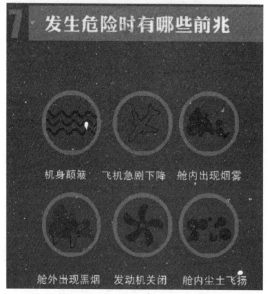

图 5-24　生命时报《乘飞机安全十问》的信息图表截图(一)

的呈现,你会收到比文字描述更容易理解和记忆的信息。

《一个动作测出你的隐形病》(来源:生命时报)采用虚实结合的形式,把真人动作示范动图与静态制图相结合,文字描述配合动作步骤,两者相辅相成,帮受众解决了最迫切的问题——这个测试怎么操作,也是最为直观的一种呈现方式(图 5-27)。

上述几个例子就是通过图示设计或虚实结合的情景来表达。

2. 不要常规,要出彩　信息图表的灵魂就是用充分的设计语言来表达内容,打破一些惯用的表达能够使信息图表更富有吸引力,更容易抓住受众的眼球。但需要提醒的是,应注意避免"设计过度",信息图表的最终目的是为了方便信息的传达,因而最理想的情形是设计语言和信息本身能够达到一个平衡。

在《微胖是最健康的身材》和《久坐像吸烟一样危险》(来源:生命时报)这两个信息图表中(图 5-28),美编打破了以往常用的标题区设计,从字体选择到画面元素都紧扣主题,给人以很强的视觉吸引力,同时也提升了主题传达的清晰度。

《跟手脚冰凉说再见》(来源:生命时报)全篇基调为暖色调,整体给人一种温暖的感觉,

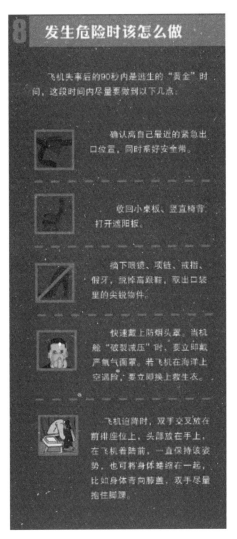

图 5-25　生命时报《乘飞机安全十问》的信息图表截图(二)

一上来就能快速抓住眼球。美编将"手套"作为内容的一个"展示框",把需要提醒受众的注意事项放进手套里,这样就很容易从其他信息中跳脱出来,同时又使版式新颖、活泼,不失为全篇的一个亮点。

在《听说夏天,这些常识和西瓜更配哦》(来源:生命时报)一图中,以西瓜形象作为视觉焦点,绿色的瓜皮圆环形成半个西瓜切面,制造了一个添加文字信息的空间,让人能够一眼看清主体。圆环下方跷跷板和对比小西瓜的设计,与主体形成一个很好的搭配及互补。突破常用的表达可以形成一个焦点,但并不意味着要在每一个信息图表中都刻意地进行这种设计,否则可能会失去原有的表现效果(图 5-29)。

涉及较多数据的信息图表,其总体设计风格侧重于传达出一种严谨、科学的风格,所以在很多信息图表的设计上,颜色的选择及数量上均有相似之处。

在图 5-30《中国外科整形数世界第二,十年毁掉 20 万张脸》(来源:网易数读)中,作者要传达两个重要数据:外科手术类的数量,非外科手术类量。而这两大类当中,又细分了多种整形细项。设计者通过一个循环映射图案,完美解决了两大类别同时展现的难题。从细节

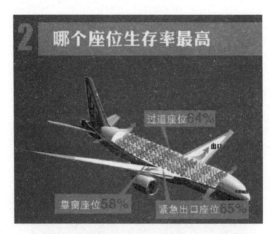

图 5-26　生命时报《乘飞机安全十问》的信息图表截图（三）

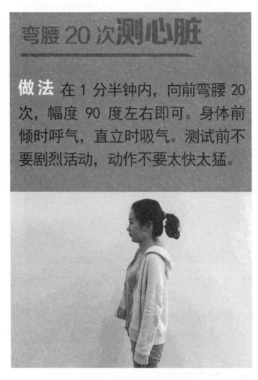

图 5-27　生命时报《一个动作测出你的隐形病》的信息图表截图

上看，圆点大小与整形项目数量的大小形成比例；圆点颜色通过色调的明暗相形成对比，整体看来给人以连贯的感觉。

在图 5-31《中国人，你想拿健康换什么？》（来源：数据挖掘与数据分析）中，用如下形式表达了全国医院、卫生院总诊疗人次数：

细格是信息图表常会用到的数据表现方式，多而密的细格排列呈现，本身就带有一种直观的"数量"感，在其他元素中能够迅速脱颖而出，给人以系统、严谨的感受。在颜色运用上也有相对强烈的对比感，深绿色代表全国医院、卫生院总诊疗人次数，一下就能看出从1999~2012 年是呈逐年递增的趋势，从一个数据中挖掘出多种信息，让人有种"一览无遗"

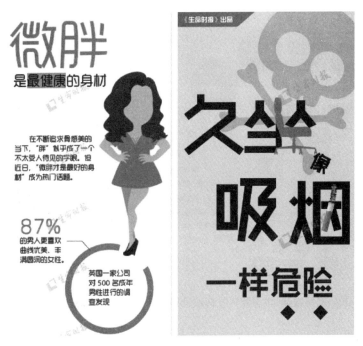

图 5-28　生命时报《微胖是最健康的身材》和《久坐像吸烟一样危险》信息图表

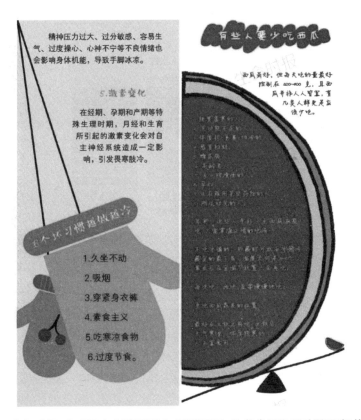

图 5-29　生命时报《跟手脚冰凉说再见》和《听说夏天,这些常识和西瓜更配哦》信息图表

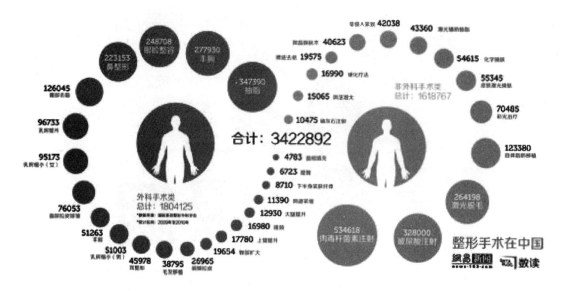

图 5-30　网易数读《中国外科整形数世界第二,十年毁掉 20 万张脸》信息图表

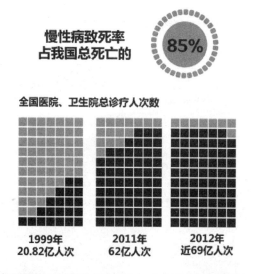

图 5-31　数据挖掘与数据分析《中国人,你想拿健康换什么?》信息图表

的感觉。

3. 不要分散,要聚焦　当一个信息图表中要传达的信息量比较多时,在设计时最好能找到一个视觉焦点,这样更加容易使人理解主题,激起阅读兴趣。

在图 5-32《"中国最热奖"该给哪座城?》(来源:图表新闻)中,这张地图瞬间让人聚焦:

地图中深红色区域表示"高温天数(天/年)",本身就已经有一种数据传达的功能;蓝色字表示"连续高温最长天数",在暖色调的主视觉中比较突出,综合上述两项指标,不难看出"新四大火炉"应该是福州、重庆、杭州、海口。这种表现方式既有重点数据支撑,去除了冗余数据的噪声,又与图示相互配合,直接明了,从而达到了聚焦信息的效果。

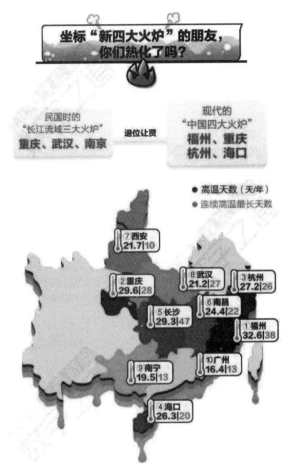

图 5-32　图表新闻《"中国最热奖"该给哪座城？》信息图表

在图 5-33《从头到脚练跑步姿势》（来源：生命时报）一图中，希望传达给受众正确的跑姿，科学的指导。切入点可以有很多，美编选择了"一个正在跑步的女孩"作为主体，由于其尺寸及位置都很突出，于是这个主体图也就成为了全图的视觉焦点。再通过人体具体部位的指导，串联起来传达出正确的跑步姿势应该长什么样。

受信息图表篇幅的限制，有一部分具体部位的指导整体下移，且主体由原来左边的位置换到了右边，在逻辑上给人以"跑动"的感觉，同时也符合受众的阅读习惯（图 5-34）。

四、新媒体形态信息图表的制作要求

（一）文字

从本质上来说，信息图表是一个化繁为简的过程，一两千的文字要花费时间、精力去阅读，而可视化的方式则可以一目了然地呈现。做可视化设计的时候，不能为了设计而设计，而是要从内容中拎出核心信息来，因此对文字的要求更高。不是任何一篇文章都能进行可视化的，而是将最重要的内容用图示来表达，打破冗长文字的阅读体验，用图示换一种传递信息的方式。

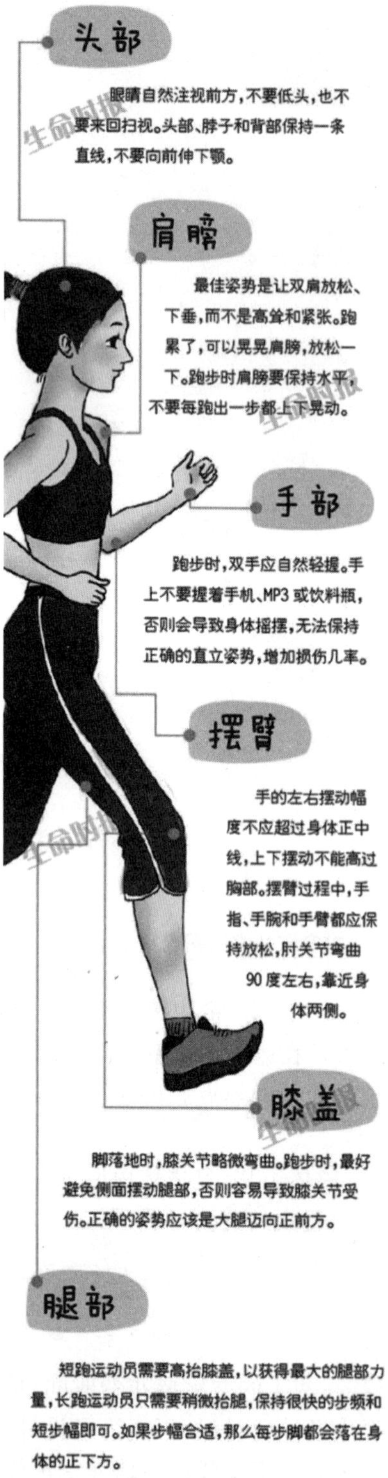

头部

眼睛自然注视前方，不要低头，也不要来回扫视。头部、脖子和背部保持一条直线，不要向前伸下颚。

肩膀

最佳姿势是让双肩放松、下垂，而不是高耸和紧张。跑累了，可以晃晃肩膀，放松一下。跑步时肩膀要保持水平，不要每跑出一步都上下晃动。

手部

跑步时，双手应自然轻握。手上不要握着手机、MP3 或饮料瓶，否则会导致身体摇摆，无法保持正确的直立姿势，增加损伤几率。

摆臂

手的左右摆动幅度不应超过身体正中线，上下摆动不能高过胸部。摆臂过程中，手指、手腕和手臂都应保持放松，肘关节弯曲90 度左右，靠近身体两侧。

膝盖

脚落地时，膝关节略微弯曲。跑步时，最好避免侧面摆动腿部，否则容易导致膝关节受伤。正确的姿势应该是大腿迈向正前方。

腿部

短跑运动员需要高抬膝盖，以获得最大的腿部力量，长跑运动员只需要稍微抬腿，保持很快的步频和短步幅即可。如果步幅合适，那么每步脚都会落在身体的正下方。

图 5-33　生命时报《从头到脚练跑步姿势》信息图表（一）

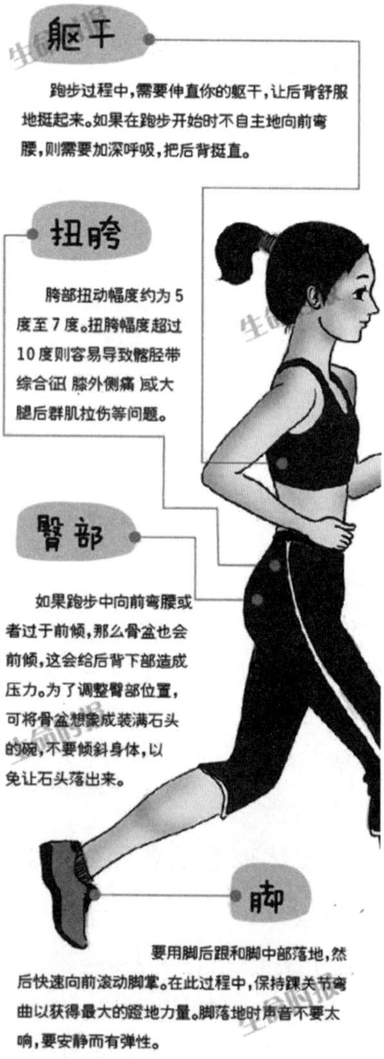

躯干

跑步过程中，需要伸直你的躯干，让后背舒服地挺起来。如果在跑步开始时不自主地向前弯腰，则需要加深呼吸，把后背挺直。

扭胯

胯部扭动幅度约为 5 度至 7 度。扭胯幅度超过10 度则容易导致髂胫带综合征、膝外侧痛 或大腿后群肌拉伤等问题。

臀部

如果跑步中向前弯腰或者过于前倾，那么骨盆也会前倾，这会给后背下部造成压力。为了调整臀部位置，可将骨盆想象成装满石头的碗，不要倾斜身体，以免让石头落出来。

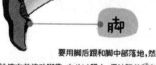

脚

要用脚后跟和脚中部落地，然后快速向前滚动脚掌。在此过程中，保持踝关节弯曲以获得最大的蹬地力量。脚落地时声音不要太响，要安静而有弹性。

图 5-34　生命时报《从头到脚练跑步姿势》信息图表（二）

在图 5-35《深秋季，教你在家 DIY 水果酒》（来源：图视绘）中，文字简洁凝练，只描述指导要点；图示清晰易懂，而非简单的配图，两者相辅相成，帮助受众理顺思路，给阅读带来轻松的、一目了然的效果。

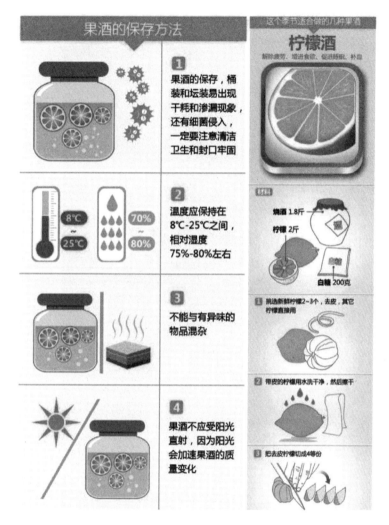

图 5-35　图视绘《深秋季，教你在家 DIY 水果酒》的信息图表

从呈现载体上来看，信息图表多在网页、手机等设备上传播，对字体的设计要比印刷品的字体更节制。除了被赋予承载信息量的字体，大多数情况下字体不宜频繁变换，控制在 2～3 种为最佳，但无论使用何种字体，都应该清晰易读、符合信息图表的整体调性。

在图 5-36《一图读懂丨咖啡 VS 茶》（来源：医学美图）中，无论标题还是正文，所有文字都采用一种字体。从视觉效果上来看，这种版式形成了一种清晰的系列感，降低了受众理解这些信息的难度。

（二）颜色

信息图表最突出的特点是可视化，可视化本能地要求做出来的设计要符合审美，因此在颜色运用上可以是丰富多样的，但是信息图表肩负着传达信息的使命，用色时要考量到这点，不能过于为所欲为。此外，有很多信息图表会被"分享"到微博、朋友圈等社交平台，一些

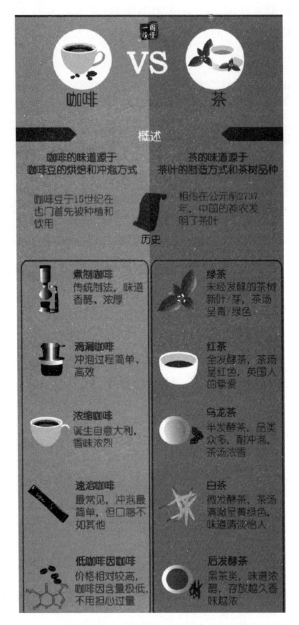

图 5-36　医学美图《一图读懂｜咖啡 VS 茶》的信息图表

过于刺眼的颜色应该尽量避免,而一些不饱和的颜色可以使信息图表符合大多数人的审美观。例如图 5-37《影响全身的甲状腺激素》(来源:丁香医师)这张信息图表,就是运用不饱和颜色的范例,给人以清新、高效之感,冷暖色协调分布,让人在阅读时有节奏感,同时方便快速了解内容。

考虑到大多数网页背景是白色,在设计信息图表时最好少用白色背景,以免会给受众造成"不知从哪里开始阅读"的困惑,可以通过铺底、包框等形式,把信息图表的范围给圈定起来。

运用颜色时,最好先根据主题选定一个主色调,在此基础上,配合设计元素再使用其他色调,原则上一张信息图表的色调不宜过多,以免带给人杂乱、无序的感觉。关于色调的选

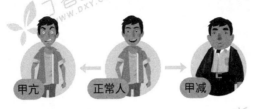

具体来说，可能出现：

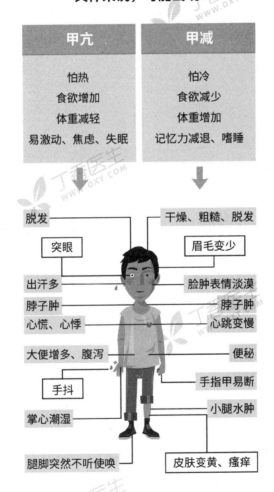

图 5-37　丁香医师《影响全身的甲状腺激素》的信息图表

择，除了查找相关设计颜色的书籍外，有一些网站也可以帮你解决这个问题，比如 Adobe's Kuler 及 COLOURlovers。

在图 5-38《国内可打宫颈癌（HPV）疫苗》（来源：微博@武超_CC）中，设计师通篇用了三种颜色（粉红、蓝、黑），主色调为粉红色，让人眼前一亮，同时传达出这是一个以女性为主要对象的话题；辅助色为蓝色和黑色，起到调节节奏、视觉引导的作用。

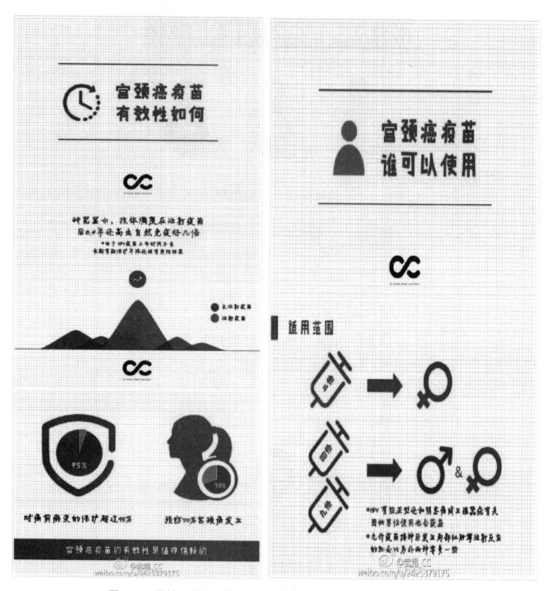

图 5-38　微博@武超_CC《国内可打宫颈癌（HPV）疫苗》的信息图表

（三）氛围

根据内容适当增加一些能够活跃版式、平衡视觉的元素，对于把控好整张信息图表的氛围来说至关重要。需要注意的是，这些为氛围服务的设计，不能"喧宾夺主"，它的出现只是为了起到辅助补充的作用。

在《一些关于雷电的冷知识》（来源：图表新闻）一图中，骷髅骨架的插图恰到好处，在这个位置设计元素既填充了空间，又契合了"雷劈"这个信息点，在阅读上来说优化了体验，对内容来说又是有益的补充，也很好地充实了信息图表的表现方式（图 5-39）。

在图 5-40《有一种绝症叫懒癌》（来源：生命时报）中，开篇头图位置的"懒人实图"元素，一上来就奠定了全篇的基调，主题不言而喻。

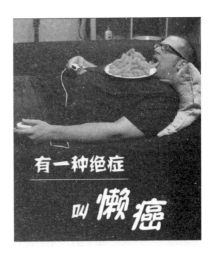

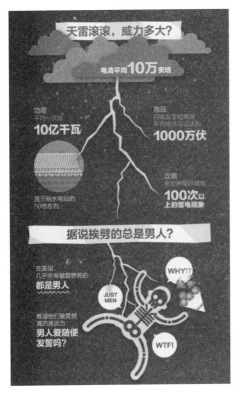

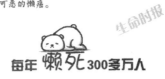

图 5-39　图表新闻《一些关于雷电的冷知识》的信息图表

图 5-40　生命时报《有一种绝症叫懒癌》的信息图表

（四）互动

通过一些动态设计，可以增强信息图表的表现力，同时也给人一种强烈的参与感和互动感，从而加深受众对内容的理解。在图 5-41《出汗藏着的健康秘密》（来源：生命时报）中，通过对标题里"汗"字的处理，用 GIF 动图的形式让汗水流动起来，直观鲜明地传达了主题。

五、新媒体形态信息图表的制作技术

信息图表本身属于平面设计的一种，所以制作的软件通常还是 Illustrator、Indesign、Coreldraw、Photoshop 等。在表现形式上，现在的信息图表已经不仅局限于二维静态的图表了，利用 Flash 进行交换式展示，制作信息动画是信息图表的另一个方向。

有设计团队的组织机构，推荐使用 Illustrator、Photoshop 等绘图软件，在此基础上

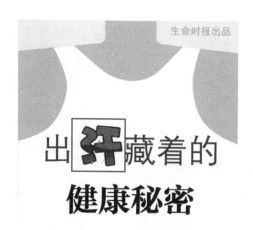

图 5-41　生命时报《出汗藏着的健康秘密》的信息图表

可以学习和了解基本的网页设计开发技术，如 HTML5、CSS、JavaScript 等，这有助于多种可视化方式的设计；没有设计团队的机构组织，可以使用一些信息图表的制作工具来完成。

在实际操作中，信息图表的制作过程比较繁琐，需要创作者有较强的信息提炼能力和平面创作能力，并不是掌握了软件就能制作出好的信息化图表。信息提炼能力和平面创作能力这里就不赘述了，先介绍几款信息图表的制作工具。

1. Visual. Ly　Visual. Ly 是一个信息图设计师的在线集市，提供了大量信息图模板。这款工具便捷好用，用户可以用它来快速创建自定义的信息图表，不需要任何设计相关的知识也可以使用（图 5-42）。

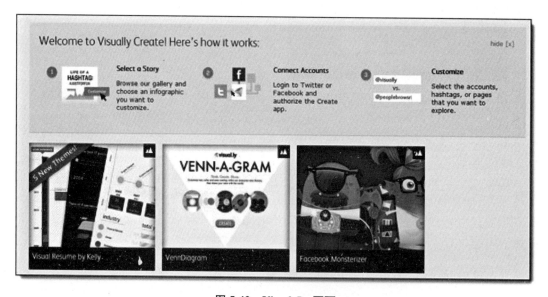

图 5-42　Visual. Ly 页面

Visual. Ly 的信息图制作的确完全自动化，只要输入要对比的对象，然后按下按钮，就能够自动生成。

2. Infogr. Am　Infogr. Am通过提供模块化的制作方式和丰富的精美模版，让普通用户也能只用简单的几步制作出自己的信息图（图5-43）。

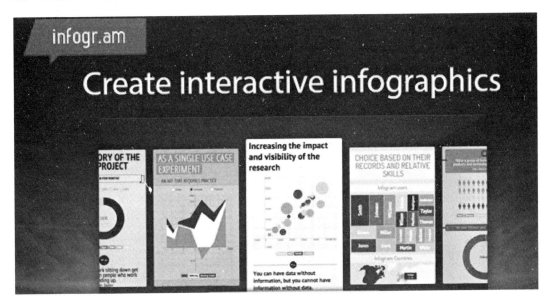

图 5-43　Infogr. Am 页面

3. Gliffy　Gliffy支持在线制作流程图，能够很好地支持中文，基础版本免费（图5-44）。在线制作的思维导图是公开的，高级版本有设置隐私权的权力。可以嵌入博客、办公室应用软件中，有很好的兼容性。

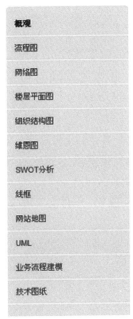
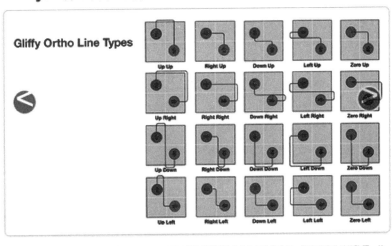

图 5-44　Gliffy 页面

　　另外，Gliffy 提供在线 Web 版本和离线浏览器插件版本，可以让用户随时随地轻松访问，可以保存原始文件和导出 jpeg/png 图片。一般情况下，个人使用免费的离线浏览器插件版本就能很好地满足工作需求。

　　4. Dipity　Dipity 是一款基于时间轴的 Web 应用软件，有免费版和商用版（图 5-45）。用户可以将自己在网络上的各种社会性行为（如 Flickr、Twitter、Youtube、Blog/RSS 等）聚合，并全部导入到自己的 Dipity 时间轴上。

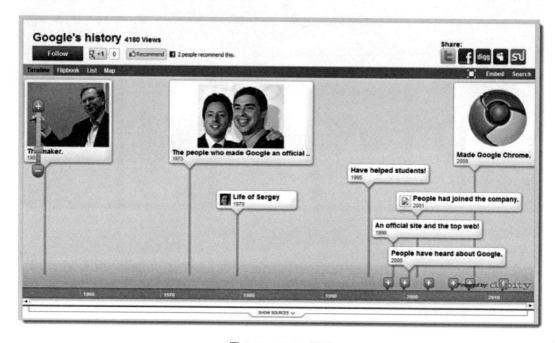

图 5-45　Dipity 页面

　　通过同步这些服务内容，可以很方便地建立自己的人生时间轴、博客发展时间轴、活动时间轴等，通过这种按时间顺序进行排列的事件，能够让你很直观地看到自己某时某刻都说了些什么，做了什么，到什么地方进行了游览，人生的历程与回忆历历在目。

　　5. Many Eyes　Many Eyes 这是一款由 IBM 推出的在线可视化工具，可以对数据、文本等进行可视化处理。操作步骤非常简便，用户进入制图页面后，经过三步就可以完成可视化图表的创建：选择数据集-选择可视化类型-发布可视化作品（图 5-46）。

　　Many Eyes 允许用户快速从公开可用或以上次的数据集中完成可视化，并且有广泛的分析特性，比如：扫描文本，分析关键词的密度和饱和度。

　　除了上面这几款信息图表工具外，其实还有很多其他的制作工具，比如 PPT、Prezi 等，大家可以根据各自的使用体验，选择适合自己的信息图表制作工具。

六、新媒体形态信息图表的注意事项

　　1. 找到切入点　在策划信息图表时，以一个独特的角度切入主题，可以给人带来悬念，快速激起人们想要进一步了解的欲望。可以在开头设置"吸引点"，比如取一个吸引人的标题，做一个出彩的设计，这在很大程度上决定了信息图表能否在第一时间刺激受众的神经，

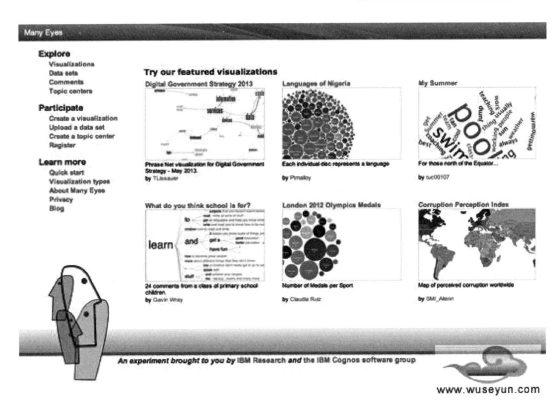

图 5-46　Many Eyes 页面

激起阅读欲望(图 5-47)。

　　此外,也可以利用震撼的数字切入主题(图 5-48)。

　　当然,还可以用事实或者观点令人感到意外,引起惊讶或者恐怖等等强烈情感,刺激信息图的二次分享传播(图 5-49)。

　　2. 讲一个故事　有的信息图表会有很多文字及背景介绍,在处理这些复杂的图表时,必须将设计信息图表理解为设计师在"讲一个故事",有开始,有发展,最后是结尾。这也要求创作者具有一定的逻辑统领能力(图 5-50)。

　　事实上,在讲述一件事实或者阐释一种观点的时候,人们不喜欢看长篇大论,而喜欢听故事。那么,一个故事要有哪些结构呢? 以下就是我们常见的故事结构:

　　起因——经过——结果

　　问题——数据——结论

　　情境——冲突——问题——答案

　　3. 信息准确性　在进行信息可视化的过程中,有时会遇到"审美"和"准确"的冲突,在两者进行取舍时,应以"准确"为主,避免错误信息的传达。这是因为,信息图表是为了让数据更容易、更清晰地表达,而不是仅仅为了设计而设计(图 5-51)。过于着重设计是否美观而轻视了数据的清晰表达,似乎是目前很多信息图表设计者最容易走入的一个误区。

　　另外,设计图表应严谨科学,涉及比例、对比关系等的展现,要符合各个数据之间的真实关系,一些基础的饼状及柱状图示也必须以真实数据为基础,由此再进行美化。

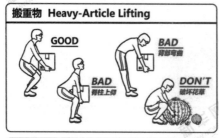

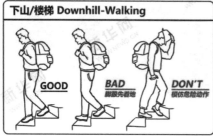

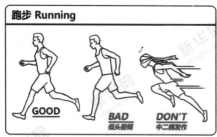

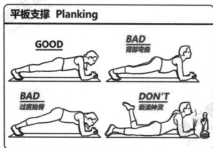

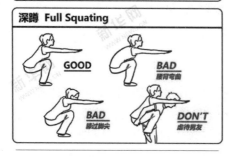

图 5-47　新华网《人体使用说明书》
的信息图表截图

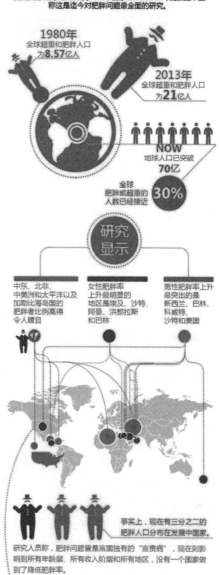

图 5-48　图闻馆《不可承受之重 全球胖子多
达 21 亿人》的信息图表截图

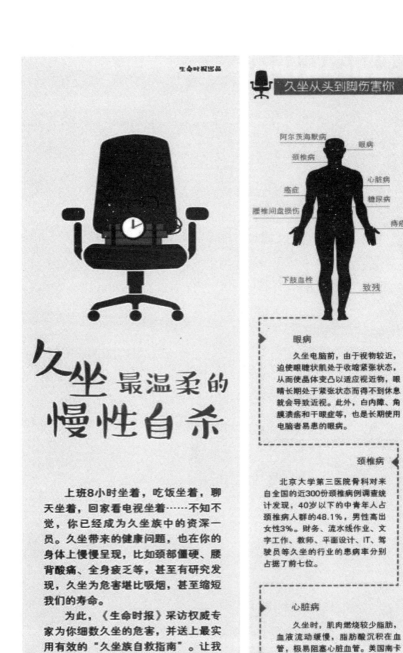

图 5-49　生命时报《久坐是最温柔的慢性自杀》的信息图表截图

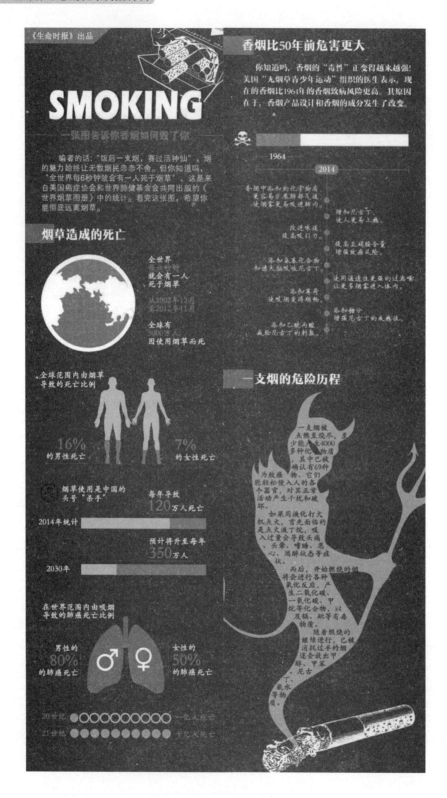

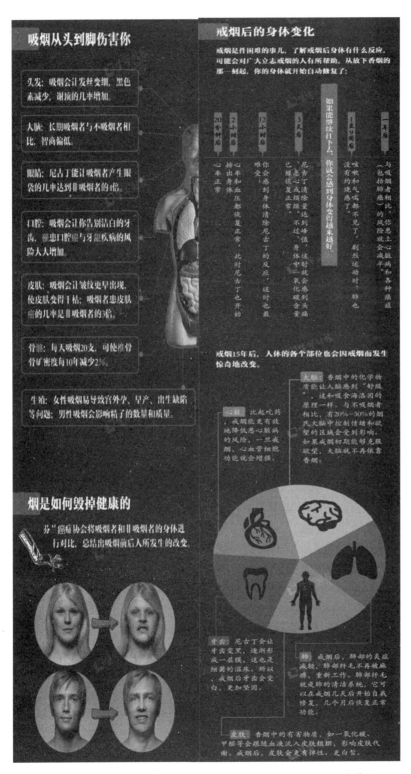

图 5-50　生命时报《一张图告诉你香烟如何毁了你》的信息图表截图

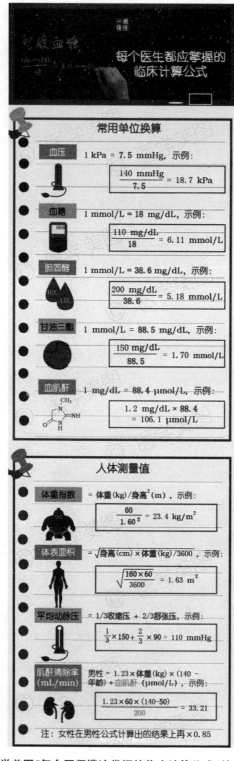

图 5-51 医学美图《每个医师懂该掌握的临床计算公式》的信息图表截图

　　4. 不放过细节　从字体、字号、字距到标点符号等细节之处，同样不能忽视，设计者要整体把控，以效果最大化为考量目标。比如，部分中文字体汉字与数字（字母）大小的差异，标点符号引起的空隙过大等。下面这个信息图表，字距稍过紧凑，阅读起来有些费力（图5-52）。

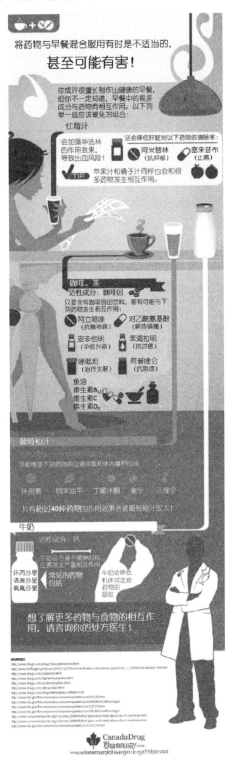

图 5-52　医学美图《将药物与早餐混合服用有时是不适当的，甚至可能有害！》的信息图表截图

最后,设计信息图表应该从宏观上把握,带给受众一种清晰简洁的"悦"读体验,还要灵活运用、调动各种设计元素,使信息图表打上自家鲜明的风格烙印。以上一些经验是笔者想与初步接触信息图表的朋友们分享的,希望各位可以从中得到一些启发。

互联网的规则是"用户为导向、技术为驱动、平台为基础"。目前,跨平台、多形式传播已经成为新的风口。随着优酷、土豆、爱奇艺等视频网站的支持,大量的自媒体视频节目涌现,喜马拉雅FM、荔枝FM等音频自媒体受到用户追捧。直播和社交化视频更成为了新的风口。这些产品其实都是内容的衍生品。只有善于利用各个新兴渠道和平台,才能让健康科普的优质内容在互联网时代得到价值回归。

第三节　新媒体形态视音频材料的设计与制作

本节将对音频材料在新媒体中的运用进行全面介绍,从选题定位到文案策划,从制作要求到具体操作方法,从成功案例分析与解读到音频软件的实操技巧,手把手教你如何制作一个具有良好传播效果的健康音频节目。

声音,是具有得天独厚优势的传播媒介。随着移动互联时代的到来,移动终端设备广泛普及,新媒体音频节目展现出巨大的发展潜力。过去,传统广播通过无线电波发送的方式传播,发射波段、发射功率直接影响其覆盖范围。如今,新媒体音频节目通过网络广播平台,把讯息随时随地送到每个人耳中。从网络电台,到微电台、电台APP、微信电台……新媒体移动化、社交化和微型化的特点,彻底解决了传统广播形式在地域与时间上的局限,顺应了现代都市人快节奏的生活,可以随时随地通过智能手机收听,地铁里、驾车时、家务中、临睡前……源源不断的优质音频内容正伴随着人们的工作、学习和生活,解放大众的双手双眼,让人们可以充分利用碎片化时间获取信息。而这样的传播形式,恰恰非常适合健康传播,每天几条健康知识,日积月累,健康素养得以提高。

一、音频的选题和文案策划

(一)音频选题的基本原则

纵观传统电台健康类节目选题,"药品推销、专家问诊"等内容充斥调频,健康话题还停留在医疗服务、药品介绍或保健品推荐等层面。新媒体时代的健康类音频节目,必须打破这一现状,将内容向非医疗性的健康、保健、养生方面延伸,有针对性地传播健康理念,引导受众理性保健与消费。一般来说,健康类音频节目主要有两种形式,一是以短平快的健康知识、健康新闻为主的资讯类节目;二是以专家访谈、对话、答疑、解读为主的深度访谈类节目。下面,我们就结合新闻价值理论以及新媒体健康传播的特点,分析这两类节目选题角度的选题基本原则。

1. 紧跟新闻热点,做老百姓最关心的话题　每一次医疗卫生事件的新闻发酵过程,都是进行健康科普的最佳时机,新媒体音频节目也应利用好这一时机,把选题从新闻热点的角度进行切入,做人们最为关注的话题,这样才能获得更多关注,得到更好的传播效果。但这类选题更适合深度访谈类节目,通过专家现场说法、答疑解惑,为受众普及更多科学的健康知识。比如,2016年山东疫苗事件,引起了民众普遍关注,家长们也十分关心这个话题,利用好这个时机,为民众解读疫苗安全的相关知识,可以事半功倍。

2. 选题要"接地气",对每个受众都有用　音频健康传播材料的选题也要符合新闻接近性原则,简言之就是尽可能多地与公众利益相关联,要"接地气",具有一定普遍性,是每位受众都关心的话题,而且还要对每个受众都有用、有益、有效,具有很强的实用性、指导性,能切实改变大众的行为模式、生活习惯,能把这些健康知识更多地实际运用于生活,才能喜闻乐见。癌症预防、心灵减压、健康饮食、科学运动等角度的话题就比较具有普遍性,每个人、每一个家庭都会关心,但需要注意的是,具体选题的角度要求新求变,突出一些新鲜的点,不能总是老生常谈,要能让受众获取新的信息,那样才有人愿意收听。如,《生命时报》一分钟读健康音频节目推出的"少做5件事,引发便秘""到了夏季,肠胃更挑剔""4个好习惯,其实正在伤害你"等选题就获得了较好的传播效果(图5-53)。

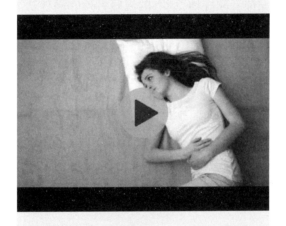

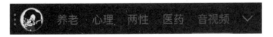

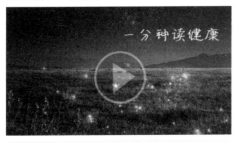

图 5-53　《生命时报》一分钟读健康音频节目

3. 有意思，抓眼球，增加选题的趣味性 新闻之所以能成为新闻，还有一个特性是"有趣"，能满足人们的感官需要，比如对事物的好奇、趣味等的心理满足，当然不是猎奇，不是低俗、庸俗、粗俗，不是满足少数人需要的感官刺激。音频健康传播材料的选题也要具有一定趣味性，符合新媒体传播的特点，善于抓住受众的眼球，将科学常识转化为通俗易懂、生动活泼的语言，以老百姓喜闻乐见的方式传播出去。比如，"让你的耳朵，洗个放松全身的温水澡""夏天，别让性爱热伤风"等比较生动、形象的说法，就更容易引起听众关注。

（二）音频文案策划的特点

声音是音频文案的唯一传播载体。区别于文字、图片、影像等信息来源，声音本身就具备更易使人亲近的特质。音频文案的策划，也应当与有声语言的这一特质紧密结合。应具备以下几个特点：

1. 亲切真实 充分发挥音频媒体"固有的温暖特性和陪伴功能"，通过亲切的话语，与受众心心相通，使信息平添真实感。文案措辞应适当口语化。有人提出，音频节目应更多地关注人们的心灵，走进人们的内心。在这方面，如《生命时报》，于每天下午时段播出"减压白噪声"音频节目，致力于帮助受众释放压力、获得内心平静，颇受欢迎（图5-54）。

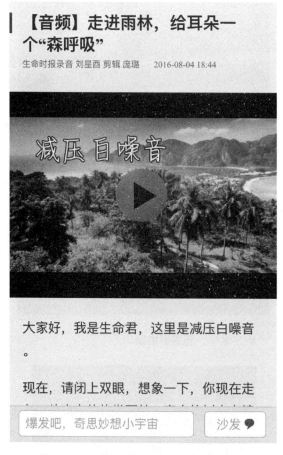

图 5-54 生命时报"减压白噪声"音频节目

2. 通俗易懂 很多健康知识非常专业，长篇累牍，晦涩难懂。文案策划时就要把这些专业术语转换成通俗易懂的平民化语言，尽量使用短句，让听众能够轻松听明白。同时，还要注意主体突出、内容充实、结构紧凑又张弛有度。

3. 具体形象 文案内容最好能够唤起受众的想象和联想，在听众脑海中形成画面或图像，使健康知识变得形象生动。比如，肝脏是人体"化工厂"，"给你的免疫力充充电"等说法就比较形象生动，值得借鉴。

二、音频制作的基本原则及周期

（一）音频制作的基本原则

首先需要明确的是，本节中所讲的音频制作，是指数字录音，又称数码录音技术。它是利用多媒体计算机进行录音，通过计算机的数字音频接口（话筒），将音频信号导入到计算机中，再通过多轨录音软件按照需要进行编辑，组合成人们所需要的完整文件，最后再输出录制成 CD 或其他音频格式。这种技术就像编辑 Word 文档那样简单，可以进行拼接、删减和整合，实现了无损编辑。为保证音频节目的质量，其制作过程中应遵循以下基本原则：

1. 保证较好的音频质量 一档好的、广受喜爱的音频节目，一定是注重细节的产物。音频节目的录制步骤繁杂，细节众多，保证现场录音与后期合成的质量是最基本原则。这需从稿件选取、录音和后期合成三个步骤下功夫。

2. 清晰的规范化朗读 广播要求"声情并茂""悦耳动听"，但正确清晰、流利清亮的规范化朗读是基本原则。首先，除个别地域性特殊节目外，播音语言都应采取普通话，达到语音、词汇、语法三方面的规范。其次，朗读要正确清晰，所谓正确，一是不读别字，二是不能用"直译"方式将方言变成蹩脚的普通话；所谓清晰，是指吐字要清楚明晰，不含含糊糊，有正确的停顿和适当的节奏，不要前言不搭后语，或者结结巴巴，使人听不明或弄不懂。第三，声音要力求"圆浑清亮"，即声音流畅自然，圆浑雄厚，悦耳动听，有滋有味，富于变化，生动活泼。

3. 让听众感到轻松愉快 一档好的音频节目，要让听众感到轻松愉快，能激起人们的欣赏兴趣。这不仅需要从提高上述两方面的质量入手，还需在内容上下功夫，要言之有物，让听众有所收获；要积极健康，为听众带来好心情。此外，包装制作上可以通过运用配乐来起到突出主题、烘托气氛的作用。

（二）音频节目的制作周期及时长

一般来说，音频节目的制作周期，应根据节目的整体定位来确定，比如主要目标受众人群是哪些人？想达到什么样的传播效果？人员、设备、精力、话题是否充足等因素都与节目的制作周期相关联。

目前市场上较为常见的制作周期主要有日播和周播两种。"逻辑思维"是目前比较火的一档日播节目，每期时长 1 分钟；"为你读诗"也是日播，每期时长 2 分钟左右，多在 5 分钟以内。日播节目适合用于播报每天健康知识，时间不宜过长，一般来说一条健康知识的播报不宜超过 3 分钟，文案控制在 800 字左右为宜。

单向空间推出的"单独"音频节目为周播，每期时长 15～20 分钟左右。周播节目一般适合用于健康访谈类节目，时长也最好控制在 30 分钟以内，便于人们利用闲暇时间收听。

三、音频制作的要求和注意事项

（一）音频制作基本要求

1. 相关硬件和软件 数字音频编辑硬件环境的核心是一台多媒体计算机，它应具备麦克风、声卡、耳机、音箱等硬件设备。声卡也称音频卡，是多媒体计算机中用来处理声音的接口卡,可以把来自话筒、录音机和激光唱机等设备的语音、音乐等声音变成数字信号交给计算机处理。声卡一般有集成声卡和独立声卡之分。一般来说,集成声卡已基本够用,有条件可以购买更专业的独立声卡。耳机主要应用于在录音时监听声音效果,为避免录音话筒将音箱发出的声音也收进去,最好使用耳机监听。

用于音频后期制作的软件必不可少。选择既专业又容易上手的软件可以使编辑音频的效率大大提高。比较常用的音频编辑软件有 Adobe Audition(简称 AU)(图 5-55)、Cool Edit Pro 等。最后,还需要一款格式转换软件,如格式工厂。

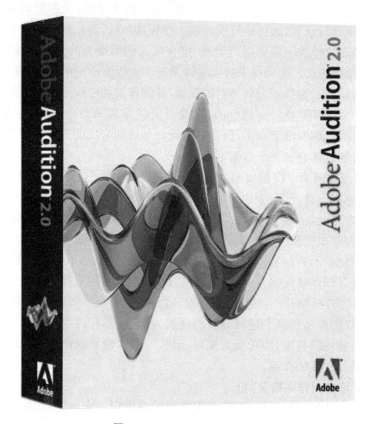

图 5-55　Adobe Audition 页面

2. 录音设备调试　录音是广播节目的重中之重,要审慎对待。通过对录音器材的调试,将播音员的声音完美再现是录制过程的基本要求。其中有一些技巧可供利用。

(1)录音环境的选择:为了还原播音员的原声,保证录音的清晰度和可靠度,必须使用合适的录音室,保证其混响时间和静音效果符合录音要求。房间不需要太大,10~20m² 就足够。这个房间一定要有基本的隔音功能,可以隔离外界噪声的干扰;还要具备一定的吸音功能,可以吸收外来以及内部反射音的干扰。这个房间最好没有窗户,如果有也是越小越好,并且尽量关牢。尽量避免巨大的玻璃落地窗,因为会产生反射声。有些既美观又实用的装饰物可以大大改善录音环境,比如厚重的窗帘以及地毯。

(2)录音设备的选择:麦克风的种类非常多,其中最为常见的两种是动圈式麦克风和电容式麦克风。动圈式麦克风结构牢固,性能稳定,价格便宜,近讲效应特性明显,可以让人声有一种亲切温暖的感觉。电容式麦克风频率特性好,灵敏度高,失真小,瞬态响应性能好,但是工作特性不够稳定,价格也偏高。两者相比,电容式麦克风的音质和灵敏度都优于动圈式麦克风,能录下更多的泛音元素和更多的细节,所以专业录音棚都是用电容式麦克风录音。但是,如果录音环境并不理想,比较嘈杂,使用电容麦克风反而不好,很容易录下噪声和回音,给后期处理带来很大的麻烦。所以,在录音环境不大好的情况下,用动圈式麦克风更合适。

3. 音频录制基本步骤　AU 是一款处理音频文件能力较强的软件,下面以 AU 为例简单介绍一下如何进行声音的录制。

(1)打开软件,新建"多轨会话"或"音频文件"(图 5-56)。

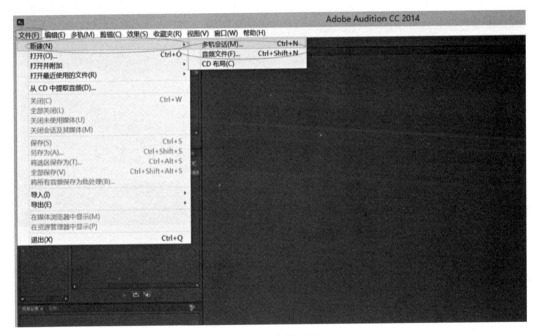

图 5-56　打开 AU

(2)修改所要保存文件的名称、路径,按"确定"进入录音界面(图 5-57)。

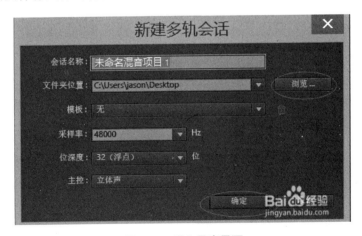

图 5-57　进入录音界面

(3)确认已设置好输入设备和输出设备,点击"R"和录音红点键开始录制(图 5-58)。

(4)录好后点击"文件""导出"即可,将文件保存为 wav 格式。

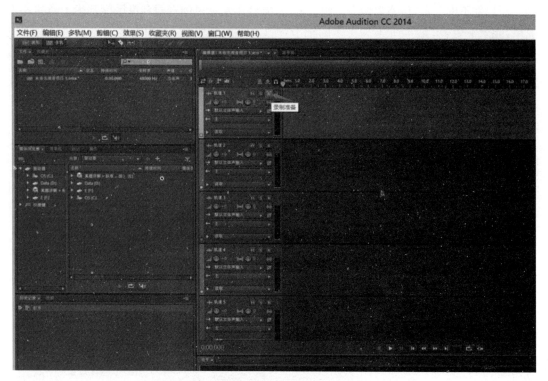

图 5-58　开始录制

（5）运用格式转换软件把音频格式转换为 mp3 格式并保存。

4. 后期制作合成　录音是一项偏重技术性的工作，而后期制作则偏向于体现录音师的艺术修养，因为相比于录音，后期合成是一种再创作的过程，需要根据节目的需要，添加进新的、合适的音响元素，这其中的一些技巧值得我们认真体会。

（1）音质的调整：录音期间的音质调整会受到录音环境的影响，一旦出现过调，在后期制作中很难处理，所以录音阶段的主要目标是保持原声，完美地还原播音员的声音，在合成期间，可以通过调音台的均衡器、扩展器、噪声门或音频工作站的降噪软件来进行修饰，以保证音质的协调性。

（2）配乐：语言与音乐的搭配是广播的常用模式，音乐的选择要根据文字稿件的内容来安排，起到突出主题、烘托气氛的作用，音乐的种类繁多，有民族的、西洋的、古典的、流行的，不同音乐素材的选用对录音师的艺术修养是一大考验，因此，合成配乐阶段是节目后期制作中最为繁琐、最耗时间的工作。

（3）其他音响效果的添加：这也是后期合成的一个重点，例如延时、混响、立体声等效果的添加，可以很好地烘托气氛、凸显主题，但要注意的是，添加音响效果要把握度的问题，适当的混响可以使语言饱满、有层次、有深度，但如果超过了一定的度就会严重影响清晰度，还可能产生听觉疲劳；延时的一大好处是可以产生回声效果和双声效果，立体声不言而喻，会产生空间效应，营造恢宏、庄严的语言环境。

（二）音频制作的其他注意事项

1. 录音间、制作间和听审间的音响环境要尽量相同，听审时应适当选择较高的音量，以便控制音乐的混压比例和录音细节，发现问题及时处理，影响音响环境的因素包括了室内环境和音响设备,在这两方面应着重营造相同感,否则录音制作后的听审会发现与录音的效果具有差异,妨碍节目的制作。

2. 其他录音技巧还有音乐歌曲前导、音效滞后、音乐歌曲淡入淡出、音响效果夸张处理等。音效的前导和滞后是将前后两段音乐的衔接拖长或延伸,使音乐的首尾部分叠加,利于产生连贯的听觉效果,当两段音乐差异较大的情况下,不容易产生断裂感。淡入淡出是为了使音效舒缓,使听众感觉音乐配合的自然流畅,不显突兀。夸张处理则恰恰相反,是为了突出该段落的某些特征,可以通过放大音效或加入混响等方式来体现。再有,音轨的分类也要清晰,通常分为语言轨、外采声效轨、配乐轨和音响资料轨,前期的轨道清晰有利于后期的音效合成。

四、视频的选题和文案策划

新媒体快速发展变化过程中,产品群和用户群在短时间内形成并瞬间扩大,人们获取内容方式、消费方式、娱乐方式等都突破了原有框架。新媒体视频作为一种时长短小,适合人们碎片化观看,具有完整策划和制作系统支撑的新媒体传播形式,因为影音画面表现更直观,更具强烈的感染力和冲击力,犹如一匹黑马,作为内容载体成为被广泛认可的传播模式。Talking Data 的《2015 移动视频应用行业报告》显示,2015 年一季度,移动视频应用用户规模达到 8.79 亿,在移动互联网整体用户中占比 77.25%。其中,短视频用户增长幅度最大,达到 401.3%。

在本节后半部分中,我们就视频的选题和文案策划、视频制作的基本原则及周期、视频制作的要求和注意事项,做个简单初步的介绍与分享。并尝试结合几类传播率较高、传播效果较好的新媒体视频案例,帮助操作者从实战层面建立对新媒体视频更深入的认识。

(一)新媒体视频选题标准

健康传播类新媒体视频可分为两种:一是真实人物入镜;二是动漫创作(图 5-59、图 5-60)。与传统的影视制作相比,新媒体视频拍摄制作条件限制小,经费成本投入少,是一种通过新媒体、新思维来达到健康传播与健康促进的创作路线。力求通过贴近生活的选题、奇思妙想的创意、有设计的拍摄或动画制作以及精巧的剪辑完成高水准的制作和传播效果。其中,选题和构思是保证创作成功的第一步。

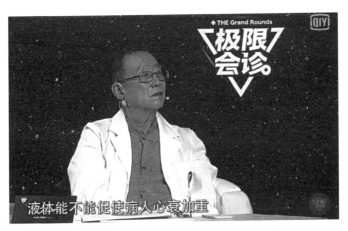

图 5-59　真实人物入镜例子:《极限会诊:胡大一的抉择》

一个好的新媒体视频选题,首先,要符合移动互联网传播的基本规律——快、有话题性,因此新鲜是重要的标准之一,选题要应时、应景、围绕的是新近发生的事;其次,要有新意,也

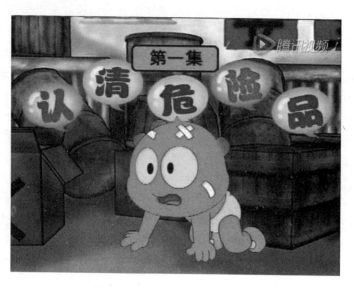

图 5-60　动漫创作例子:《火星娃健康成长》

就是选题表达的观点新、表现的手法新,可以在"刚需"话题中找寻新意,反复推敲;再次,要立意新奇,多报道新研究、新进展、新做法等。此外,健康传播领域的新媒体视频,话题还要紧密围绕与百姓息息相关的大健康,并且科学性、严谨性尤为重要。

例如:伊新学堂出品的《为什么爱吵架的女人会发胖》(图 5-61)。

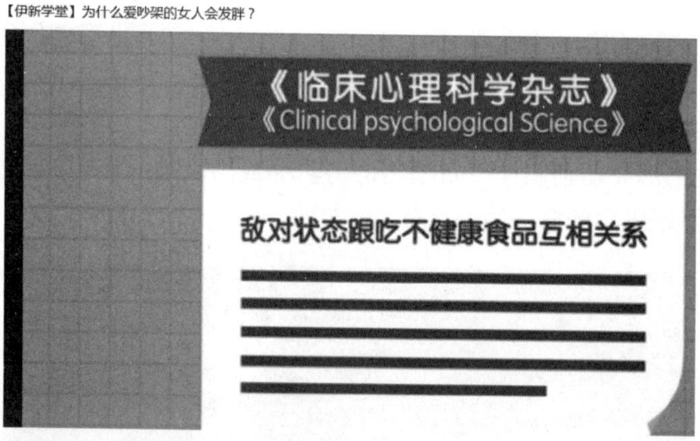

【伊新学堂】为什么爱吵架的女人会发胖?

《临床心理科学杂志》
《Clinical psychological SCience》

敌对状态跟吃不健康食品互相关系

图 5-61　视频节目《伊新学堂》

(二)新媒体视频常见选题类型

1. 紧贴时效健康热点　健康热点特别是重大热点一般具有时效性强、信息需求迫切、受众关注程度高等特点,因此其成为制作视频的必选选题之一。

比如,埃博拉病毒引热议时,中国疾病预防控制中心制作了系列埃博拉动画宣传片以卡通医师形象深入浅出地讲解清楚这个病毒的方方面面,使公众能更直观获得埃博拉的有关科普知识,正确认识埃博拉疫情,避免产生不必要的恐慌心理(图 5-62)。

2. 健康科普知识点　在百姓眼中,疾病是神秘的,是需要认知的。因此,解释疾病、解读病因、提供防病治病解决办法等健康科普类是重要的选题。这类选题也因受众广泛、话题

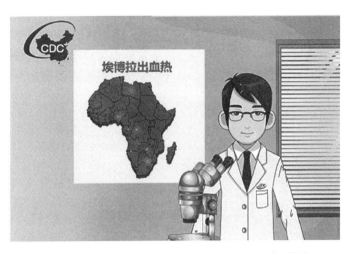

图 5-62　中国疾控中心制作的埃博拉动画系列宣传片

具体普遍性,成为健康类新媒体视频的重点传播内容(图 5-63、图 5-64)。

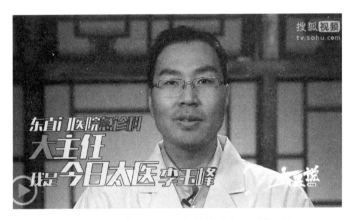

图 5-63　视频节目《太医说:搞定痛经,只需两招!》

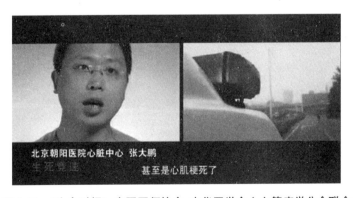

图 5-64　《生命时报》、中国医师协会、中华医学会心血管病学分会联合
拍摄的中国首部健康科普微视频《生死竞速》

　　3. 紧密宣传国家卫生政策　当前的一项重要理念就是将健康融入所有政策,卫生部门在这方面发挥引领作用,出台了一系列相关政策。公众对国家政策有被解读告知的需要,新

媒体视频就是很好的一种信息传播形式,能让信息更直白易懂、更接地气。2016年1月中旬,原国家卫生计生委就发布了《中国公民健康素养--基本知识与技能(2015年版)》,提出66条公民需要掌握的健康知识与技能。知识点丰富,每条素养都可以单独包装成视频系列,已有视频节目据此专门设计了卡通形象生动演绎,也有用采访权威专家的形式进行解读(图5-65)。

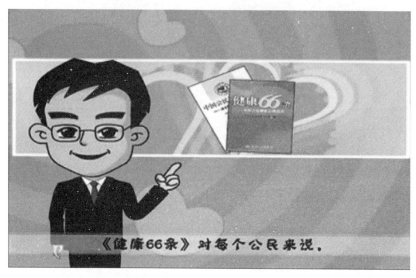

图 5-65　卫计委妇幼保健与社区卫生局、山东省卫生厅、联合国儿童基金会驻华办事处联合出品

4. 名医名家名人系列　科学、正确传播健康知识的主体是医师,医师利用自己的专业知识治病救人,所挽救的生命是有限的。如果这些在各自学术、专业领域很有建树的大专家们,能通过录制视频节目,把自己所学所知用通俗易懂的语言传播给受众,让他们能逐渐了解防病治病知识,所挽救的将是一大批人。比如,由中国医学科学院健康科普研究中心监制的视频节目"Medical Video 医学微视"(图5-66),采用的形式是一位知名专家带着一名护士

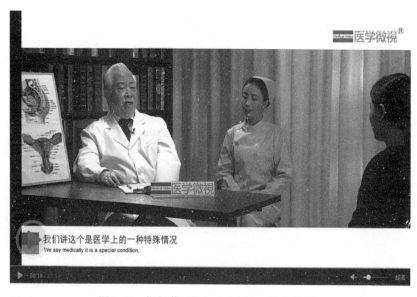

图 5-66　视频节目"Medical Video 医学微视"

出诊,面对患者进行实例病情讲解,还原诊室对话,一期的时长一般在 2～5 分钟左右。再如,生命时报 2016 年初制作的全国 27 家三甲医院院长专访视频《2016 院长们的健康期待》(图 5-67),作为健康中国战略实施"主战场"的领头人,各大医院的院长们分别从医疗改革、医患关系、人文关怀及智慧医疗等方面给出了自己的答案。

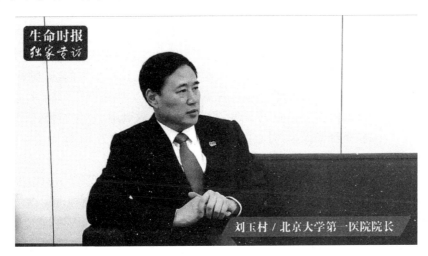

图 5-67 专访视频《2016 院长们的健康期待》

(三) 视频脚本(文案)的创作

找到了好的选题,就可以进行下一个操作环节——视频脚本创作,即构思视频的文案。脚本是视频创意的文字表达,体现视频主题、传播信息内容的语言文字说明,是视频构思的具体体现,也是摄制的基础和蓝图。脚本的写作,需要用生动形象的语言把创意按照场景的顺序描绘出来,以便对视频片进行具体形象的勾勒。

脚本的结构由开头、中间展开、结尾的主要内容,共同构成视频文字脚本的一个有机整体结构,头要开得好,尾也要收得好,主题展开部分更应丰富多彩。以生命时报《图个健康》视频栏目文案《血脂从哪里来》为例:

1. 开头部分 引人入胜开头在视频中占有很重要的地位,它的作用是吸引观众的注意力,引起观众的兴趣。开头部分不宜过长,通过几个镜头、几句解说就点出主题。常用的方法包括:开门见山,直接进入正题;提出问题,形成悬念带有启发性、思考性;安排序幕,烘托气氛这种开头的方法也是常用的方法,它的作用是通过要表达和说明的问题,引出主题,造成深刻印象。

《血脂从哪里来》为例,"很多人觉得'血脂'是一个指标,超标基本是吃出来的。其实,它是个总称,在临床上主要看 4 项指标,分别是总胆固醇、甘油三酯(三酰甘油)、高密度脂蛋白胆固醇和低密度脂蛋白胆固醇。"

2. 中间部分 逐层展开这部分是视频的主要内容,是全片的重点和中心,健康科普类的正文一般都遵循三段论原则,即"是什么? 为什么? 怎么办?",逐层阐述时需要注意以下几点:

(1)循序渐进,逐步深入:即不断提出问题,解决问题,按一定的逻辑顺序,逐步深入地去揭示问题。

(2)层次清楚,段落分明:必要时可用字幕的标题分隔,让人很容易理解各层次及其联系,每一个层次可用几个段落来表达,每个段落表达一个问题,段落与段落之间又要相互联系。

（3）详略得当，快慢适宜：内容表述的详略，直接关系到对主题的体现，详略得当能使全片中心明确、重点突出、结构紧凑，为此重点内容部分要详写，相关的其他问题则要略写。

（4）过渡自然，前后照应：过渡是指上下文之间的衔接转换、镜头组接中的内容过渡后内容的关照呼应。

《血脂从哪里来》为例："这里面大家最熟悉的是胆固醇，它是人体必不可少的成分，我们的每一个细胞都离不开它。你可能不知道，胆固醇只有 1/3 从食物中获得，大部分是人体自身合成的。别以为瘦就跟高血脂绝缘，也别认为高血脂一定是吃出来的，即便你身轻如燕，如果自身合成了过量胆固醇，又不能正常代谢掉，一样会血脂高。其中，高密度脂蛋白胆固醇和低密度脂蛋白胆固醇是两种"性格"反差很大的胆固醇双胞胎，我们暂且称呼它们"小高"和"小低"。"小高"是个优等生，对心血管有保护作用，常被称为"血管清道夫"，也有人称其为"好胆固醇"。在一定范围内，它的指标越高越好。

"小低"是个问题学生，蓬松柔软，它一旦过高，就容易附着在血管壁上，形成动脉粥样硬化斑块，使血管狭窄甚至引起堵塞。如果这些斑块突然破裂、局部形成血栓，把给心脏供血的这根血管突然堵塞，就会引起急性心肌梗死，甚至猝死。因此，在一定范围内，它的值越低越好。

"小高"和"小低"加在一起，再加上不太引人注意的"极低密度脂蛋白胆固醇"（小极），就组成了"总胆固醇"。

而血脂中的甘油三酯大多是从食物中获得的。吃大量油脂、肥肉等高脂肪食物后，又没有足够的运动把它消耗掉，体内的甘油三酯水平会立马水涨船高。如果吃了过量精细加工的粮食或其他高热量食物，会引起血糖升高，继而加速人体合成甘油三酯。因此，食欲较好，喜欢吃高油脂食物和精米精面又不爱运动的"吃货"，甘油三酯容易偏高。

需要注意的是，化验单上的血脂"正常值"只针对没有高血压、糖尿病、吸烟、动脉粥样硬化、家族史等危险因素的人群，如果已经有以上问题，这个值就不再适用，应咨询医师，找到自己特有的"正常值"。

虽然从食物中获取的胆固醇比例有限，但对有心脑血管疾病的人来说，还是建议尽量少吃动物内脏等高胆固醇食物。此外，坚持每天连续运动 30 分钟，每周至少 5 天，也有助于控制血脂。

3. 结尾部分　发人深省结尾是视频制作的有机组成部分。结尾的方法比如总结全片，点题；提出问题，发人深省。好的结尾要做到简洁有力。《血脂从哪里来》为例，"知道血脂从哪儿来，更要知道超标的血脂从哪儿来，从现在起，努力把高血脂赶出你的生活吧！"

五、视频制作的基本原则及周期

（一）新媒体视频制作的基本原则

1. 选题新颖，标题吸睛　选题和标题是让受众判断是否要点开视频观看的关键，因此也是决定视频传播是否成功的第一步。好选题，让公众感到有趣、好奇、轻松、耐看，从而巧妙地使公众发自内心地接受被传播内容；好标题，让受众从信息里发现并愿意打开。奥美创始人奥格威先生有一条经典理论：读标题的人是读正文的人的 5 倍。一个好标题要有信息量、矛盾冲突点、标签、有温度，可以采用提问反问式、名人背书、干货技巧、强吸引式、抛出悬念式、紧贴热点式、数字表述式（图 5-68、图 5-69）。

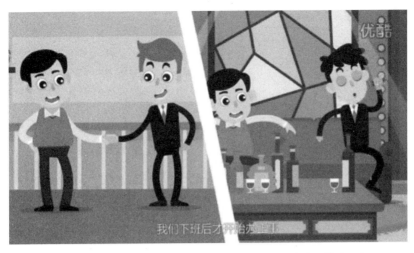

图 5-68 壹读视频《工作最拼的男人也有着世界上最脆弱的小心肝》

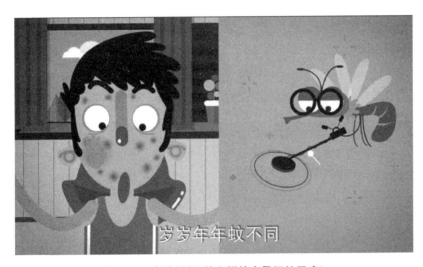

图 5-69 壹读视频《什么样的人最招蚊子疼》

2. 抓住 10％的目标受众 "精准化"逐渐成为视频需要追求的目标,因为受众范围广大,需求不同,众口难调,因此必须明确故事讲给谁听。策划视频时试图立足于精准传播模式,从各构成要素出发,分别考虑受众数据库管理、内容匹配精确性、受众心理认可度等,建立以用户为中心的分众、垂直模式。根据大众网的数据,网络视频关注受众年轻化,以 15～39 岁为主力,学生和白领类的高学历、高收入者对视频内容更感兴趣。因此,可以侧重这个年龄的人群再做具体细分。比如,从定位来看,"一条"视频更偏向于"精品主义"和"小资情调",放弃大众化互联网视频的做法(图 5-70)。

3. 核心信息明确 突出视频的素材较为丰富,有大量的图像、声音、文字等元素,抓住受众眼球的同时,也容易造成信息过多的干扰,让受众抓不住重点,反而影响了传播效果。因此,视频制作时应该确认要表达的核心信息是什么,也就是最想传递给受众的重要信息点,并在脚本里明确主次关系。另外,核心信息可以进行适当的重复和强调,换个角度加以阐释,或者首尾呼应关键信息点,能够加深受众的印象和认知,让传播效果加倍。

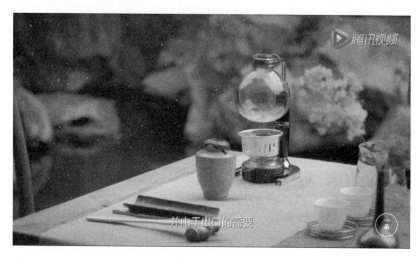

图 5-70　一条视频《绿茶过期了还能喝吗?》

4. 让受众有强代入感　传播内容能否成功,很重要的因素之一就是让受众觉得"与我有关",有强代入感。所传播的内容要接地气,是日常所需、生活必备,与百姓的现实生活密切相连,能够满足他们防病需求、交流需求、精神需求、共鸣需求等其中一个。反过来,与自己的生活实际不沾边的话题则会让受众有距离感,难以接受或失去传播热情。如雾霾天的口罩选择是老百姓持续的关注热点(图 5-71)。

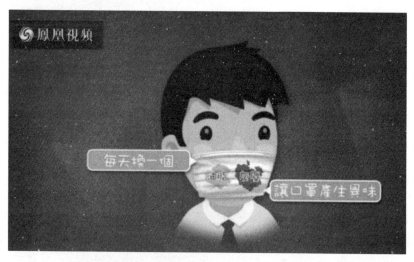

图 5-71　凤凰视频《健康新概念》《对付雾霾天口罩如何选》

5. 用娱乐的形式讲好故事　对娱乐、社交的追求是互联网用户的普遍特征,新媒体视频能够在传播材料中成为黑马,与其风格活泼、寓教于乐、轻松直观的特点关系重大。视频中一般都会有故事主角设定,可以是卡通人物,也可以是真人入镜,用故事形式把原本略显枯燥的材料生动起来,有助于受众的理解和接受。举一个例子,应急题材轻喜剧《青年旅舍》,就以青岛某青年旅舍中的年轻人为叙事主体,将消防、交通安全、地震、防骗、户外救援、家庭应急、食品安全、公共卫生等应急和防灾减灾知识植入其中,让观众在欢笑之余掌握知识和技能(图 5-72)。

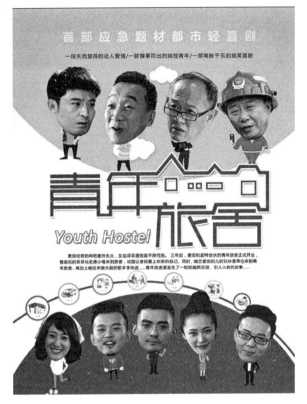

图 5-72 视频《青年旅舍》

(二) 新媒体视频制作的周期

1. 故事构思 即叙述故事的方式,想表达什么,怎样来表达。

首先,要设计出整体构想,确定选题,然后构思围绕这个大主题从哪些角度论述,如何循序渐进把握节奏,在头脑里生成有画面感的框架。

其次,思考表现形式,确定使用动画还是真人演示。

再次,想要营造一个什么样的氛围,搞笑娱乐还是严肃讲解,用什么样的音乐等。

最后,考虑可实施性,画面是否可以实现,确定嘉宾时间等。

2. 脚本写作 脚本就是视频的框架,好比一栋建筑的设计稿,把控着作品风格、节奏、画面等。确定脚本实际上是了解传播需求的过程,比如视频时长控制在多久、重点希望传递的信息、期望得到的传播效果等。

3. 配音制作(动画视频) 配音是为影片或多媒体加入声音的过程。如果确定为动画的表现形式,确定好脚本后,就可以拿去配音了。选择配音时可先试听样音,找到与视频类型、风格等整体相符合的,就可以正式录制。现在有不少网络配音公司,可以在网上试听样音,选择配音师,比如(图 5-73)。

4. 动画制作(动画视频) 动画制作软件主要有 Flash MX 和 After Effects。Flash MX 是制作网页动画的软件,After Effects 是制作影视特效、影视片头动画的软件。

这两款动画软件的主要区别是:Flash 输出的一般是矢量动画,擅长做一些角色动画,手绘能力较好、经验丰富的设计师,若结合以往积累的素材,能够较高效完成 MG 动画的制作。而 After Effects 输出的是视频动画,拥有丰富的预设和插件,更擅长做一些动态效果、画面

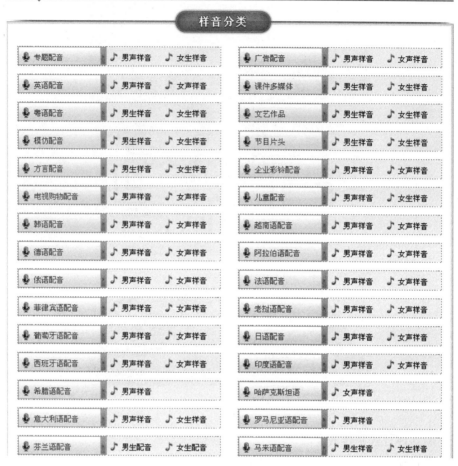

图 5-73　网络配音样音

切换、视频效果滤镜等奇幻多样。

5. 拍摄素材（人物视频）　摄入画面景框内的主体形象，无论人物、动物或景物，都可统称为"景"，取景的距离影响了视频画面的容量。景别指的是由于摄影机与被摄体的距离不同，而造成被摄体在摄影机寻像器中所呈现出的范围大小的区别。景别的划分，一般可分为5种，由近至远分别为特写（人体肩部以上）、近景（人体胸部以上）、中景（人体膝部以上）、全景（人体的全部和周围背景）、远景（被摄体所处环境）。受众面对不同景别的画面会产生不同的心理感受（图 5-74）。

6. 剪辑软件使用　剪辑过程主要分为前期剪辑和后期特效部分，前期剪辑使用的软件代表是 Premiere，其主要功能是视频段落的组合和拼接，可将拍摄完成的视频导入 Premiere 中进行素材处理，删去无效信息、干扰信息、重复信息等，保证核心信息突出，控制整体时长和节奏。

（1）Premiere 软件的使用：Premiere 的默认操作界面主要分为素材框、监视器调板、效果调板、时间线调板和工具箱 5 个主要部分，在效果调板的位置，通过选择不同的选项卡，可以显示信息调板和历史调板（图 5-75）。

Premiere 工具栏里面主要有 11 种工具，作为一般的剪辑而言，主要运用的是选择工具

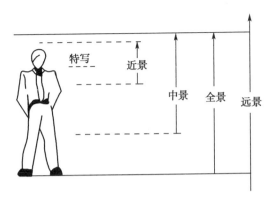

图 5-74　景别的划分

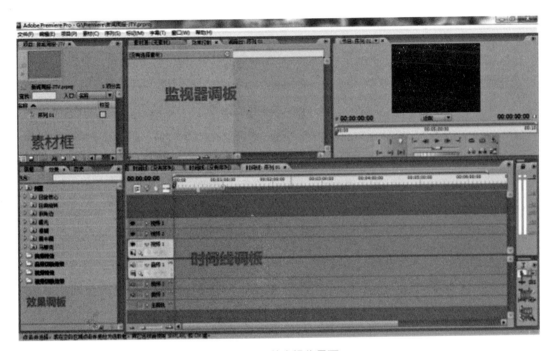

图 5-75　基本操作界面

和剃刀工具。选择剃刀工具后,对准素材需要分开的地方,按下鼠标素材就会被剪开,成为两个独立的片段(图 5-76)。

　　视频的简单编辑用鼠标将素材框中需要编辑的素材拖动到时间线上。将素材中不需要的片段与需要的片段分开,然后单击选中不需要的片段,按"delete"键删除不需要的片段。

　　(2)After Effects 软件的使用:特效部分常使用的软件代表是 After Effects,其属于层类型后期软件,将上一阶段处理好的视频素材导入到 After Effects中,为这些视频素材添加特效,如蒙板效果等。需要注意的是,After Effects 一般是不输出完整的视频的,而

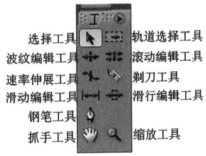

图 5-76　Premiere 基本工具栏

175

是输出一些视频片段,如视频片头、视频主体部分、视频片尾、视频片花等。因此,剪辑的最后一步,是要把这些素材再放到 Premiere 软件里,合成导出最终完整视频(图 5-77)。

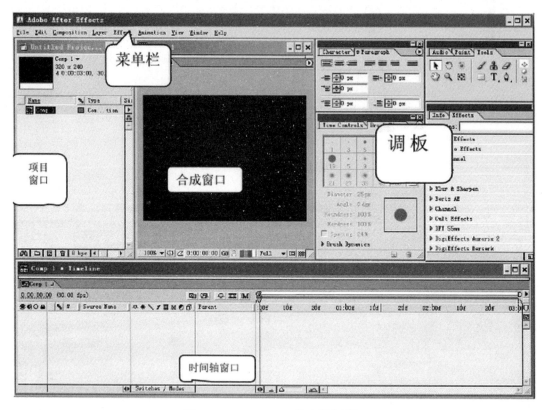

图 5-77　After Effects 基本操作界面

After Effects 的基本操作流程如下:

①整理视频、图片、音频等素材;②将素材导入到项目窗口;③将项目窗口中的素材拖到时间线中作为层;④在时间线中对层进行编辑,其中可以用关键帧定义层属性,用 effects 特效灯光,合成模式等;⑤预览合成窗口内容;⑥输出成视频文件。

六、视频制作的要求和注意事项

(一) 新媒体视频制作的要求

1. 用工匠精神做新媒体　新媒体视频本质上属于内容产业,"内容为王"这一传媒发展法则同样适用于新媒体视频,它的制作过程,需要学习传统媒体精雕细磨的工匠精神。从编辑报选题、讨论选题、确定选题,讨论表现形式、整体风格,然后拍摄、剪辑、发布。一个三五分钟的视频,平均要花去 2~3 周的时间。成片后为保证传播效率,需要根据目标受众的使用习惯确定发布平台和频率,如果是系列视频,还需要制作排期表,敲定播放频率,保证效果最大化,最终作品几乎都经历过从样片到成品,反复打磨和内部测试的淬炼。让大家乐意去看,积极消化,主动传播。

2. 脚本写作要有画面感　视频画面是一种特殊语言,它同文字语言、口头语言一样,也遵循语法、逻辑。它既能准确地反映现实世界,又能表达思想、情感文字语言的基本单位是词,画面语言的基本单位是镜头,即连续拍摄的一段画面。通过把一个个画面接组起来,形成镜头组,能通顺地说明一个现象、一个情节或一个事件。因此,在写文字脚本时,脑子里必须装满镜头,并且时刻考虑好根据信息表达的系统性、逻辑性,安排好画面的组接、段落的转场。只有这样,才能发挥视频手段的动态表达的特长。另外,每一个画面或一组画面,要配上一段相应的解说词,不要错位。

3. 设计具有可操作性　脚本画面的形象描述要具体、准确,不能似是而非,对于人们不熟悉的事物,要从表到里、从近到远、从大到小,对其形状、大小、位置、颜色、质地以及声音等一一作具体的描述,对常见的事物则可以寥寥数笔,使人看懂即可。而且,重要的是所设计的画面内容都必须是能拍摄、可操作的。没有留下影像资料,或者受现有摄影摄像设备条件或视频制作技术限制无法实现拍摄,可考虑用模型或动画代替。另外,要附上简洁的创意说明,比如为什么要这样设计,能够产生什么样的效果,最大的焦点在哪里等。

4. 控制视频时长　制作新媒体视频时要考虑到其播放平台移动端的应用场景:碎片化、非专注,受众往往利用一些零碎的时间观看视频。所以每个视频的制作时都要对整个片子的长度以及每个场景的用时都有个精确的估算。对一般短视频来说,时长限定在5~10分钟内最佳。既能保证受众注意力高度集中,接收到知识点不会走神,又提高他们二次主动传播的兴趣,增强信息的传播率。

5. 把控视频节奏　健康传播类视频的制作目的离不开知识科普,即通过视频的形式传播宣传点,提高受众的健康素养。因此,视频的节奏就很重要,节奏过快,受众的思维和知识面跟不上科学知识讲解的节奏,节奏过慢,受众容易视觉疲劳,降低学习的兴趣。

6. 坚持好内容,多给正能量　网络传播环境缺乏监控,尤其健康类信息更是鱼龙混杂,一些耸人听闻的标题党,不仅用负面当卖点,所传播的内容也多是没有科学依据的谣言。作为视频制作方,不仅要做好运动员,也要做好裁判员,把好第一道关。一方面保证传播内容科学可靠,一方面充分考虑到信息可能产生的社会效应,避免引起不必要的大众恐慌。多从正面加以引导,少从负面引起恐慌。

(二)新媒体视频制作的注意事项

1. 尽量倡导,减少说教　健康传播视频是向公众传播观念或行为准则,最好以倡导的方式进行,体现出双方是平等的交流。因此写文案时,要注意语气表达,避免摆出教育者的架势,居高临下,以教训的口气说话。而是用平等沟通的态度,亲切易懂的语音,让受众情感上引起共鸣,提高被传播的信息的接受度。

2. 心中有数,多多益善　拍摄素材时,需提前估算一下,安排多少远景、近景,有哪些嘉宾需要特写,是否需要使用拉伸镜头等,做到心中有数。有了大致规划后,拍摄的素材有效性会更高。如果有个别场景没法提前确认,最好拍摄的时候"多多益善",给后期剪辑准备充足的备选。

3. 配音前应沟通充分　如果需要找专业配音人员配音,需要注意的是,有的画面脚本太长要加快语速,配音前应和配音人员充分沟通强调,避免后期直接用软件拉短时长引起变音。如果是自己配音,则要最大限度消除环境噪声,尽量不要开电风扇、空调一类的电器,也要避免把手机放在电脑或者音箱旁边产生干扰音。

4. 人物专题拍摄前期做好准备　首先,受访嘉宾的背景最好不要太杂乱,找个干净的背景。其次,拍摄前观察环境,比如光线情况、如何构图等,并确保排除了可能引起穿帮的镜头,比如受访嘉宾身后是一面玻璃柜就会反照出拍摄人员。另外,还需要注意提醒在场的所有人把手机静音,以免干扰拍摄。

5. 裁身点的选择要慎重　拍摄画面时一般有远景、中景、近景等景别区分,如果用中景、近景、特写拍摄,被拍摄者的身体会从画面上被裁掉一部分。这时要注意不要把膝盖、腰部和颈部作为裁身点,因为在这三点上裁出来的画面看起来很别扭。

6. 画面稳定是拍摄的核心　三脚架是最稳定的方案,如果没带三脚架,在拍摄视频的时候,能够双手持机的一定要使用双手,除右手正常持机之外,左手也要扶住屏幕使机器稳定,并用胳膊肘顶住身体提供三个支点,使摄像机将会更加稳固。摇镜头一定要保证画面的稳定,一个轻微的晃动反映到最终的视频上都会出现问题,对观看会有影响。

第四节　移动终端常用传播材料的设计与制作

本节通过对 H5 技术和微场景的介绍,分析其优势及劣势,帮助目标受众找到最适合利用 H5 传播的内容和策划。其中,涉及到 H5 的呈现形式和方法,本节做了从易到难的分类和总结,并在重点问题上给予提示。希望通过本节的介绍,目标受众能在短时间内了解并简单运用 H5 技术。

一、H5 究竟是什么? 微场景又是什么

"你看了宝马汽车的那个 H5 吗? 做的真帅!""我们用 H5 来做个招聘启事吧!"如果不是新媒体从业者,也许你对移动终端微场景这个概念有些陌生。但对"H5"这个几乎所有涉及新媒体传播都需要用到的词,它代表着一场利用信息技术全面提升健康传播效率及效果的浪潮正席卷而来(图 5-78)。

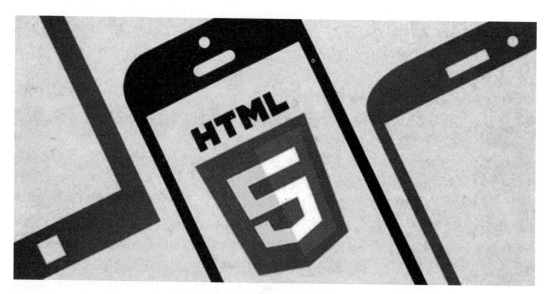

图 5-78　H5

H5 突然火了,虽然 HTML 语言从 2004 年就被正式提出,但它真正的火热是随着微信的普及开来。通常意义上的 H5,指的就是 HTML5,广义上指的是一系列用于开发网络应用的最新技术的合集,它包括 HTML、CSS、JavaScript 以及一系列全新的 API。HTML5 技术希望能够减少浏览器对插件的依赖,并提供给更多的能够有效增强网络应用的标准集。很多人讲 H5 代指移动端的 WEB PAGE,所以 H5 也被称为场景应用、轻应用、H5 页面、轻APP 等等。但对于技术开发者来说,这一命名及叫法有待商榷。

对于本书中的 H5,泛指那些用 HTML5 语言能实现的移动终端微场景,通俗来说就是

微信朋友圈里、手机 APP 里能够打开的动态页面,这是一种交互媒体的新格式,具有良好的交互效果、更好的运行速度、更精确的显示效果以及更方便的制作流程。

这种新的技术带来了一个能够在智能手机、平板电脑等移动终端上呈现的微场景,让用户通过简单的滑动、拖拽等动作,完成在线场景的观看,并可以方便地分享给自己的朋友,加速信息的传播和推广,同时兼具数据搜集、统计、分析等功能。

二、H5 突出的优势及劣势

2014 年 10 月,在美国圣克拉拉举行的 W3C 技术大会及顾问委员会会议上,万维网联盟的 HTML 工作组正式发布了 HTML5 的标准规范,并向全世界开放。这个具有划时代意义的事件,推动着 H5 成为自此之后全网最火热的新词。

万维网联盟创始人 Tim Berners-Lee 评论说:"今天,我们想做的事情已经不再是通过浏览器观看视频或收听音频,或者在一部手机上运行浏览器。我们希望通过不同的设备,在任何地方,都能够共享照片、网上购物、阅读新闻以及查找信息。虽然大多数用户对 HTML5 和开放 Web 平台并不熟悉,但是它们正在不断改进用户体验。"

而搜狐董事局主席张朝阳则从 H5 和 APP 的对比上,阐述了它们各自的优缺点。张朝阳说:"H5 是轻应用,它是一个流量中枢,到达的流量非常多,像一个大树一样,每个叶子都在接下来的雨水。APP 是一个重应用,但是它是一个强入口,用户下载的门槛比较高,一旦下载以后它的渲染能力很强。"只有大的 APP 才能存活下去,因为它的技术和运营成本很高,而 H5 更适合个人和中小媒体,以及不是以技术为核心优势的垂直领域。

所以,H5 究竟具有哪些强大的功能和突出的优势,引起如此广泛的效应? 说到底,H5 实际上是为互联网提供了全新的平台和框架,并使这些应用标准和开放化,从而使这些应用能够轻松地实现类似电脑桌面的应用体验。具体来说,H5 具有以下几方面突出优势:

(一)嵌入视频音频操作简单,形式灵活

以前在手机或者平板电脑上打开视频和音频,很容易出现不支持播放格式、需要下载插件等情况,导致视频音频无法播放。但通过 H5 技术,可以轻松打开视频和音频文件,支持各种播放格式,即便是在手机上用流量观看也可以很容易实现。

H5 在音频和视频的嵌入上,操作简单,插入位置和时间都可以自定义,形式灵活。即使没有技术背景也可以通过简易的工具进行操作。

(二)交互方式丰富,用户体验感好

打开一个 H5,首先你会被跳跃的画面和动听的音乐所吸引,而之后的滑动和拖拽,一次次点击都像是沉浸在某种场景里,被带领着体会不一样的视听体验。有时候像一部电影,有时候却是一款拿起来却放不下的游戏。

对于习惯了观看静态网页的用户来说,H5 的出现展现了新媒体丰富的交互方式和方法,将视觉、听觉、触觉真正地融为一体,具有强大的感官体验和吸引力。

(三)本地存储特性,给用户带来便利

H5 最大的一个技术特性就是支持本地储存,拥有更好的安全性,性能得到极大的提升,即使关闭浏览器也可以保存。H5 的启动时间通常比在手机上打开一个已有的 APP 要快,加上无处不在的无线互联网以及移动互联网,无需下载占用过多的储存空间,更适合智能手机等移动媒体。

同时,H5 让开发者不需要依赖任何第三方插件,便可以创建文字、图像、音频、视频、动

画等多种效果,这也使得即便只有很少的流量,用户也可以看到很炫酷的视听效果。

(四) 跨平台应用,多方兼容,开源生态发达

以前开发一个应用或产品,需要考虑到多方兼容的问题,比如这个产品在 PC 端和移动端需要做不同的调整,在不同系统的智能手机里也有可能出现问题。

H5 这个跨平台技术出现之后,无论是电脑还是手机,无论是 Windows 系统还是其他,无论是哪种系统的手机,都可以轻易地放上 H5 制作的应用,多方兼容。这种兼容性显著地降低了产品的开发和运营成本,特别适合机构或个人进行更有意义的信息传播。同时,H5 有大量的开源数据可以使用,这使得技术人员在应用的获取上更加轻松、便捷。

(五) 开发成本低,维护费用低

技术的革新意味着更加便捷的应用的出现,同样也意味着技术成本的增加。在这个随便开发一个 APP 都需要大量资金的今天,H5 的广泛应用在某种程度上解决了部分成本问题。有调查显示,H5 的开发成本为 APP 的 1/5,甚至 1/10,这样就大大减少了主体在开发和维护上所花的钱,而应用本身的效果并没有打折扣。成本费用的降低也是 H5 受到广泛欢迎的原因之一。

(六) 分享便利,传播性强

下载一个 APP 需要时间、较大的流量和占据部分手机空间,而 H5 几乎是无门槛的安装,通过各种平台入口、搜索引擎、应用市场、浏览器等都可以随时打开,更容易推广且推广成本低,便于信息的传播和分享。而且这种传播速度和广度几乎是成几何级数的增长,这也就是为什么 H5 很容易出现爆款的原因。

做健康传播,很大程度上是希望更多的人知道健康知识并会对其进行二次传播。那 H5 正好迎合了传播者的需求,只要将你想传播的内容制作好后生成一个链接,无论何时何地,无论你拿的是手机还是电脑,都能够轻而易举地打开,并进行分享。这种强传播性对于健康知识的传播来说尤为重要。

(七) 有利于效果追踪,数据反馈方便

怎样让做出来的东西让更多的人看到? 用户看到后是否真的发生了观念或行为上的改变? 对于 H5 的使用者来说,他们更希望的是将信息和知识通过 H5 这种形式传播到更多的人那里,并产生更深入的影响。比如一个"吸烟有害健康"的 H5,传播者肯定希望在看到之后,能产生少抽烟或者戒烟的行为效果,这样才能产生价值。

基于 H5 传播的信息实际上是可以实现跨平台监控和实时数据的整合及反馈。某个 H5 有多少人点击,他们分别做出来什么反馈,他们看了几分钟,是否真的将整个互动做完,这些都能够通过技术手段进行效果追踪和数据统计。同样也可以在传播过程中,随时对 H5 进行调整,以达到最好的传播效果。

同样,H5 也存在着一些问题。比如 H5 受限于传播平台,如微信等,一旦屏蔽将会使很多做好的页面无法打开和二次传播。而且对 H5 本身而言,也存在着用户黏性不高,很少有人会第二次打开等多方面问题。H5 依存于平台,单独链接不方便收藏和保存,留存障碍多,干扰性大。同样很多 H5 存在着谣言等多方面问题,单纯一个链接很容易让人产生不信任感,从而影响传播效果。

三、哪些内容和策划适合 H5 传播

了解了 H5 的基本特征和传播形态,那么什么样的内容适合用 H5 来传播? 对于健康传播来说,哪些材料更适合采用这种新的形态呢?

总体来说，笔者认为希望通过智能手机等移动端页面进行内容运营、品牌活动、广告销售、娱乐游戏等形式的传播行为，并希望能在短时间内和用户进行交互，并进行病毒式分享的传播内容，都适合用 H5 的形式。针对健康传播材料的内容，具体来说主要分为以下几种类型：

（一）展示类型

例如常见疾病介绍、常见健康问题解答等。

展示类型多用于比较简单的图文、视频、音频展示，通常采用上下左右滑动、拖拽、摩擦屏幕翻页等方式来进行页面之间的切换。每页集中展示某一个知识点，同时前后搭配结合起来成为一个展示类型的 H5。

这种类型的 H5 多用于常见知识的介绍和展示，以及通过多图文和视频、音频的形式向受众传递比较晦涩难懂的医学及大众健康知识。由于页面稍微简单，所以需要文字内容引人入胜，需要更具有话题性的设计。

案例：健康教育类讲座的邀请函，通过介绍疾病、专家等，向用户发出邀请，页面清晰简洁，报名方式也变得更加简单（图 5-79）。

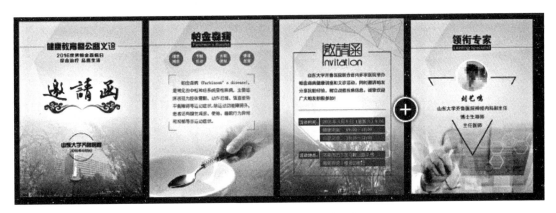

图 5-79　健康教育公益义诊示例

（二）产品类型

例如轻问诊、自测、微站等。

产品类型的 H5 比起展示类型的来说，更加复杂，且和用户之间的互动更多。这类 H5 应用不仅包括页面的展示，可能还在其中涵盖某种具有产品性质的逻辑关系。比如打开一个 H5 页面，它能够在你答完 10 道题之后，帮你判断最近心理压力是否过大，是否需要看医师等初步的轻问诊和自测行为。或者我们想在微信中做一个医院的微站，此时就可以在微信公众号菜单栏放上医院微站的 H5，实时跳转到 H5 上进行医院相关功能的服务，这类的就是产品类型的 H5。

此类 H5 通常具有平常我们所见到的 APP 产品的某种特性，或者是工具类的，或者是服务类的。它相当于一个小型的、内嵌式的 APP，能在免下载的前提下，实现绝大多数 APP 可以实现的功能。

案例：你真的会说话吗？用测试的方法进入答题环节，中国青年报的这个 H5 通过模拟情景对话，在测试的同时还能将成绩分享给朋友（图 5-80）。

（三）游戏类型

例如击败癌细胞、我爱维生素等游戏。

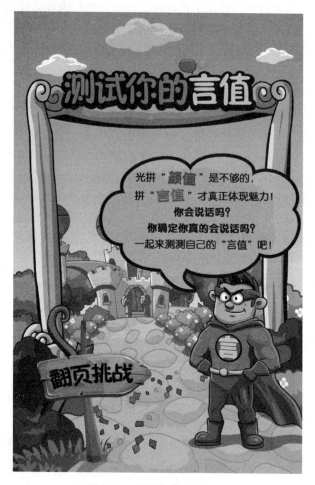

图 5-80　模拟情景对话示例

　　游戏是 H5 的特色之一,有很多传播热度很大的 H5 就是通过游戏吸引用户的注意。比如为了让大家了解体内维生素的分类及作用,可以设计一款最普通的"接维生素"的游戏,接到维生素积分闯关,并了解维生素相关知识。

　　游戏类的 H5 具有互动性强、黏性高等特点,但其页面设计、技术开发等难度等级较高,需要投入比较大的成本。

　　案例:杜蕾斯曾经做过一个点套套的游戏,让用户在 20 秒之内比手速,同时也强调了安全套的重要性。游戏很火爆,宣传安全套的传播效果自然也不错(图 5-81)。

　　(四) 综合专题类型

　　例如母乳喂养周专题等。

　　在做大型的综合专题建设时,我们可以利用到 H5 各个方面的优势。既有展示内容,又有产品形态,同时可能还兼具内嵌的游戏等"隐藏机关"。对于越复杂的 H5 设计,其逻辑性和用户体验就尤为重要,怎样让用户在丰富的场景、有趣的互动、清晰的导向中学习并运用到健康知识,这才是我们最重点的核心。

　　所以,对于此类 H5 专题的建立,需要有严密的设计及运营思路,同样在保证用户体验的前提下,谨慎选择。

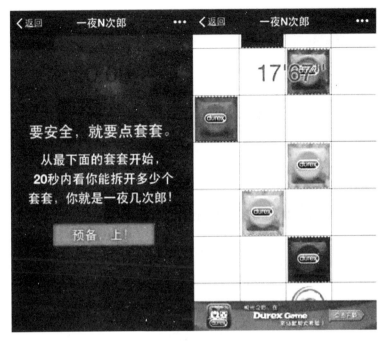

图 5-81　杜蕾斯一夜 N 次郎示例

案例: 对着手机吹口气也能测出你的健康值? 百度做过一个关于呼出气体的健康测试,在介绍呼吸健康的同时加入了类似游戏类的参与感超强的互动,虽然可能测出来的气体成分等科学性存疑,但这种形式值得借鉴(图 5-82)。

四、H5 场景应用从初级到高级

确定了主题和内容,下一步我们就要进行真正的场景设计。前文提到 H5 具有很多强大的功能和新潮的玩法,那有哪些是容易上手的? 哪些有需要比较仔细的规划呢? 下面,我们将从易到难地向大家介绍一些基本场景的搭建。

(一) 普通幻灯片

特点:制作简单,周期短,不需要专业技术人员。

适用于:微型活动,热点营销。

精心设计的图片加上简单地点击、翻页、拖拽效果,配上动听的音乐和嵌入在页面中的视频,这种普通幻灯片的形式应该算是 H5 最早期时的典型应用。简单实用,容易在短时间内搭建场景,内容表达直白美观,通俗易懂。

此类幻灯片形式的 H5,适合用来制作常见健康新闻、健康知识,比如"什么是寨卡病毒?"考验的是高质量的内容本身以及制作者讲故事的能力。如果内容吸引人就容易产生较多的转发和传播。

普通幻灯片形式还可以用于邀请函、节日礼物等的传播,通过用户点击、翻页等操作,提升其好感度,潜移默化地对内容本身加深好感。

各大免费的 H5 制作工具有提供此种场景类型的搭建,简单易学。

(二) 简单交互动画

特点:体验更好,简单交互容易上手,制作周期不太长,不需要专业技术人员。

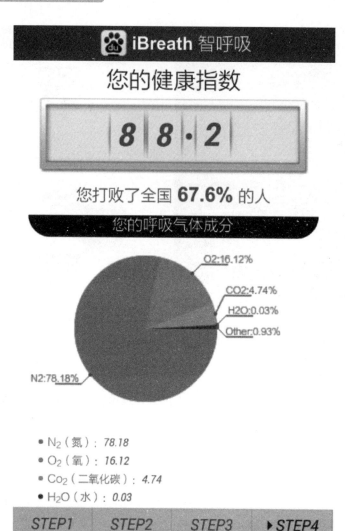

图 5-82　百度智呼吸示例

适用于：中小型活动和时间传播。

比起简单的幻灯片形式，简单的交互动画则更强调和用户之间的互动。比如测试类的 H5 页面，利用用户的求知和探索欲望，一步步答题，然后得到答案。再加上好看的视觉设计和文案内容，让用户能够在互动的过程中学习到健康知识。

新知类的健康知识也特别适合用简单的交互动画，比如新的研究，或者关于大众健康、医学及人体本身的一些科普信息。"你想知道睡觉的时候，身体在发生什么变化？"此刻画面上就可能出现一个睡着的人，点击他的不同部分就可以显示各个器官在怎样运作。

这类交互动画需要制作者本身对动画形式了解，正确地传达信息，而不能光靠用户摸索，需要有强大的逻辑关联。

各大免费的 H5 制作工具有提供此种场景类型的搭建，简单易学。

（三）建微站

特点：模拟网站建设，弥补移动端缺陷，制作周期较长，部分内容需要专业设计和技术人员。

适用于：周期较长的中型活动，或长时间的传播。

想让用户迅速了解某个机构？想马上在手机上搭建一个微网站？这个是 H5 最擅长的形式。通过主页面、二三级频道的设计等，很容易通过免费的 H5 制作工具进行一个微网站的搭建。它可以包括资讯的发布、机构的设置框架、重要服务内容以及联系方式、地点显示灯。

微网站的建设，弥补了需要将 PC 端网页进行 WAP 开发的劣势。但需要使用者具有一定的产品及网站知识，如果需要更多功能，则需要专业的设计人员和技术人员进行进一步设计和开发。

各大免费的 H5 制作工具有提供此种场景类型的框架搭建，可以进行基本的微站建设。如果需更多功能，需要自行研究开发。

案例：越来越多的医院和医疗机构，采用建微站的方式建设自己的网上阵营。既有科室、门诊、专家的介绍，又有挂号、预约、查询化验单等服务内容，同时还能发布医疗信息，推送到患者手机等非常实用的功能。可以嵌入在多种产品中，如微博、微信等社交媒体（图 5-83）。

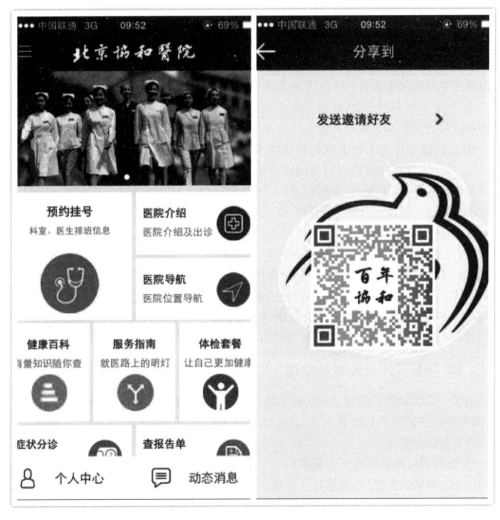

图 5-83 北京协和医院微站示例

（四）特殊场景建设

特点：炫酷，交互体验好，个性化制作，容易形成爆款，制作周期长，需要加入较多设计和技术人员。

适用于：策划周期较长的大型或重点活动，结合热点进行专题式运营。

1. 模拟未接来电　"一个神秘的来电，你敢接吗？"一个炫酷的页面，完全模拟手机在使用时的状态，并在你"接电话"的过程中出现各种动画效果和音频，打造一种企图以假乱真的手机场景。

2. 模拟朋友圈　对于每天刷微信朋友圈的用户来说，朋友圈的模式已经烂熟于心。一则完全模拟微信朋友圈的 H5，引导你进入虚拟构建的空间。生命时报曾经做过关于"维生素的朋友圈"，维生素的好搭档和敌人之间的有趣互动，能让用户一眼就看明白，并且获得相关健康知识。

3. 建造全景三维空间　利用全景三维技术，利用炫酷的设计，故宫曾经推出了一个线上的博物馆系列。这系列 H5 试图通过图像和音乐的渲染，展现出一个立体的三维空间里存放着的稀世珍宝。用户拿着手机，就好像跟着导游穿越了一间间房子，从房间地面到天花板，你都能拉近观看，展品细节一览无余。

全景三维空间的建造，更多的是打造一种立体的环境。应用在健康传播上，适用于类似探索身体奥秘之类科普知识的传播，比如建构一个人体内部的空间，或者单纯地看一个细菌是怎样生活的。

案例：《穿越故宫来看你》是 2016 年最火爆的 H5 之一，其中加入了音乐、全景三维、微信等产品、智能硬件多种元素，这其实是一项创新比赛的报名策划。创意和内容的双输出，预示着炫酷的页面加上优质的内容才能让用户买单。

4. 游戏构建　作为无须下载的移动端 Web 游戏，H5 游戏可谓是业内春天般的风口。一个研发、一个设计甚至就能在短时间内开发出一个游戏，以《围住神经猫》为例，不到两天时间开发出来的游戏，上线 48 小时以来，玩家数量迅速突破 241 万人。三天时间内游戏访问次数已经超过一亿次。这种引爆和传播，是以前很多游戏都无法做到的。

病毒式传播的 H5 游戏，相比起传统的 APP 游戏而言，能迅速抓住用户的碎片时间。轻量化、制作相对简单，加上健康传播的初衷，其实能够产生很好的反馈效果。

除了以上 4 种，还有很多其他的特殊场景建设正在蓬勃发展。对比前几种 H5 类型，此类 H5 更加复杂，可能需要用到重力感应技术、三维动画技术等多种技术，还需要有完整的场景艺术设计等，需要投入更多的时间和金钱成本，才能达到预估的传播效果。

五、H5 场景应用的排版及设计

俗话说："以微知著。"想好了 H5 的主题、形式以及大致的实施方法，在具体的排版和设计上，又有哪些方面需要从细节入手，真正体现功力？笔者总结了以下几个方面，希望能够提供一些有价值的参考。

（一）面对 H5，你其实是一个导演！

对于 H5 场景的搭建，必须要有一个核心人物，这个核心人物了解这个 H5 从策划意图到实施效果等一系列要点，并能够将它传播开去。就跟拍一部电影一样，从前期脚本设计、动画制图，到后期剪辑、配音和上映，导演必须从头到尾贯穿其中，并带着主要的思考来实践。

所以,核心人物的设定尤为重要。根据他的想法制订出大的调性和方案,再交由小组成员讨论,决定后最好按照核心人物的要求进一步实施,这样才不会出现乱的问题。比如,想做一个关于"牙齿健康"的策划,是从牙齿的基本知识开始讲起,还是做一款保护牙齿的小游戏,或者通过问答的方式传播健康知识,这些都需要提前策划并确认好,才有利于细节部分的展开。

（二）基本的文字编辑功底必不可少

作为健康知识的传播者,基本的文字编辑能力极其重要。H5虽然是一个看上去很炫酷的表现形式,但你会发现那些传播开的、影响深的案例,在内容上一定是可圈可点的。特别是对于健康知识传播来说,很多时候大家会陷入"科学"和"普及"的矛盾中,怎样既不违背科学性,又让知识通俗易懂？实际上对文字编辑的要求很高。

1. 文字通顺　大部头的医学著作,通常都非常繁冗,在表达上也有很多借鉴西方的翻译显得比较生硬。所以对于传播内容,我们第一步要做的事,实际上是将文字改得比较顺畅,语句读起来让人容易接受。比如中医里有"气滞"的说法,我们可以在解释的时候补充一句"气堵在哪里,哪里就会不舒服"等表达,更加通俗易懂。

2. 避免错别字　编辑过程中,出现错别字是难免的,而对于互联网上传播的健康知识来说,很多时候编辑自己就很难去判断对错。比如"综合症"和"综合征",比如"辩证"和"辨证",都需要编辑平时不断巩固和积累,要有存疑和求证的心理,对传播出去的健康知识负责。

3. 专有名词加注解　大众健康传播里,有很多专有名字出现,也许只有平时对这个疾病和名字比较熟悉的人,才会知道其中的含义。所以在这类专有名字出现时,最好加一些注解。

比如"反应性低血糖",如果直接出现很多人可能不太清楚含义,最好加一句,"反应性低血糖又称为餐后低血糖,主要表现为发作性的心慌、出汗、乏力,并多在餐后 2～4 小时发生"。

4. 符合互联网传播的特性　互联网传播比起传统媒体渠道的传播,更具有自己的特性。交互性、趣味性、多样性、易读性等,都需要在传播内容中体现。在传播时注重对象感,在文字的描述上多增加比喻,会很容易增加传播度。

比如生命时报曾经在一篇报道中,将血管比喻成"马路",将血栓等疾病比喻成"堵车",只有生命的通道畅通无阻,才能保证远离疾病,这样的比喻更容易让大众理解。

5. 字体大小和文章内容呈现　由于在移动终端传播,字体的选择、字号的大小都需要多次尝试。

H5内容一般选择 14～18px 大小的字号,字号越小,显得文章更精致,但考虑到大众健康内容老年人阅读较多,所以选择稍大的字号比较好。在行间距的选择上,一般 1.5 倍的行距比较合适。在移动端文章不需要首行缩进,正文段落最好多分段,长段落不要超过手机屏幕的一屏。突出重点的时候,可以改变字体的颜色或背景,但千万不要使用本身就不是很好辨别的颜色,比如亮黄、亮蓝等。

（三）成也图片,败也图片

H5本身的特点就是含有大量的图片和动画,但怎样运用好图片,很多人不是很清楚。有时候,我们会看到一个 H5 里堆砌着各种图片看起来很热闹,有时候又会觉得某个 H5 缺少图片的表达。

1. 保证图片像素质量且缩小图片大小　很多图片本身模糊不清，这种图片很影响用户的阅读和观看，影响 H5 本身的品质。所以，在找图时尽量寻找 800 像素以上的图片，清晰度比较有保证。但同时，需要尽可能缩小图片大小，这样能保证用户在打开 H5 时，不会因为图片过大，加载过慢而产生厌恶感，进而关掉页面。修改图片大小且不失真的方法，可以用 Photoshop 等图片编辑软件，也可以使用一些在线网站进行修改。

2. 最好使用版权图片库，原创图记得打水印　很多人习惯上网随便搜图来使用，实际上在制作 H5 时最好使用版权图片库的图片。国内有很多家出售图片版权的网站，只需要付费即可获得高清图片使用权。如果长期合作还可以和他们签订集团合同，这样既可以保证图片的清晰度，也可以规避版权上容易出现的问题。

如果是自己原创和设计的图片，最好打上清晰的水印。既能在传播的时候，让用户知道图片的归属，也能在别人盗用时给出证据。

3. 提高审美，保持图片风格一致　同一个 H5 最好使用同类风格的图片，以保证产品的视觉一致性。对于图片审美和图片风格的挑选，需要"总导演"和"总设计"具有一定的审美，并能为 H5 挑选出最合适的图片体现张力。

（四）色彩和设计？保持视觉一致性

我们通常说，某个 H5 看上去很高端，或者某个公众号发布的内容看上去很有自己的风格。其实这种差别的产生，就是在于其视觉的一致性。就好比看到红色罐装饮料，你首先想到的会是可口可乐或者加多宝一样，这种整体和统一，就是通过视觉、配色、质感和排版等，在色彩和设计上保持一致性。既可以塑造品牌形象，也能减少用户的认知成本，让人一眼就知道是某一个机构或媒体做出来的。

所以，在 H5 的传播上，建议每个 H5 本身要统一颜色和设计，不能太跳脱。而对于整体品牌的设计上，需要综合文章、H5、信息制图等多个产品的调性，使其保持一致。甚至从纸媒、网站、客户端等不同终端的产品上保持一致的画风，这样才能找到跨终端的平衡点。

六、H5 场景应用的交互设计

一个 H5 怎样在用户的使用过程中让其感觉到易用、有效且愉悦？什么样的 H5 才能充分和用户互动，并使其想传达的效果增强和扩充？产品和交互式进入互联网时代以来，大家谈论最多的话题，也从某种意义上决定了一个产品是否能够成功。

如果谈互联网和移动端的产品和交互，也许几本书都谈不完，所以此节着重从用户体验入手，谈谈比较通用的原则和方法，关于交互原则更多的钻研则需要狠下功夫。

说到用户体验，实际上是一种纯主观的感受，它是建立在用户使用产品的过程之中的。比如你从打开 H5 的那一刻开始，就已经对这个 H5 产生了判断，直到看完这个 H5，你可能会给出"很棒"或者"没意思"的评语；有的甚至在看到一半的时候，你直接选择了退出。

在设计 H5 时，我们需要秉承"有用、易用、友好、超出预期"等原则。

首先，要明确 H5 是有用的，即用户有需求。比如最近北京地区儿童的手足口病发病率突然呈爆发式增长，家长特别希望知道关于手足口病的相关知识，此时如果推出一个关于手足口病预防及治疗的 H5 也许正好能契合时机。

其次，H5 要易用。看到感兴趣的 H5，点开发现不知所云，找不到关键点，也不知道该怎么互动，这样的 H5 就是很糟糕的体验。所以易用性是在设计 H5 的时候需要重点考虑的，清晰的逻辑、简单的流程、通俗易懂的文字表述、高清的图片和易看的文字等,一样都不能少。

再次,在打开一个 H5 时,要让用户感觉到友好。现在很多医患关系的矛盾点,也许就出现在沟通上。怎么了解用户的需要,用合适的语气传达信息,让用户感觉到舒服并友好,才能传达信息、改变认知并让用户付诸行动。比如,在用户预知的情况下发出声音,场景符合用户认知,不能使用让用户反感的声音(如恶心、烦躁等)。

最后,考虑到传播性,H5 最好有让用户觉得超出预期的地方。比如策划的内容正好契合当下的传播、用游戏的方式激励用户、传达正面积极的价值观,或者讲述的故事特别的感人等,都有利于用户将 H5 页面分享出去并形成更大的影响力。

关于 H5 场景的交互设计,应该从最初的易用性,到中层次的情感需求,再到更高层次的"认同＋改变"。这需要我们在设计 H5 的最初就考虑到关于用户一系列的问题,以一种艺术的方式修饰并满足用户,而不是和以前教科书般的简单粗暴。

七、H5 场景应用的制作技术及发布要点

那么,到底该如何从技术上实现一个 H5 的场景应用? 在发布的时候又需要注意一些什么呢? 关于 H5 场景应用制作技术方面,主要可以分为三种情况。

(一) 无产品和技术人员,只有纯编辑和设计团队

大多数传统媒体都属于这种情况,只有纯文字工作者,而没有专门负责产品和技术的人员。这种情况下,编辑和设计团队要负起一部分产品相关的职责,在 H5 设计的初期就要想好表现方式和表达方式。并且通过一部分市面上已有的 H5 工具网站,进行 H5 的制作。

要点:简单的 H5 可以通过免费的 H5 工具网站进行制作,但在文字和设计上一定要有核心竞争力,要有足够能吸引人的地方。

(二) 有相关产品和技术人员,也有编辑和设计团队

如果团队齐整,则表示拥有实现更多表达方式的可能性。这种情况下,"导演"的角色尤为重要,他需要协调各个部门,在设计之初就达成一致,并让团队成员各司其职,达到预想的效果。

要点:如果有相关产品和技术人员,虽然可以在效果上向前迈进一大步,但也容易在推进过程中产生各方分歧,更需要群策群力。

(三) 有纯编辑团队,产品、设计和技术采用外包的形式

有想法但需要外包团队实施,此时就需要一个关键人物的出现,他要负责对接编辑团队和外包团队,传达意向,多次碰头并督促实施效果。

要点:由于产品、设计和技术外包,所以需要编辑团队将所有需求细化,表达需要达到的效果,并在产品、设计等比较专业的领域,听取外包团队的意见和建议。

在发布前,需要使用不同机型对 H5 页面进行兼容性测试,并在无线、4G、3G 等多种网络环境下进行测试,出现问题马上进行调整。同时也要注意发布时间,选择用户使用手机的高峰期进行更好地传播,避免半夜或凌晨发布(有特殊主题除外,比如奥运会等)。

八、常见 H5 制作工具比较

现在市面上关于 H5 的制作工具不胜枚举,一般会普通电脑操作的人熟悉一段时间就能够自己制作出简单的 H5 场景。下面,列举一些常见的 H5 制作工具,并一一向大家介绍其特性。

（一）易企秀

体验地址：http：//www.eqxiu.com/

优点：一款针对移动互联网营销的手机幻灯片、H5 场景应用制作工具，将原来只能在 PC 端制作和展示的各类复杂营销方案转移到更为便携和展示的手机上，用户随时随地根据自己的需要在 PC 端、手机端进行制作和展示。动态模板丰富，模板数量多且用户可以自行上传。提供数据统计和企业定制服务。

缺点：模板精美度一般，创意稍微欠缺，专业性稍弱，传播方案欠缺。

（二）MAKA

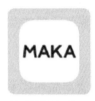

体验地址：http：//maka.im/

优点：一分钟上手，五分钟创作 H5。PC 端和手机端双端操作，拥有海量模板。编辑界面有新手（有模板）和高阶（无模板）两种编辑模式，提供一些特效模板提供数据统计和企业定制服务。

缺点：免费版限制较多，付费版价格较高。

（三）初页

体验地址：http：//www.ichuye.cn/

优点：一款基于 H5 的音乐照片情感工具，致力于打造让用户迷恋的产品，让每个人的生活可以更有诗意。专注于海报制作，使用方便。

缺点：比起其他 H5 制作工具，功能稍微单一，模板也比较大众化。

（四）搜狐快站

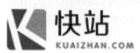

体验地址：http：//zhan.sohu.com/

优点：搜狐推出的一款可视化快速建站工具，利用该工具站长可通过在线的可视化页面编辑器简单生成自己的移动端站点。支持绑定域名，可以制作多种产品。

缺点：针对站长建站，模板较为混乱。

(五) Epub360 意派

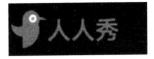

体验地址:http://www.epub360.com/

优点:为专业设计师打造的交互设计利器,交互效果强大,动画效果出色,可以做出很多意想不到的效果。

缺点:只有 PC 端版本,学习成本较高,重点功能需付费。

(六) 人人秀

体验地址:http://www.rrxiu.net/

优点:三分钟制作互动展示。编辑页面功能按钮设计简洁明了,功能强大。模板精致,互动效果丰富,支持多终端适配,提供包络方案策划和新媒体传播在内的营销方案,提供多项全行业首发功能,如测试问答、分时红包、红包弹幕等。

缺点:只有 PC 端版本,免费平台上模板数量偏少,针对个人定制功能偏弱。

常见的 H5 制作平台,在基础功能上都实行免费模式,而高级功能和定制化的功能,都采用会员、企业用户等付费模式。所以,如果是简单的 H5 场景制作,可以根据不同需求针对性采用免费工具;如果需要实现的 H5 功能比较强大,或需要全面的数据统计和营销推广,则可能要花费一定的费用。当然,市面上也有一些制作 H5 场景应用的公司和个人,制作费用在每页 1000~10 000 元不等,可以根据需求自行选择。

第五节 趣味科普形象设计与制作

科学性与生动趣味性的兼容,是医学健康类科普,尤其是在新媒体传播过程中常需要面对的问题。如果将讲述知识的主体赋予人格,能增加语言的亲近感,举例子、打比方也更容易找到切入点,提高传播效果。

利用趣味形象,并借助其生动化的语言表达,能将枯燥难懂的信息变得易于理解。本节将介绍趣味科普形象的设计和内容制作的步骤、方法,为进行生动的健康科普提供更多选择。

媒体在健康知识传播中的地位日趋重要,百姓对健康的需求越来越高。大家的健康观念从以往“有病治病”逐渐向“早诊早治、预防疾病和提高生活质量”转换。因此,主动关注健康类科普知识的人逐渐增加且明显年轻化,吻合了微信的主要应用人群。

在微信等新媒体平台的传播中,图片是一种重要的内容表达形式。在以往的医学健康类科普中,并不缺少插图,但可惜的是,插图常作为文字的附属品,没有充分发挥作用。趣味科普形象则不同,它不仅是图片,更是作为一个贯穿全文的人格,丰富了新媒体健康传播的模式。

一、新媒体传播中趣味科普形象的涵义

趣味科普形象的名称中,阐述了其具备的三个要素“科普”“趣味”和“形象”,这三点缺一不可。“科普”指在健康科普传播中,使用趣味形象作为主要或辅助表达手段。该人物所有的活动

和语言,都应该是为科普服务的。

"趣味"界定了这个形象与话题关系:契合话题的同时营造出一种语言表述和图片风格。这种趣味一定是符合大众审美和新媒体平台的科普格调,但又不失创新。

"形象"即这种传播手段的主要依托,通过一个拟人化的虚拟形象(可以是语言表述风格,多会配合相应的图片形象出现)进行语言或图片叙述。

因此,可以给趣味科普形象下这样一个定义:将带有人格化的形象通过语言表述、图片,或两者兼有的方式,作为某一篇科普文章或一个科普系列的讲述者或亲历者,用通俗、生动的方式传播科普知识。

二、趣味科普形象传播的优势

在传统科普中,利用漫画、示意图等方式进行的传播,也多具有科普形象的特点,趣味科普形象本身,也并非是科普传播的新生事物。可以说,很多早期科普宣传手册上的科普,就是目前趣味科普形象的雏形。

在传统媒体传播中,健康科普知识处于一个相对"高冷"位置,动辄需要依靠长串的专业名词和英文缩写来描述,使得传播中受众的接受程度大大降低。新媒体传播中,快餐化的阅读习惯和传播方式,让人格化叙述、读图的优势更加明显。对于相对枯燥的健康科普知识而言,利用拟人化的语言和图片的趣味化优势,更利于文字的传播。

具体来说,趣味科普形象相比传统文字传播,有以下几个优势:

1. 丰富表达形式　无论是用人格化的语言,还是与之相配适的漫画形象作为调剂,都使得文章表述的形式更为丰富。

2. 将文字进行"可回复切割"　由于健康科普通常在一篇作品里,涉及多个概念需要梳理,而单纯通过文字描述,这个逻辑往往显得生涩且冗长,趣味形象科普的加入,就像对文章进行了切割,将大段的文字进行分割,使得文字阅读有了一定的休憩时间,避免了视觉和思考疲劳。但这种分割通常不是生硬的,即使去掉这个图片分割,文章也能自成一体,所以可将其称为一种"可回复切割"。

3. 培养受众阅读习惯,吸引其进行连续性阅读　人格化的语言和形象,容易让人产生亲近感,并适合做连续性的传播。

4. 提高传播的有效性　健康谣言之所以能大行其道,多是因为其带有一定的故事性,虽然这些故事、案例可能是杜撰或者曲解的,但从中也能发现,利用故事性、画面性的传播,更容易让人产生深刻的印象。因此,在科普传播中,利用趣味科普形象进行健康知识的重新架构和梳理,有助受众形成正确的科学架构。

5. 让专业知识变得更浅显易懂　在新媒体健康科普传播中,不可避免地要介绍医学专业知识。虽然目前,大多数科普稿件会用浅显易懂的方法表述,但如果专业术语频繁出现,受众就很难有耐心读下去。即使读完,也会很快忘记。与文字相比,图形给人留下的印象无疑会更为深刻,加上由作者精心设计情节,这样专业术语就会被受众轻松掌握。

趣味科普形象传播,相当于将一篇普通的健康科普稿,利用漫画进行文字、图片的二次包装,需要借助联想、比喻的方法,将这些知识和我们生活中熟悉的事物、现象联系起来,让人在阅读的同时,知识在大脑中通过图片进行了重构。

这种重构不只是有趣味性,还能让人更深刻地记忆。一旦这种联想记忆形成,加上科普形象本身的图片记忆,能让大家迅速抓住重点,理解也更加透彻。与文字相比,这种"图文结合"的印象会更加深刻。加上精心设计的情节,专业术语本身所蕴含的内容也就能让大众轻松掌握了。

三、趣味科普形象图文构建的操作步骤:图文构建,学会"套公式"

1. **人设**　根据媒体属性、风格和传播话题,对趣味形象进行人物设定。其中,语言风格对于人设的影响最大。

科普形象的人设,就是"创造一个人物",对于这个形象的姓名、年龄、性别、性格(通过语言风格、衣着风格等表现),甚至是职业等,都可以有明确的设定。根据这些特征,文字编辑和美术编辑进行沟通,确定人物的图片形象。对于这个形象,我们可以通过一份"简历"或者"名片"来进行介绍。

实例(图5-84、图5-85):

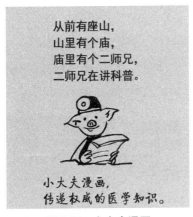

图5-84　小大夫漫画

图5-85　熊小知健康科普系列

为了方便新用户了解该科普形象,建议每次发布时,都将此带有人设的"名片"放在文章的开头或结尾(后者更常见)。

2. **系列构成**　趣味科普形象的新媒体传播,一般都是一个系列,因此对整体的系列构成必须十分清晰。例如以各科室疾病建立体系,或者从生活方式入手谈健康构成一个系列。系列构成有利于营造趣味科普人物的语言风格和定位,同时让科普传播的效果和力度更为集中。

3. **策划选题**　趣味科普形象,最终是为科普内容服务,而内容的基础是一个好选题。这类科普传播的选题,和普通文字类科普传播的区别在于,图片和故事既要成为表现的工具,又不能让图片喧宾夺主,"抢了"文字的风头。

这里有两种处理方式:一是以科普形象作为第一人称,用一个或多个故事串起来一篇科普文章;另一种方式是,虽然科普形象作为第一人称,但只是叙述科普知识的"讲解员",文中如果有配图,多是结合前后内容和近期的时事热点,利用故事化和"段子化"的场景表现。

其中,前一种对于叙事的逻辑、情节的可读性要求较高,需要整个科普故事是一个完整的回路。如果在叙事过程中不能将知识点有效、合理地串联起来,或者在讲解知识点时出现故事的断续,会影响可读性。

实例(图5-86):

如果人格构建到位,这两种形式甚至有时会以无配图的方式出现,最常见的是在微信号里,以和自己新媒体平台名称相关的命名(如用"X哥"、"X妹"等方式自称),并以此形象的视角讲故事、进行科普。

4. 文章基本框架的撰写　这部分须兼顾科学性和可读性,有条件的情况下,应参考相关专家发表的文章、接受的权威媒体采访,或相关文献的数据资料,最好使用经专家审核过的说法,以保证内容的可靠性。

在可读性方面,一是要把文字"软化",即将难懂的科学术语,用通俗易懂的方式呈现;二是要将话题的切入点细化,即尽量从看起来小,但是人人都关心的话题出发,而不要一上来就从一个很大的健康话题讨论,否则讨论的内容会显得比较空洞,影响可读性。

5. 文字填充　趣味科普形象在新媒体健康传播中,需要跳出单方面"讲课"的形象,尽可能通过科普人物之口讲解知识,用娓娓道来或亲切聊天的形式,少用强硬指导的祈使句,多用朋友建议、提醒的形式。

开头最好从大家日常生活中关心的点入手,可以通过案例、发问等形式,提高互动性。

文章中,尽量选取有指导性的点进行展开,并要时刻记得自己的立场:无论是不是医师,其中对于用药、治疗方案的叙述,都必须建立在一定的前提下。除了对一般人的建议,某些特殊人群也应照顾到。例如说"多喝水",就要考虑到心脏、肾脏功能不好的人,可能对饮水量有一定限制,这时候一定要提醒他们去看医师。

6. 文章亮点提取,设计图片　最适合科普形象以图片形式出场的,是文章的亮点,即具有提醒价值和指导性的部分。它们应当是串起主要脉络的要点。根据这些要点,在合适的时机让趣味科普形象出场。我们称之为"有预谋的出场"。

小白的故事

深圳市公安局政治部教育训练处原创

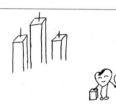

我是小白。大学毕业后,我和女朋友来到这个陌生的城市,希望能够过上幸福的生活。

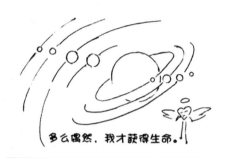

多么偶然,我才获得生命。

我也许可以尝试,给自己多一些机会。也许,我可以去看心理医生,听听他们的专业意见。

图 5-86　深圳市公安局政治部
教育训练处《小白的故事》

为了让科普形象更具有贴近性,文中,尤其是在亮点处,一定要减少医学专业术语的出现频率,千万不要写成教科书。可以是刚好讲到一个故事,打一个比方,借助一个有趣的切入点时,让角色出场。

配图位置实例(图 5-87):

如果我说国歌里藏着长寿秘诀,你信不信?

这个秘诀是啥,我先不说,介绍完这两个血管里的健康小偷再告诉你。

一个是斑块。人体血液中含有一定量的脂质,如甘油三酯和胆固醇等,这些脂质含量一旦增高,就变成了血管中的"垃圾"。当垃圾越堆越多,就会使动脉弹性减低、管腔变窄,形成一块一块的动脉粥样硬化斑块。

很多人觉得斑块和自己没关系,其实,每个人从十五六岁起血管里就开始长斑块,到 40 岁左右斑块变得明显,60 岁左右没有一块斑块的人屈指可数。

这幅图片的出现,就是为了让大家加深"每个人从十五六岁起血管里就开始长斑块,到40岁左右斑块变得明显,60岁左右没有一枚斑块的人屈指可数。"这个知识点的印象。

图片的设计,应具体到场景、出场人物、每个人的形象(如衣着、姿态等)、语言等多个方面,建议在图片设计之初,由编辑写清需要表达的场面,请美术编辑完成。如果发现小幅画面难以表现,应及时进行调整和修改。

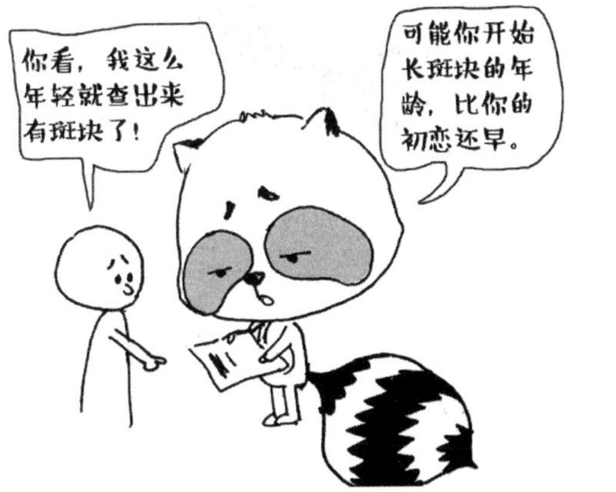

配图文字设计"公式":

场景+出场人物及装束+人物姿态、表情+人物台词

图 5-87 《生命时报》官方微信科普形象"熊小知"系列之《一个简单又管用的长寿动作,帮你清理血管》

有时,在设计时认为比较好的图片,实际配上后,发现人物台词过长,或者与文字的风格搭配度不够,也应当及时调整。

尤其是图片中,台词的长度应当适中,过长的台词会让人产生阅读疲劳,反而不利于原本文字中的信息接收。图片的信息量过大,还可能让受众遗忘了之前已经阅读过的上文的科普内容,降低了科普的实际效果。

因此,建议趣味科普形象的配图中,最好只产生一组对话,每组对话只针对一个信息或知识点,避免多个角色的情节进展和过于难以理解的词语出现。这也再次说明了文中对于医学术语软化的重要性。

7. 起一个和科普形象性格相符的标题 图文兼备后,需要进行文字、图片的校对。需要注意的是,图片中的校对包括人物、台词、出现位置的校对。

趣味科普人物形象的性格,一定程度上影响了标题的风格。

例如(图 5-88):

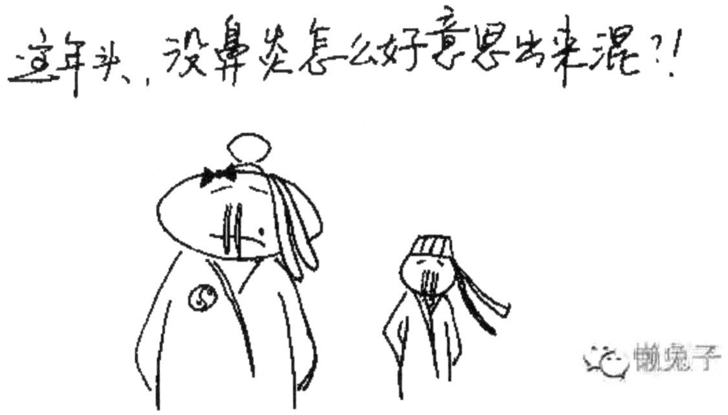

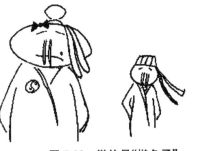

图 5-88 微信号"懒兔子"

发布后,需要总结梳理各方的意见和建议,作为下次创作的参考。

四、趣味科普形象图文操作的注意事项

1. 新媒体传播中,应借助热点事件的力量,这在趣味科普形象科普的选题和配图中也

应当有所表现。因此,在设计文案、图片的过程中,如果发现了新的时事热点,应及时调整配图,甚至是选题。

2. 虽然是趣味科普,但一定不要忘记了科学性。文字和图片的说法可以是调侃性质的,但不能因此就失去了严谨性。如果对某个问题、说法、数字不太确认,一定要通过权威渠道获取,这包括一些权威机构(世界卫生组织、国家食品药品监督管理总局等)、权威期刊(如《柳叶刀》、《新英格兰医学杂志》等),也包括相关权威机构的专家。

对于文章中提及的疾病的发病症状、治疗的表述,应参考目前临床公认的说法。

3. 趣味科普形象的图片设计,不能流于表面,应具有一定的创造性。

近年来,一些健康类的新媒体小号发表的科普漫画也是通过科普形象传播内容,但是显得比较浮于表面。例如说吸烟的害处,就画一个人吸烟;说运动的好处,就画一个人跑步。这样过于"如实描述"的形式让人感觉很"干巴",缺少创作者自己的二次构思,没有达到科普形象能达到的最大效果。

实例(图 5-89):

这就要求我们在进行趣味科普形象的新媒体健康传播策划过程中,打开思维,不要局限于"健康三字经"这种口诀类的表述以及常规的图片表达,要讲一个完整的故事情境,通过文字、图片结合的形式表达出来。

4. 趣味科普形象的策划,应具有一定的高度,其中的说法不能低端、媚俗,要结合事实,但不能偏离文章中心。

遇到国家大事、政策热点,可以紧跟;遇到娱乐事件、微博热门话题,都可以进行结合。这些热点可作为科普形象图片的背景存在,但这种热点的结合一定要考虑事件本身的性质,保证自己立场清晰,符合相关政策,并对受众的反应有一定预期。

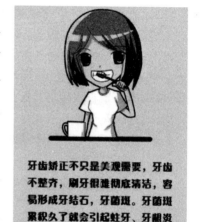

图 5-89　口腔科普漫画《看看你的牙齿需要矫正吗?》

5. 传播过程中,根据实际效果及时调整。

如果在新媒体传播过程中,发现之前设计的趣味科普形象,或者其图文结合方式,不能受到多数用户的认可,或者在表达过程中,缺乏与用户的互动性和亲切性,应及时进行调整。

这里的调整,不仅包括语言和文字风格、选题的调整,还包括趣味科普形象图片的设计。例如自身平台中中老年人较多,利用太多年轻人的新热词,可能就难以引起共鸣;如果平台中年轻人较多,提及太多尘封已久的老事件,可能也让人难以理解。

因此,最好的方法是:在设定科普形象之前,就对自身的新媒体平台进行一次到数次的用户调查,做出一个大致的用户画像,确定受众的结构和喜好。在每次进行完趣味科普形象的新媒体传播后,通过后台留言、各方反馈等,及时调整方向,不仅保证每一次科普是有效的,而且在不断地变化和调整中,也是和用户的一种互动。相应用户需求的调整,会让用户感到互动性,也加深了平台、趣味科普形象、用户之间的联系。

最后,还有一点值得强调,趣味科普人物形象,也需要不断"进化",这不仅是说在表述方法和文字方面的进步,更是搭载平台和设计方面的变化。例如多个健康传播新媒体平台中,各自科普人物形象的互动,或是以其作为元素,设计科普视频等。

第六章

健康传播材料的预试验与评价

第一节　健康传播材料的预试验

健康传播材料预试验是指在材料最终定稿和投入生产之前,健康传播材料设计人员一定要在一定数量的目标受众中进行试验性使用,从而系统收集目标受众对该讯息的反应,并根据反馈意见对材料进行反复修改的过程。

一、预试验的概述

1. 预试验的概念　预试验(pretesting)是商业广告界在市场预测中广泛使用的一种成形研究(formative research)技术,formative research 在健康教育领域通常被称作 formative evaluation 即形成评价,在健康传播领域,更习惯直接用预试验这个词。20 世纪 80 年代以来,西方国家健康教育学者将预试验技术引入健康传播领域,使之成为健康传播材料制作过程的一个重要步骤。

健康传播材料预试验是指在材料最终定稿和投入生产之前,健康传播材料设计人员一定要在一定数量的目标受众的典型代表中进行试验性使用,从而系统收集目标受众对该讯息的反应,并根据反馈意见对材料进行反复修改的过程。

2. 预试验的目的　预试验的目的是通过了解目标受众是否理解材料传播的信息内容,是否喜欢材料的表现形式,和视觉舒适度,以及视觉舒适度,讯息的易读性、实用性、可接受性、趣味性等,以便为修订、完善和确定健康材料提供反馈意见,从而保证材料制作的质量和传播效果。

各种健康传播材料如印刷材料——小册子、小折页、传单、招贴画等,音像材料——广播稿和样带、影视片的脚本和样片、幻灯片、互联网网页、微博、微信公众号订阅号等,均可作为预试验的对象。预试验的次数需根据初稿的质量、预试验对象的意见、修改稿的质量等情况来确定,一般来说需要 2~3 次。

3. 预试验的意义　有效的传播材料预实验是体现健康传播科学性的一个标志,做好传播材料预试验,具有以下几点重要的实际意义:

(1)加强对目标受众的了解:了解目标受众的特点,如他们的知识、态度、行为及其影响因素,是制作健康传播材料的必要前提。在材料制作的初期阶段,通过预试验使目标受众代表参与到健康传播计划中来,有助于双向交流和计划实施。预试验可以从调查对象处获取关于材料的新建议和设想以及他们的其他需求。通过预试验可以估测容易被目标受众混淆的或者让他们感到敏感及矛盾的因素,材料的设计和处理是否使目标受众感到不舒服,以及如何改进的建议。

(2)有助于提高传播效果:通过预试验,完善讯息设计、加强材料对目标受众的针对性和指导性,将提高传播效果,有助于健康传播目标的实现。预试验可以发现传播材料的优缺点及最有效果之处,如在吸引注意力、传达信息及激发受众行动的积极性等方面,同时也能发现效果不好或无效果之处。

(3)符合成本效益原则:传播材料预试验有助于高效利用有限的经费和资源。预试验工作本身需要一定的费用和时间,但是,与使用不适宜的传播材料所带来的浪费和不良效果比较,健康传播材料预试验是降低成本,提高效益的重要保证。预试验过程也可以帮助我们剔除不必要的内容以降低材料的成本。

4. 预试验的内容

(1)吸引力:通过预实验确定哪种材料最有吸引力,最可能产生最佳的传播效果。确定材料是否形象生动、饶有趣味。

(2)可理解性:明确目标受众的用语以增加材料的可理解性。通过预实验检测采用的健康教育材料是否深入浅出,通俗易懂。同时还应尽量避免使用专业名词,若必须使用,则需明确目标受众是否理解专业名词的概念和内涵,是否有模糊不清乃至混淆之处。

(3)可接受性:材料的可接受性如何,该材料与个人的理论价值观以及长期形成的一些传统观念是否有格格不入之处,是否有冒犯目标受众的感情之处。

(4)相关性材料的相关性及可行性,材料是否使群众感到与自己所存在的问题相关,符合他们的具体实际,是否易于付诸实施。

(5)难易度:材料在阅读上的难易程度,目标受众是否存在文字和阅读上的障碍,障碍的严重程度如何。

(6)说服力:材料的说服力如何,是否有效地使用了各种说服技巧,对目标受众的态度形成和行为改变方面是否具有一定的作用。

5. 预试验的基本步骤

(1)回顾健康传播计划及其目标:预试验是健康传播计划的一部分,因此进行预试验之前,一定要回顾计划中预定的目标、目标受众、传播媒介、时间进度等。

(2)制订预试验计划:在回顾整个传播计划的基础上,制订预试验计划,明确预试验目标、目标受众、内容、方法、进度、预算等。

(3)预试验的准备:预试验的准备包括访谈人员选择与培训、目标受众和访谈对象的招募、访谈提纲设计、物品(如传播材料样品、录音记录设备、赠送被访者小礼品)的准备、访谈现场(时间、地点)的确定等。见下文详述。

(4)现场数据收集与数据解读:按照预试验计划,在目标受众中进行材料预试验,收集定性或半定量的数据资料,进行分析。

(5)修正健康传播材料:根据预试验的发现和目标受众的建议修改传播材料,必要时重新测试并再次修改信息和材料,直到可以有效实现健康传播目标为止。

6. 预试验的局限性

(1)预试验并不能绝对预测或保证目标受众知识、态度、信念及行为的改变或是其他可测量的传播效果的出现。

(2)由于预试验在少数人中进行,而不是在有统计学意义的样本中进行,所以几乎不做定量研究,也无统计学上的严密性,外推需谨慎。

(3)预试验不能取代传播实践的检验,只能从一个方面为决策提供较为完整的信息。

二、预试验的准备工作

1. 访谈提纲和记录表的设计

(1)访谈提纲:传播材料预试验通常采用定性调查方法来获取目标受众的资料,因此访谈提纲是非常重要的研究工具。访谈提纲由一系列开放性问题构成,题目的设计必须围绕预试验目标。

表 6-1 总结了预试验目标并给出了问题示例。虽然不同项目的目标不同,但最常见的无非是目标受众对项目所建议行为的理解、信息或材料的吸引力、受众认为信息具有相关性的能力、是否符合受众的文化适宜性、可信性、说服力、有效性、总体吸引力和可接受性。不同材料做预试验之前都需要设计针对性更强的访谈提纲,后文将举例。

表 6-1 材料预试验问题举例

预试验目标	预试验问题(材料不仅限于小册子)
确定目标受众是否可识别出材料所倡导的行为	1. 您认为小册子想让人们做什么? 2. 小册子传达的主旨是什么
确定材料是否令目标受众产生困惑	1. 您为什么认为材料传达了____的意思? 2. 您有任何困惑之处么? 3. 小册子的哪一部分让您产生了这样的想法?
确定目标受众是否可识别出项目所带来的益处,并对目标受众是否有吸引力	1. 根据小册子的说法,如果人们按照要求去做,可获得什么益处? 2. 您觉得这个益处怎么样?
确定目标受众是否相信所传达的讯息	1. 您相信小册子里所说的么? 2. 您相信如果人们按照要求去做就有收获吗? 可能的后续问题: 您为什么认为会获益/不会获益? 3. 您对哪些说法有怀疑?
确定信息是否对目标受众有说服力	1. 你会按照小册子说的去做吗? 为什么? 可能的后续问题: 怎样说才能让人们更有可能做出行动? 2. 您看过小册子之后有多大的可能性会响应行动号召? 可能的后续问题: 怎样说才能让您更有可能做出行动?
确定目标受众是否相信并信任代言人	您认为代言人怎么样? 可能的后续问题: a)他/她在哪些方面与您相似或不相似? b)您最相信哪一位代言人? c)您为什么相信他/她? d)应该使用什么类型的人进行代言,而非眼前这个人?

续表

预试验目标	预试验问题（媒介不仅限于小册子）
确定信息是否与目标受众相关	1. 您认为这个材料的受众是谁？ 2. 什么类型的人群应该观看此小册子？ 3. 像您这样的人呢？ 4. 材料中的人与您有什么相似或不同？
确定目标受众对材料中的总体兴趣水平和感觉	1. 您认为这部分怎么样？ 2. 您不喜欢哪一点？哪一点应该作出改变？ 3. 您认为广告中哪个人有趣？ 4. 哪一部分无聊？无礼？讨厌？

（2）记录表格：记录员需要准备记录表格，根据访谈形式（个人还是小组）、材料内容来设计记录表，包括汇总表，并根据实际的需要复印和装订，以备使用。

小组访谈的记录更加复杂，需要记录受试者的基本情况和每个人对传播材料的感觉和建议。分析预试验结果时，可以从受试者的个人情况得到一定的启示（如性别不同，观点不同；文化程度不同，对信息的理解接受不同等）。可以参考下面的模板进行记录表的设计。表 6-2 主要用于记录受试者的基本情况，表 6-3 可以用于记录更多内容，尤其是对传播材料文字、图画等方面的评价和修改意见，由于通常传播材料中不止一段文字或一幅图，所以表 6-3 的列数可以根据情况增加。

表 6-2 《平面健康传播材料预试验小组访谈受试者基本情况记录表》参考模板

《×××手册》预试验小组访谈受试者基本情况

访谈小组编号：
访谈地点：省/自治区市/县/区乡/街道村/居委会
时间：年月日时分—时分
访谈者（主持人）：记录员：

编号	性别	年龄	民族	文化程度	职业与从业年限

表 6-3　平面传播资料预试验记录表

资料名称：

时间：

地点：

访谈者：

记录者：

访谈对象编号	性别	年龄	职业	文化程度	文字		插图		版式设计	
					评价	修改建议	评价	修改建议	评价	修改建议
1										
2										
3										
4										
5										
6										

2. **访谈人员的选择和培训**　由于预试验通常采用定性调查法,访谈员/主持人的角色非常重要。在正式进行预试验之前,需要选择合适的访谈员,并对他们进行培训。应尽可能选择具有访谈经验、良好沟通技能和技巧的人担任访谈员,访谈员应善于观察和倾听,熟练掌握提问技巧,尤其是适时索究性提问和随机应变的技巧。对访谈员进行培训有助于提高其访谈技巧,也能促使其熟悉预试验目的和访谈提纲。访谈员必须对材料的内容和形式非常熟悉。培训中设置现场演练环节,被培训人员分别扮演访谈员和被访者,模拟访谈过程、提问方法、访谈技巧等,然后交换角色,再次练习。如果被访对象习惯用方言交流,那么访谈员最好也能使用该方言进行访谈,如果访谈员听不懂当地方言,则需配备"翻译"。

定性访谈还需要一个记录员,记录员必须根据预试验记录表格忠实地记录访谈内容,即记下访谈对象提出的所有意见。记录员必须具有快速记录的能力,同时记录员必须如实记录,不能根据自己的喜好来选择性记录。

3. **预试验对象的招募**　预试验对象要根据传播活动的目标和健康传播材料的使用人群来确定。预试验对象的数量要根据时间、经费、材料内容和使用范围(即在哪些地区、哪些人群中使用)确定。预实验对象应与健康传播材料的目标受众相同,例如给孕妇群体设计的小折页,预试验对象就应该是孕妇。

有些健康传播材料的发行范围广,例如在全省使用的传播材料就需要充分考虑省内差异,如果可能的话,应该在省内有代表性的地区(如经济和文化教育等条件)选取目标受众进行试验。可以按照经济发展水平选择上、中、下三个(或者好和差两个)市县,在每个市县选择两个预试验点,注意按性别、年龄、文化水平三大因素适当分配预实验对象的比例。这样才能发现省内的差异,预试验结果才更可能全方位反映这种问题。

在预试验的对象选择和人数确定上需要掌握三条原则,一个原则是选择的对象必须是原定的目标受众;第二个原则是"代表性",根据材料的使用范围和人群,要注意尽量选取有代表性的点和人群,尽管作为定性研究,预试验是不可能具有统计上的"代表性"的;第三个原则是"信息饱和"原则,或可称作"信息穷尽"原则,那就是当预试验对象基本没有新的意见表达之后,即可结束。也就是说,在预试验之前确定的受试对象人数只是一个估计,在"信息饱和"之前,可以增加人数,直到访谈没有新的发现为止。

4. 预试验的材料、用品准备 要根据小组或者访谈人员的数目来准备预试验材料样稿,需要打印、拍照、洗印、刻录的材料要预先准备好,每个小组至少备有一套,如果是个人访谈,访谈员持有一套即可。如果是音像材料,则需给每个预试验小组准备一份或者多份。

录音笔、电池、访谈提纲、记录表、签字笔等用品也需要准备充足。

参加预试验的人员在去往现场之前需根据预先计划的预试验人数确定小礼品数量,并做好充分准备。在完成预试验时赠予预试验对象,表示感谢。

三、预试验的方法

传播材料预试验的方法有多种,需要根据传播材料的性质不同,采用不同的预试验方法。预试验主要采用定性研究的快速评估方法,包括重点人群专题小组讨论、中心场所阻截式调查、可读性测试、个人访谈、把关人调查、音像资料观摩法等。一般来讲,凡是适用于群体教育的材料,都可以用专题小组访谈的形式。例如,宣传画、画册、歌曲、广播稿、电视录像片、幻灯片、戏剧及其他形式的文艺节目等。用于文化层次较高群体的文字材料,可以先发给大家单独阅读,再组织小组讨论,这是由于有文化素养的人常常更加自信,不易受到小组中其他成员的影响。而用于文化层次较低人群的印刷性材料,则应个别地进行预试验。表6-4总结了多种预试验方法的适用范围、规模、优缺点。

表6-4 健康传播材料预试验方法

方法	目的	适用范围	理想人数	所需资源	优点	缺点
专题小组讨论	了解目标受众的认识、态度;收集当地习惯性语言	视听材料、印刷材料	8～12人1组,至少4组	1. 讨论提纲 2. 培训人员 3. 选择典型代表	小组气氛有利于信息交流;相对较快	小样本定性调查,不能用于前后对照比较
个人访谈	深入了解目标受众的态度和情感反应	同上	至少10～25人	1. 调查表或提纲 2. 培训人员	可接触到难以接触的对象;信息反馈较真实,可获得敏感性或情感性信息	费时,定性调查结果不能用于广泛概括
中心场所拦截式调查	短时间内获得较大量的信息资料	印刷材料	100～200人	1. 调查问卷 2. 人员培训 3. 调查场所	快速灵活,封闭式问题有助于结果分析	调查时间受限,不适于敏感性问题的调查

续表

方法	目的	适用范围	理想人数	所需资源	优点	缺点
函调法（邮寄调查）	取得目标受众对材料的初步反映	书、小册子	至少20人	1. 选择典型代表 2. 标准化调查问卷	方便、廉价，无须培训调查人员	反应率可能较低，时间迟缓；不能对读者进行控制
把关人咨询	征求同行专家的意见与建议	视听材料、印刷材料	12~15人	1. 有关专家名单 2. 短篇的咨询表	价廉，取得专业性意见，有权威性	需要妥善处理调查意见
电教资料观摩	评估材料的吸引性、教育性、趣味性等	电视、电影、广播节目	50人	1. 初步版本 2. 调查问卷 3. 设备与设施	标准化程序，可与其他材料比较；参加人员较多	费时，不宜展开深入充分的讨论

（一）平面材料预试验方法

平面健康传播材料预试验是要征询目标受众对所设计的初稿每一部分的意见，包括对信息的理解和接受、对插图的理解、对材料形式的喜好程度等。平面健康传播材料在做预试验时一般分为文字为主和图画为主两种。在预试验中需要就材料的文字部分和图画部分分别征询受试者的意见。两种材料的预试验方法有所不同。

1. 文字为主的材料预试验　文字为主的材料包括小册子、传单等。此类材料有两种预实验方法，其一，对全部材料均做预实验；其二，仅挑选重要部分进行预实验。而对于那些文字内容较多的材料（如小册子）又可以采用当场阅读当场访谈和交由访谈对象带回家中或办公室自行阅读，然后约定时间访谈两种方法。

（1）个人自行阅读后填表：鉴于专业人员有一定专业背景且文化程度较高，当传播资料预实验对象为专业人员时，可采用个人阅读后填表的方式。同一材料的预试验，需要至少找20个受访者完成。

因为有些文字材料完成阅读需要较长时间，不便当场完成阅读后进行预试验，可以将材料发给预试验对象，请他们带回去阅读，或者事先递送给预试验对象，然后在约定的时间和地点进行访谈。

当我们交给受试者一份材料时，首先要说明目的——测试文字材料是否适合他们看，他们是否愿意看；是否能看懂；是否好记忆；对他们的健康保健是否有帮助，有何种帮助。此外，要向受试者提示哪些部分是重点，同时也要将测试表格交给受试者，要求他们在阅读材料之后填写表格中各项内容。如果能够将所有预试验对象在同一时间召集起来集体进行说明更好。

可以参考下面的"个人阅读记录表"参考模板（表6-5）。

表 6-5　文字为主材料预试验个人阅读记录表参考模板

《××××》小册子预试验记录表编号：

受试者性别		文化水平		单位或地址		
阅读地点		阅读日期与时间		总共花费时间（小时）		
您对本小册子中的内容感兴趣程度？	1. 非常感兴趣 2. 感兴趣 3. 不太感兴趣 4. 不感兴趣					
您从小册子中学习到了哪些重点内容？						
哪些部分有难懂的内容？						
小册子的内容对您的健康有哪些帮助？	1. 非常有帮助 2. 有帮助 3. 不太有帮助 4. 没帮助					
小册子的内容是不是您所需要的？	1. 非常需要　2. 比较需要　3. 不太需要　4. 不需要					
小册子的深浅程度是否适合你？	1. 有些深了　2. 合适　3. 有些浅了					
插图是否对您阅读和理解文字内容有帮助？	1. 非常有帮助 2. 有帮助 3. 不太有帮助 4. 没帮助					
您对小册子的修改建议	1. 2. 3. ……					

（2）小组访谈方法：对于文字为主的材料，还可以采用小组访谈的方法来完成预试验。每个小组纳入 10 名左右受试者，根据材料使用范围和使用人员的情况确定组织多少个小组。一般来说，在同一个人群中至少组织 2 组，若使用范围较大，则需要至少在 3 个预试验地点进行。

2. 图画为主的平面材料预试验　图画为主的材料包括招贴画、画片、折页等。图画为主的材料预试验方法与文字为主的材料不太一样，一方面，图画设计需要接受目标受众的检验，并详细地听取其意见；另一方面，文字内容也需要接受目标受众的检验，任何一方面都不能偏废。图画为主的材料预试验最好采用个人访谈的方式。

（1）准备工作：除了前面讲到的常规准备工作以外，以图画为主的材料预试验需要既复印或打印出只有图而没有文字的画稿，还应再准备一份既有文字也有图画的样稿。

（2）预试验方法：预试验工作人员先拿出没有文字的画稿（如果没有画稿，可用纸张将文字全部遮盖住），请受试者看完图画后针对画面提出问题。如果材料中有多个画面，就按由重点画面到次要画面的顺序逐个进行，看受试者能否单纯从画面上得到一定的信息。在每个画面都询问后，再将文字部分暴露出来，然后针对每段文字提问，看其对文字的理解情况如何。最后就整个材料的内容和形式进行询问，了解受试者对材料中画面与文字的整体印象，也对画面中的人与物的形象、色彩、构图、背景等征求意见，最后询问他们关于修改的建议。

图画为主的平面健康传播材料预试验个人访谈提纲参考模板

开场白:欢迎参加受访对象,介绍自己和同伴,说明目的和要求(特别强调测试的目的是要听取意见,把材料修改得更好,更适合他们使用,而不是要听恭维话)。

1. 请您先看看这张画(这个图)
(1)你从这张画(这个图)上面看到了什么?
(2)你能说说这张画(这个图)是什么意思吗?
(3)你认为画得怎么样?(提示人物形象、衣着、色彩、背景、其他辅助图画等)
(4)你喜欢这个图吗?
(5)有什么修改建议?
2.(依次针对所有图画全部按上面的提问方式和内容提问,并做详细记录)
3. 再来看看上面的文字,你先看看这段文字(这句话)。
(1)你看懂这句话是什么意思吗?
(2)你认为这段文字容易懂吗?(如果不好懂,有哪个词不太好理解?这句话是想说明这么个意思:……,我刚才说的意思你能听懂吗?那你觉得要表达这么个意思应该怎么写才比较容易懂?)
4.(依次针对每段文字同样提问,并做详细记录)
5. 现在,把文字和图画放在一起(合起来看),你认为好理解些吗?为什么呢?
6. 图画能够帮助你理解文字内容?能说说为什么吗?
7. 图画和文字内容相配吗?
8. 你觉得文字摆放在什么位置上比较容易吸引你的视线(眼睛)?
9. 文字和图画的大小比例合适吗,文字和图画的颜色你有什么意见吗?
10. 标题对你有吸引力吗?
11. 你会按照上面所说的去做吗?能不能说说原因(为什么)?
12. 现在谈谈你对这份材料的总体感觉,总体上你喜欢这份材料吗?整体而言,如果满分为10分,你能够给这个材料多少分呢?
13. 这份材料还有哪里需要修改?应该怎样修改更好些?

来源:田本淳,董蕾.平面健康传播材料的设计制作使用与评价.北京:北京大学医学出版社,2011

(3)预试验记录:个人访谈的记录相对简单,基本依据表6-6即可。

表6-6 平面健康传播材料预试验个人访谈记录表参考模板

××××招贴画(一套三张)预试验个人访谈记录表

预试验地点:　　　　　　　　　调查对象编号:
预试验对象:　　　性别:　　　年龄:　　　文化程度:　　　职业:

	测试内容	接受的信息	修改意见
图画	图画1		
	图画2		
	图画3		

续表

文字	文字1	
	文字2	
	文字3	
标题、背景与整体色彩	对标题的修改意见	
	对背景与辅图的修改意见	1. 2. 3.
	对整体色彩的修改意见	1. 2. 3.
对整体材料的看法与意见		

访谈者:＿＿＿＿＿＿　　　记录员:日期:＿＿＿＿＿

　　小组访谈的记录表见前文。受试者登记表非常重要,因为小组人员较多,在访谈过程中需要记录清楚每个人说的话。在正式访谈之前的开场阶段,受试者需进行自我介绍,在此过程中要特别注意编码一项,编码可将主持人右手边受试者编为1号,然后按逆时针方向依次编号。这样填写编码的目的是有利于记录员在访谈时记录发言者的观点(记录某一观点是哪位受试者提出的,这样,在分析受试者意见时,可以综合考虑受试者的性别、年龄、民族、文化程度以及职业等因素。例如,编码为5的受试者说"第一段内容不太懂",而编码为2的受试者说"第一段好懂呀,不就是说……"那么我们就可以从受试者的文化水平上分析差异的原因。用编码代替受试者的名字有两个好处,一是不询问受试者的名字可以减少其顾虑——他们随便发表看法都不会给他们带来"麻烦";二是代码比名字简单、好记、好用。登记表应由记录员填写,一方面主持人要与受试者做热身聊天,另一方面记录员编排号码后更能记忆各受试者的特点,因此在记录时能够很快地记录每个人的发言意见,如"4:图案太复杂";"2:文字过多,希望再简单一些"等。

　　(4)中心地区拦截调查法:上文所介绍的应用于图文资料预试验的小组访谈、个人访谈通常会花费比较多的时间,此段介绍一种更快速的方法——中心地区拦截调查法。中心地区拦截调查法指的是在目标人群经常出现的地方(如商店门前、医院候诊区、校园里等)设置调查站或者直接拦截,征得其同意后进行调查,对传播材料进行快速评价。

这种方法的优点在于：

1)访谈可以快速进行(一般不能超过 12~20 分钟)。

2)高效：可在相对较短的时间内收集到较多数据。

3)若地点选择得当，即可增加与目标受众的接触机会，甚至可对一般情况下难以接触到的受访者进行调查。

这种方法的局限性在于：不适合敏感话题的访问，如果必须询问受访问者深层的、情感的或者敏感的问题，那么就不应使用中心地区拦截访问。如果受访问者抵触接受访问，那么拦截访问也不适合。另外，由于拦截调查的时间不能过长，因此访问通常比较表浅，不宜深入。

典型的中心地区拦截调查法要求调查员有礼貌地拦截过往行人，告诉他们本调查的目的、意义及其意见的重要性，看他们是否愿意合作，如果愿意，则向他们提出特定的问题，从中筛选出属于目标人群的个体，然后请他们到附近的调查站，给他们看预试验材料，并询问有关问题。此方法中所使用的访谈提纲，相比小组访谈和个人访谈的提纲而言，会使用更多的封闭性问题或者多选题，以便于受试者迅速作出回答，开放性问题不宜过多，容易导致拒答。

若进行预实验的传播材料为标语、招贴画等，可将其张贴于未来所要应用的场所。如此一来，研究人员可以观察自然状态下目标人群的反应，了解材料对目标人群的吸引力及目标人群对材料中传递信息的记忆情况。这种方法贴近自然状态，因此受试者对材料的反应也更真实。

(二)音像材料的预试验

音像材料的预试验基本要求和原则与平面健康传播材料的预试验基本一致，只是过程和具体做法有所区别。其中，最大的区别在于音像材料的修改比较困难。例如，电影因拍摄难度大、耗费时间长等因素，几乎不可能在成片之后再做修改。虽然动画片等视频材料修改起来相对容易，但还是较平面材料困难得多。

剧场试验是用于测试商业领域产品和服务的电视广告或公益广告的最常用的预试验方法。在健康传播中，音像类材料可以应用剧场试验的方法进行预试验。这种方法之所以称为剧场试验，是因为调查时需要把大量的受试者集中在一个剧场之类的大房间里进行调查，现场播放材料，请受试者对材料做出反应、进行评价。

进行剧场试验时，首先要通过电话、网络等方式预约一定数量(至少 50 人以上)的受试者，在事先约定好的时间把他们召集在剧场、礼堂或放映厅，请他们观看电影或者电视节目，节目通常为娱乐性视频，15~30 分钟，与健康相关的公益广告插播在这些节目中。播放结束后，向受试者发放调查问卷，调查他们是否记得节目中提到的健康讯息并进行简单评价。

剧场试验的优点在于可以同时从很多受试者处获取反馈，而且由于受试者事先并未被告知要注意节目中的健康相关信息，受试者相当于在自然状态下参加预试验，因此我们了解到的受试者对健康信息的注意程度和记忆程度也就比较真实。但是，这种方法的缺点也非常明显，租借场地和仪器成本较高，而且，即便受试者人数较多，得到的结果仍可能无法代表大众。

相对简单的调查问卷是剧场试验常用的调查工具，大多数问题应为封闭式问题，有利于研究人员简单并且准确地总结参与者的反应。在复杂的剧场试验中，参与者使用观众自动回答系统回答问题。参与者领取装有答题键的设备，通过按键回答研究人员提出的问题，回答的数据会自动制成表格。研究人员有权随时使用该系统。另外,根据之前的回答,系统可随时增加或删减调查问卷的问题。与纸质调查问卷相比,自动系统更加昂贵。

四、预试验结果的总结与利用

1. 预试验结果汇总 在完成第一轮预试验现场调查工作后,要及时将全部访谈记录加以整理和汇总,并进行综合分析。需要将访谈录音逐字逐句转录成文字,并依据现场笔录进行核对。如果受访者人数不多,可以人工整理访谈记录,如果人数较多,建议使用定性资料的整理和分析软件(如 Nvivo,目前已到 Nvivo 11 版本)。

手工整理时,整理人员需列出预试验访谈对象的总人数、对每个图画和每段文字的理解程度和修改意见,并进行分类整理和汇总。整理和汇总通常由参加预试验的人员对原始记录表格进行整理,可以参考下面的模板(表 6-7)制作汇总表格。

表 6-7　健康教育平面传播资料预实验结果汇总简表

×××预试验结果汇总表

整理者:＿＿＿＿＿＿

评价内容	访谈人数	基本能理解		基本不能理解		具体修改建议
		人数	％	人数	％	
插图 1						
插图 2						
插图 3						
……						
第一部分文字						
第二部分文字						
第三部分文字						
……						

上面的简表是比较简单的模板,能够反映出受试者的接受和理解情况,并体现其修改意见。如果某些材料有特定受众,需要分别整理不同性别、不同文化程度或不同年龄段受试者的意见,那么就应使用更复杂的汇总表,对预试验结果做更细致的分类整理和分析,如下面的详细汇总表 6-8。

表 6-8　预试验详细汇总表的参考模板 2(按性别/文化程度/年龄段进行总结分析)

×××预试验结果汇总表

整理者:＿＿＿＿＿＿

图画与文字编号	访谈人数	理解/接受人数		建议修改人数		具体修改建议
		全部(％)	部分(％)	全部(％)	部分(％)	
插画 1	男/文化程度/年龄段					
	女/文化程度/年龄段					

图画与文字编号	访谈人数	理解/接受人数		建议修改人数		具体修改建议
		全部(%)	部分(%)	全部(%)	部分(%)	
第一段文字	男/文化程度/年龄段					
	女/文化程度/年龄段					
插画 2	男/文化程度/年龄段					
	女/文化程度/年龄段					
第二段文字	男/文化程度/年龄段					
	女/文化程度/年龄段					
……						

复杂一些的预试验可通过定性数据分析软件进行资料的整理和分析,效率更高。若干个公司都开发了定性分析软件,但多数都没有中文版本。目前,有中文版本的是由 QSR 国际有限公司(QSR InternationalLtd)开发的 Nvivo 定性分析软件,强大而又灵活。该软件专为大规模定性研究项目而设计,数据输入、输出方便快捷,分析功能强大。可以读取视频、录音、文档、照片、媒体剪辑、音乐等资料,可导入文本、视频、音频及数码图片文件,并对其进行编码和检索,可建立二维、三维表格,并将结果导出为 Word 或 Powerpoint 文件。从文档的详细解释到调查回答中的信息分析都可使用,还可以为使用者转到统计软件提供链接。健康传播材料的预试验可以使用 Nvivo 11 版本来进行资料整理、编码、分析。

2. 预试验总结报告 对于某些大型的材料制作项目,预试验的设计及实施比较系统全面,选取的受试者数量也比较多,在完成预试验现场调查和汇总后,还需要写出预试验的总结报告,以向专家组或领导报告初稿预试验的情况,提出修改计划建议,听取专家和领导的意见。

预试验总结报告的内容应该包括参加预试验工作的人员、受试对象与数量、预试验方法、时间、地点、预试验现场工作程序、预试验结果分析以及修改意见等。

对受众对象分类要求比较严格的健康传播材料的预试验,不仅汇总工作复杂,而且分析工作和报告撰写也比较复杂。需要根据材料的受众对象和传播目标要求来进行总结分析,写出详细的总结报告。

3. 预试验结果的利用 在健康传播材料设计的过程中,以预试验的结果指导材料设计人员修改初稿是材料制作中至关重要的内容,是提高材料质量和传播效果的重要技术环节。在从预试验中获得受试者的意见后,设计人员(健康教育专业人员和美术人员)要共同研究预试验的结果,讨论采纳哪些意见,不采纳哪些意见,如何进行修改。听取专家组意见后将讨论意见放到总结报告中。在预试验报告经专家组讨论后,设计人员就需要根据预试验的结果和专家的意见来修改初稿。

一般来说,预试验对象对文字方面的意见多是嫌文字太多;术语难懂;分不清哪些是最重要的信息;不能按照设计者的思路追踪文字的顺序;有些不显眼的文字容易被忽视等。对画面的意见多是不理解图画的意思或者错误理解作者的表达意图;不喜欢图画中的人物形象;不赞成某些表现形式;对色彩并不赞赏;不能理解多幅图画阅读的顺序;认为图画中的人或物并不接近他们的生活等等。

而专家的意见则多着重于文字内容是否准确,科学性是否有问题,图画所表示的意思是否与传递的科学信息相符等方面。

作为设计人员既要听取受试者的意见,也要听取专家们的意见。作为文字信息和美术的设计人员,两类意见都应尽量吸取采纳,修改自己的作品(包括文字)。但是,也有可能出现专家和受试者意见不一致的情况,而且无法达成统一。此时,解决方法就是修改出两份样稿,拿这两份样稿再到受众中进行预试验,看哪份样稿中的信息能够被受试者更好地理解和接受。传播对象而非专家是判定样稿的最终"判官"。当然,这必须以遵循科学性的原则为基础——两份修改稿都必须没有科学性问题,且都符合传播材料的设计原则。

初稿修改后,是否需要再次进行预试验,要看初稿的质量、第一轮预试验的情况和修改的情况。从理论上讲,预实验应该至少做两次,但是在实际工作中由于经费和时间的关系往往有困难。如果第一轮预试验的问题不多也较容易修正,且专家们对修正的结果比较满意,那么可以不做第二轮预试验,或者在较小范围内找一些目标受众再做一次,听取意见。是否需要第二轮预试验可以依据以下情况判断,如 70% 以上的访谈对象能够独立地正确解释插图,80% 以上的访谈对象能够独立地正确解释文字内容,并理解信息所建议的每一项行动,则对相应插图和文字进行修改后可以终止预试验。但是,如果第一轮预试验反映的问题比较多,那么就一定继续要做第二轮,甚至第三轮预实验。因此,初稿的质量至关重要,如果初稿的设计质量好,第一轮预试验发现的问题也就会少,那么就有可能不需要做第二轮预试验。

第二节 健康传播材料过程评价和效果评价

健康传播材料设计、制作与使用的活动中所涉及的评价内容包含形成评价、过程评价和效果评价三个方面。上一节所介绍的传播材料预试验实质就是形成评价,本节将介绍过程评价和效果评价。过程评价用于检查健康传播项目中每一项具体活动的执行情况和完成质量,过程评价贯穿健康传播材料的生产、散发、推广的全过程,是一种有效的管理手段。效果评价则是评估传播材料所引起的受众反应乃至社会效应。

一、健康传播材料过程评价

1. 过程评价的内容 过程评价的主要内容是传播计划的实施进度、活动数量及所消耗的资源。传播材料的制作进度和数量、分发渠道等是否是按照传播计划实施的,传播的实际过程是否符合原定的时间表,信息是否被合理地、切实地、有效地传播,材料是否分发给正确的人,分配的数量是否正确等。

(1)针对传播活动的评价内容,包括:①传播计划中所使用的分配渠道(包括特定的组织、公司、地点等);②材料的制作总量,每个渠道的分发数量;③目标受众获得的传播材料数量;④传播材料的质量;⑤传播材料制作、分发的进度。

(2)针对个体的评价内容,包括:①目标受众对传播材料的接触(暴露)情况,哪些个体参与了健康传播项目?②目标受众对传播材料的反应如何?是否满意并接受这些内容?你是用什么方法了解目标受众的反应的?③这些传播活动是否在按计划进行?计划是否做过调整?为什么调整?是如何调整的?

(3)针对组织的评价内容,包括:①传播项目涉及到了哪些组织?是否需要对参与的组织进行调整,该如何调整?②各组织间是如何沟通的?他们参与项目的程度和决策力量如何?③合作伙伴和联盟的参与,宣传、推广以及其他外联工作的效力如何?④是否建立了完整的信息反馈机制？项目执行档案、资料的完整性、准确性如何？⑤传播项目资助方是否提供足够的时间和资金？项目资源的消耗情况是否与预计一致？支出是否遵循预算？不一致的原因是什么？

（4）针对政策和环境的评价内容，包括：①健康传播活动是否涉及政府，涉及哪一级政府？具体与政府的哪些部门有关？②在项目执行过程中有无政策环境方面的变化？这些变化对项目有什么样的影响？③在项目进展方面是否与决策者保持良好沟通？

通过上述评价内容可以看到，过程评价在着重关注项目是否按计划的数量和质量执行的同时，还有修正项目计划，使之更符合实际情况的功能，这样才能有效保障项目目标的实现。

2. 过程评价指标

（1）传播项目活动执行率：

项目传播活动执行率＝（某时段已执行传播活动数/某时段应执行传播活动数）×100%

（2）传播活动覆盖率：

传播活动覆盖率＝（参与某种传播活动的人数/目标受众总人数）×100%

（3）传播活动暴露率：

传播活动暴露率＝（实际参与传播活动人数/应参与该传播活动的人数）×100%

（4）目标受众满意度：目标受众对健康传播项目执行情况的满意度一般从以下4个方面评估：

1）对传播活动内容的满意度，如传播内容是否符合自己的需要，是否对自身及社区人群的健康的改善有帮助等。

2）对传播活动形式的满意度，包括对已执行活动形式的满意程度，对未来活动的建议等。

3）对传播活动组织的满意度，如活动从时间安排上是否方便目标受众参与，服务设施是否充足，材料的发放途径是否合适，服务价格是否可以接受等。

4）对人际关系的满意度，如对项目工作人员态度、可接近性的满意度，与其他参与者相处的满意度，参与传播活动心情是否舒畅等。

（5）资源使用进度指标：

1）活动费用使用率：

活动费用使用率＝（某项传播活动的实际费用/该项传播活动的预算费用）×100%

2）年度费用使用率：

年度费用使用率＝（某年度传播活动实际费用/该年度传播活动预算费用）×100%

3）费用进度比：费用进度比指的是项目实施到一定阶段时（如半年、一年），费用使用情况与项目活动执行情况的比较。

年度费用进度比＝年度费用使用率/年度活动执行率

3. 过程评价的方法　健康传播计划的过程评价是以传播项目监测系统的正常运行为基础的，是通过对项目的监测实现的。管理健康传播项目和管理其他任何项目一样，主要活动包括监控活动、人员、预算、问题解决、评估目标受众满意度、修改计划和进一步执行。

过程评价可以通过查阅档案或跟踪资料、目标受众调查和现场观察三种途径完成。

（1）查阅档案和跟踪记录活动：查阅档案记录通常是对以往活动资料的翻阅，属于回顾性，通过对比传播计划来评价过程的数量和质量，例如检查传播材料发放、分配情况记录、活动记录，参加传播活动项目的组织、企业以及新闻媒体的数量等等。

使用跟踪系统可以即时地对活动过程进行评价,如定期收集传播项目组成员和合作伙伴的情况汇报;和合作伙伴见面或者电话检查项目进度;跟踪项目网站等;也可能通过了解受众浏览网页和网络服务的次数、电话咨询、信件咨询以及电子邮件咨询的数量来监控受众的反应。

(2)目标受众调查:目标受众的调查可以通过小组访谈、个人访谈、问卷调查等方式进行,也可以通过询问电话咨询的致电者、电视广播节目受众调查、纸媒的读者调查等方式来完成。例如通过让受众填写反馈表、评估表来了解他们对于演讲者(讲课者)的反应,通过询问材料阅读者来了解受众对材料的认可程度、理解程度,以及再次传播(推荐给别人)的可能性等。

(3)现场观察:现场观察用于现场传播活动的评价,如跟进教师、医师或者其他信息传播者以检查他们的准备情况、投入程度、吸引力,观察活动现场目标受众的参与度和反应。

二、健康传播材料效果评价

评价某种健康传播材料在传播某些健康信息方面的效果如何,一方面能够了解传播活动目标的实现情况,另一方面也是为后来的材料设计制作工作提供借鉴和经验。取得好的信息传播效果是设计、制作和使用健康传播材料的首要目标。作为健康教育专业人员,不仅应该学习和了解健康传播材料开发制作的正确过程,也应该掌握健康传播材料的评价技术,并且能够在实际工作中加以使用。另外,效果评估可以提供项目成功或者需要额外资源的证据,也能增加原本不支持传播活动的组织今后理解和支持这些活动。

1. 效果评价内容 信息传播效果是受众从健康传播材料中获得的信息情况,包括对关键信息的接受程度、理解程度、记忆程度,信息对改变信念、态度和行为产生的影响等。针对这几方面进行评价,即能对健康传播材料的信息传播效果得出结论。

(1)对于材料本身的评价:

1)信息的通俗性:使用健康传播材料的目的是向目标人群传播信息,核心信息是材料传播的重点内容。信息评价的重点内容是材料中健康知识的表达方式是否通俗,是否能够为绝大多数目标人群所理解。

2)信息的简明性:信息的提供者有可能会将内容表达得很简练,也可能很繁琐、复杂。受众比较容易记忆简明的信息,复杂、繁琐的信息则相对不容易较完整地保存在记忆中。作为传播者,我们希望受试者不仅能够理解信息而且能够记忆信息,这样才能产生更好的效果。因此,对信息的简明性进行评价是另一个重要方面。信息的通俗性和简明性共同构成信息可接受性的主体内容。

3)信息的针对性:信息是为目标人群所设计的,那么,评价信息是否是目标人群所需要的、是否能够解决目标人群的问题、对目标人群是否有帮助是考察信息针对性的重要内容。

(2)传播材料对受众的影响评价:

1)受众知识和认知的提高:知识的提高、认知的改变是传播效果的最低层次,传播材料通常较容易达到此方面效果。同时,这方面的评价也相对较容易进行。

2)受众态度、信念的转变:受众在接收传播信息后会产生态度和信念的改变,这是传播效果的中间层次,但是也有些传播材料以此为最终传播目标。

3)受众行为的改变:传播材料引起受众采取行动是健康传播效果的最高层次。受传者接受健康信息后,在知识增加、健康信念认同、态度转变的基础上,改变其原有的不利于健康的行为和生活方式,采纳有利于健康的行为和生活方式,并提高生活质量,这是健康传播的最终目的。只有实现了这一效果,才能真正改变人的健康状况。但是通常来讲,行为改变受诸多因素的影响,因此,评价传播活动或者传播材料对行为的作用非常困难。

2. 健康传播材料信息传播效果评价指标 评价指标是评价活动的要素之一,没有恰当的指标就无法进行评价,也无法对评价结果进行表述。可采用以下指标评价健康传播材料信息传播效果。

(1)针对受众的效果指标:

1)核心信息总知晓率:核心信息总知晓率是反映调查对象对核心信息整体掌握情况的唯一敏感指标。核心信息总知晓率的计算方法是:

核心信息总知晓率=全部有效问卷中回答正确的核心信息总数/(每份问卷中核心信息条目数×有效问卷总数)×100%

2)单条核心信息知晓率:这个指标反映调查对象对单条核心信息的掌握情况。

单条核心信息知晓率=全部有效问卷中回答正确的某一条核心信息总数/有效问卷总数×100%

3)核心信息知晓合格率:这个指标是人为设定一个合格线,如知晓多少条核心信息为合格,达到这个线的合格问卷数占总的有效问卷数的百分比。

核心信息知晓合格率=达到"合格"标准的有效问卷数/有效问卷总数×100%

4)信息针对/实用率:反映能针对目标受众解决实际问题的信息占全部信息的百分比。

信息针对/实用率=有效问卷中"有针对性/实用"的信息总数(每份问卷中核心信息条目数×有效问卷总数)×100%

5)态度改变率:反映传播材料的信息对目标受众的态度影响。

态度改变率=(受众中在材料的影响下发生态度积极转变的人数/材料暴露的总人数)×100%

6)行为意向或行为改变率:反映传播材料的信息对目标受众的行为意向乃至行为的影响。

行为意向或行为改变率=(受众中在材料的影响下发生行为转变/行为意向发生转变的人数/材料暴露的总人数)×100%

(2)针对材料本身的评价指标:信息效果分为信息(知识)通俗性、针对性/实用性和简明性三个方面,各按5个档次进行分级打分,一到五级分别为很好、较好、中等(一般)、较差、很差。

1)信息通俗性评分:主要是根据材料中使用的语言或文字是否通俗易懂、是否适合目标受众的理解能力、是否有趣味和吸引力来进行评分,这是信息获取达到良好效果的重要因素。这里仍可采用"信息可接受性的评定原则"进行评级,根据访谈对象的回答确定其分级情况。

2)信息针对性/实用性评分:信息针对性和实用性的表现在于信息是否符合目标人群的实际需要、是否可指导其实际行为。评级方法可以参照"信息可接受性的评定原则"进行拟定。

3)信息简明性的评分:对于没有特定受众(面向大众目标人群)的平面材料信息效果评定的建议原则是:能够复述出90%以上的核心信息属于"接受了全部信息"(一级);能够复述出大约60%~90%的核心信息属于"接受了大部分信息"(二级);能够复述出大约30%~60%的核心信息属于"接受了部分信息"(三级);能够复述出大约10%~30%的核心信息属于"接受了很少信息"(四级);能够复述出的核心信息少于10%则属于"基本没有接受到信息"(五级)。

如果需要评价的材料信息量很少,那么可根据具体内容改变设计,将其简化为三级:能准确复述信息内容为一级;基本清楚地复述出信息主要内容为二级;不能清楚复述出信息基本内容为三级。

除了以上通用原则外,不同的健康传播材料在评价的侧重点上各有不同,需要根据材料的形式来确定。表6-9是平面材料中传单/折页的评价表。表6-10是针对音像材料的评价表。本章第三节将介绍新媒体环境下传播材料的评价。

表6-9 传单/折页评价表

评价指标	符合 (5分)	比较符合 (4分)	一般 (3分)	不太符合 (2分)	不符合 (1分)	得分
1. 内容评价						
(1)内容科学准确						
(2)文字通俗易懂						
(3)有明确行为建议						
(4)一个段落只围绕一个主题进行描述						
2. 设计评价						
(5)布局合理,色彩和谐						
(6)板块清晰,核心内容突出						
(7)文字与底色对比度清晰						
(8)字号大小合适						
(9)插图与内容相关并有自明性						
(10)不用图案做底色						
合计						

以本书第四章第一节中案例赏析与评点中的应急健康宣传折页为例,可以应用表6-9进行评分。该折页为《急性传染病肠道应急健康传播核心信息》,为二折正方面形式,主要内容包括三个部分:①了解肠道传染病;②肠道传染病的症状;③把好"病从口入"关,预防肠道传染病。折页内容科学准确,与受众的日常生活密切相关,具有行为的指导性,封底特别编撰了预防肠道传染病的口诀,使得折页内容在符合科学性的基础上增加了趣味性,整个折页色彩搭配合理,图文并茂,图文搭配合理,插图所传达的信息清楚明确,文字大小合适,版式设计鲜活,因此用表6-9进行评分的话,这份折页可以得到高分,是一份优秀的折页。唯一有一点可以再斟酌,即在叙述第三部分把好"病从口入"关的内容时,一共介绍了7点内容,排版把标题和1~3点放在了页面的左下方,4~7放到了右上方,与受众的阅读习惯不一致。

表6-10 音像材料评价表

评价指标	符合 (5分)	比较符合 (4分)	一般 (3分)	不太符合 (2分)	不符合 (1分)	得分
1. 内容						
(1)信息科学准确						
(2)信息简洁,通俗易懂						
(3)对关键信息进行强化						
(4)有明确的行为建议						

续表

评价指标	符合 (5分)	比较符合 (4分)	一般 (3分)	不太符合 (2分)	不符合 (1分)	得分
2. 声音						
(5)解说声音清晰,音量稳定						
(6)解说与字幕同步						
3. 图像						
(7)图像清晰,画面稳定						
(8)构图合理,色彩自然						
4. 音效						
(9)背景音乐与主题相适宜						
(10)背景音乐与解说的音量对比适中						
5. 视听效果						
(11)视听效果的整体评价						
合计						

在开展健康传播材料信息传播效果评价时,首先要制订出评价工作的方案。该方案是评价活动的指南,其内容包括以下几个方面:

(1)选定调查对象:根据材料的目标受众确定样本。有些材料有特定受众,如结核病患者、妇女、少年儿童、流动人口、老年人等。对有特定受众的材料做效果评价时,应按照材料的特定受众选择调查对象。同时还应熟悉该人群的特点,如性别、文化程度、民族、工作或劳动性质和生活环境等。有的材料没有特定的传播对象,广泛向公众传播信息,那么在选取调查对象时就需考虑代表性的问题。

定量评估的样本量可以根据材料的分发数量、覆盖面和对评估结果的要求来决定。如果评估结果不要求有很高的代表性就不必进行精确计算。但是评估材料时,也需要在材料的使用人群中抽取一定数量的调查对象。例如,某妇幼项目制作了孕期体重管理的健康传播材料,并在全国近30个城市的妇幼保健院使用了这些材料,那么评估时应至少在东、中、西部有代表性的三个地区各抽取两个城市的妇幼保健院进行调查(占使用单位的20%)。而每个妇幼保健院至少应该在使用材料的孕妇中随机抽取文化程度高、中、低的各10个孕妇进行调查。这样,180个调查对象就有一定的代表性了。评价结果应该能够基本反映受众接受健康传播材料信息的客观效果。这只是举一个例子,为的是给健康教育专业人员一个实际的参照。抽取样本时同样需要采用以上原则——即根据实际情况考虑,既要有一定代表性,又要有可操作性,避免浪费资源。

(2)挑选出核心信息和重要信息:每个健康传播材料都有其核心信息和重要信息。组织参加评价工作的专业人员熟悉材料并进行讨论,根据材料的目标人群和材料的主要传播目标以及材料的信息内容选定进行评价的部分。如果材料的内容信息十分简单、明确,信息量很少,那么就不需要进行信息提炼,可直接将材料中的信息作为评价内容,如招贴画。但如果材料传播的信息比较复杂,在评价其信息传播效果时,只有确定出材料的核心信息才能评价受众对核心信息的接受、理解情况。核心信息则需要根据传播目标来确定。为实现传播目标,受众必须接受、理解的信息即为核心信息,也就是说,若没有这些信息的传播或受众未能接受这些信息,那么传播目标就无法达成。因此,材料的核心信息和关键信息是实现传播目标的重点。这些信息经过提炼后应非常明确、简练,其条目数量根据材料的具体内容而定。一般来讲,评价针对普通受众的材料时,选定出来的信息条目以不超过 12 条为宜。例如,在《防治狂犬病》手册中,狂犬病的危害、预防措施、被动物咬伤后的处理措施、疫苗使用知识等信息就是最重要的信息,即核心信息。如果缺少某一条,"防治"知识就不完整、对目标人群建立健康行为(包括预防行为、医治行为等)就会有负面影响的话,那么该条知识就是核心信息。

(3)设计调查工具:调查工具包括调查指南、调查问卷或个人访谈提纲,设计工作是具体评价技术中的核心技术。为了能够比较准确地反映出健康传播材料在信息传播方面的效果,最好采用定量调查方法,即问卷调查法,或者是选用定性方法进行调查,但是以半定量化指标来表达评估结果。定量评价方法相对定性方法更能获得较确切的数据,可以此来区别各种不同材料的传播效果,因此定量评价方法是效果评价中的最常用方法。

评价人员需要熟悉接受评价的材料的种类、内容、形式等内容,并针对具体材料拟定出访谈提纲。对某些种类的材料,如内容比较多的书籍则要先选定准备测试的段落。测试部分应该是材料信息的主题(重要)部分,而不必测试全部内容。例如,在对文字较多的小册子进行评估时,就只能选取其中个别重要段落而非全部文字让受试者阅读,因此,评价人员必须先根据内容选好段落,确定受试者需要的阅读时间,一般以不超过 20 分钟为宜。对某些特定材料进行评价时,可忽略此限制,例如,若对乡村医师的传播手册进行评价,则必须选取全部内容,而非部分章节。

(4)培训调查人员:鉴于调查员具体承担评价活动,调查结果与调查员的工作水平和工作认真程度直接相关。因此,培训调查员是评价取得成功的关键步骤之一。如果调查员能够按设计要求抽取调查对象,正确掌握访谈技术,能够准确总结和表达受试者的意思,评价的结果也会比较准确。培训的重点是访谈方法和规范,包括熟悉媒体材料的种类、内容和形式;熟悉核心信息、掌握访谈重点和访谈技巧,以及记录员如何做好访谈记录等。如果是做定量调查,熟悉问卷内容、正确填写问卷、掌握提问技巧等也是培训的重要内容。调查员对评分原则、赋分方法等都要事先熟悉,并掌握这些原则和方法。如果调查员在赋分方面掌握不好,可以将访谈结果提交至主持评价活动的专业人员,让其根据访谈结果进行赋分。

(5)实施评价活动:向调查地点的卫生人员或社区人员交代清楚调查对象的条件(性别、年龄段、代表性等)和人数要求,按照要求选择受访人员,并安排好访谈地点。一般来说,最好是入户家访,避免集中在某个地点进行访谈,因为这样很难避免干扰。

调查员按照评价指南和培训所要求的内容在受试者中开展定量或者定性调查,并对调查资料进行核对和收集。定性访谈中主持人必须在访谈提纲的引导下一步步深入提问,探究受试者对材料内容和形式的理解、意见和态度。

(6)评价结果报告:整理调查所得的定量、定性资料,分析评价结果,评估健康传播材料取得的效果及是否达到传播目标,并写出评价报告。评价报告重点在于表述评价过程,解释评价指标,描述评价结果,撰写报告。

健康传播材料信息传播效果评价活动结束之后,要充分利用评价的结果。在健康传播材料设计制作和评价方面,健康教育专业人员需要更多地开展实践活动,并通过研究和总结提升健康教育工作的水平。如果是从研究的角度开展健康传播材料评价工作,则应该在很好的评价设计基础上对评价结果进行详细总结,写出好的论文。一篇很好的健康传播材料评价论文能够为其他的同行提供很好的参考和学习资料。在专业杂志发表这类论文对于提升健康教育专业人员在材料设计制作和评价方面的专业水平将大有裨益。这类文章在专业杂志上很少见,需要推动这方面的研究工作和论文写作,只有不断尝试、不断实践、不断提升,才能不断提高健康教育专业人员在这方面的能力和专业水平,也才能体现健康教育专业人员在设计和制作健康传播材料方面的专业性、学术性和科学性。

示例:

平面健康传播材料效果评价个人访谈提纲

一、访谈前期

1. 建立关系　自我介绍;调查目的介绍。

2. 介绍材料和调查访谈方法。

开场白范例:(只是一个范例,调查员要用受试者熟悉的语言和方式以及当时当地情况讲好开场白。开场白应该简单明了,不要略过开场白,但也不要用时过长。最关键的是要通过开始的介绍让受试者消除顾虑,畅所欲言,谈出真实看法)

你好,首先要感谢你接受我们的访谈。我们是×××单位的卫生人员,我们做了一些×××宣传材料,到这里来是想向你了解你对×××材料的看法和意见,看看这些材料对你们是不是有用,是不是合适,听听你们有些什么建议,为今后制作这方面的材料积累经验。这不是测试你的水平,而是测试我们做的材料做得怎么样,因此你不要有其他顾虑,按照实际的情况和看法反映你的意见。这个调查不需要太长时间,调查完了以后我们还要给你赠送一个小的纪念品。

请你先用10~20分钟时间看看这份(本/张/个)材料(小册子/宣传画/折页/录音带/录像带/光盘),看看它里面说了些什么,能记住的就尽量记在脑子里,给你支铅笔,如果有哪里不懂的就用铅笔划一下。包括图画也看看,看看是不是能帮你理解内容,然后我们就这材料向你了解些情况。

(掌握时间,一般不超过20分钟)

二、访谈开始

(按照预先设计的提问思路对受试者进行提问。具体为逐一使用以下标有黑点的问题,非常口语化地提出问题。如果受试者的回答未能清楚表达其意见,调查员还需要变换方式提问,以深入了解和挖掘受试者的意见,切忌原原本本地照念问题。)

第一部分:信息的通俗性

● 你觉得它里面讲的内容好懂吗?

● 有没有不好懂(不懂)的? 比如说哪些字、哪些词你不懂?

● 理解上有困难吗?

● 哪一部分的意思你还不太明白?

(选择一个内容提问)你看这几句是说的什么意思?

第二部分:信息的简明性

● 你能说出材料的核心内容么?

● 你刚才看了这个材料,请你说说这里面说了些啥? 能重复里面的内容吗?

● 请你再说得细一点好吗?

- 能总结出几条来吗？
- 再想想看,还有忘记说的吗？

第三部分:信息的针对性/实用性

- 这里面讲的你以前听说过吗？
- 你看了以后觉得学到了新的知识吗？ 哪些是新的？
- 这里面讲的内容跟你有关系吗？
- 你觉得这些内容对你有用吗？ 有哪些用处呢？
- 这里面讲到的,你在实际生活中能用得上吗？ 能按照里面说的去做(或者不做)吗？
- 有哪些内容是对你没用的(做不到的)？
- 你可以指出材料中都有哪些行为建议么？
- 你认为这些行为建议可行么？
- 你会按照这些行为建议去做么？ 这样做有困难么？ 有什么困难？
- 材料内容符合您的需求么？ 哪些符合？ 哪些不符合？

第四部分:材料的吸引力

- 材料符合您的阅读/观看习惯么？ 如果不符合,是哪里不符合？
- 你认为材料有趣么？ 无聊么？
- 哪一部分最有趣？ 最无聊？
- 你有没有提高材料趣味性的意见？
- 你在阅读/观看时有中断的想法么？

三、访谈结束

感谢受试者,赠送小礼物。

第三节　新媒体形态健康传播材料的效果评价

新媒体传播材料因其传播途径、表现形式、传播重点、目标受众等有所不同,因此在对它的内容和传播效果进行评估也是各有所侧重。为了能够更好地对新媒体传播材料的传播效果进行评估,建议使用新媒体传播手段进行评估。

一、新媒体健康传播材料内容评估的重点与差异

不同类型的新媒体健康传播材料,其目标受众、传播重点、传播途径等也有所差异,因此在对这些材料进行评估时也各有侧重。

(一) 文字材料

文字材料旨在通过文字描述或叙述向受众传播健康信息,在评估时需从文字传播的特点和受众的阅读习惯两个角度出发进行考虑。具体来看,文字类的新媒体健康传播材料内容应满足如下的要求:

1. 文字简练,通俗易懂　健康传播材料的传播效果如何,最终要通过受众的接收才能得到确认。就文字类型的新媒体健康传播材料而言,要想让受众主动接收相关的信息,就必须首先保证材料文字的简练、通俗易懂和生动活泼:一是健康类的信息中天然地包含一些专业术语,但对普通受众来说这些词汇难以理解,增加了受众接收的难度,需要材料的制作者"翻译"成通俗易懂的语言,才能较好地实现传播的目的;二是传播对象受教育程度的不确定

性,健康传播面向的受众是不确定的,虽然能够在宏观上对受众的一些共性特征进行描述,但却无法精确到每一个个体,例如每个受众接收教育的程度是存在差异的,这就导致他们在接收健康信息时的理解也会存在差异,为了能够让更多的受众能够真正理解文字材料的信息,就需要用最通俗的语言来进行描述。

2. 文字材料篇幅短小精悍　新媒体时代一个显著的传播特征是碎片化,通俗来说,即受众对传播信息的注意力和接收时间越来越短,无法像以前一样能够一次性阅读上千字甚至几千字的文章。

新媒体健康传播文字材料的篇幅短小精悍,并不是刻意追求材料的字数,而是在材料篇幅和传播的信息量之间找到一个平衡点:材料的篇幅既能够符合当前受众的阅读习惯,又能够传播有用、有效的信息。这就需要在对文字材料进行编辑时注意筛选材料的核心信息,将文字想要表达的关键信息进行突出、详细的描述。从文字数量上看,该类信息的数量不应过多,重点表达即可。如果材料的信息面面俱到,一是可能会让受众抓不到文章所要表达的观点和传递的内容;二是篇幅过长,影响了受众的阅读体验,可能会因为篇幅问题放弃材料的阅读,从而影响到信息的接收和传播效果。

3. 适当运用图片,增加材料的可读性　虽然文字材料的传播以文字表述为主,但单纯的文字容易让受众产生阅读疲劳,如果材料的分段不明显,没有通过排版的编辑来对文字的布局进行美化,则更容易让受众产生排斥感。在读图时代,图片对于受众有着天然的吸引力,加之现在的新媒体传播平台通常都是使用文字＋图片的形式进行编辑,就需要在对文字材料进行整理的过程中,选择与传播内容相符的图片进行搭配,以达到美化文字材料编辑,吸引受众,提高材料可读性的目的。

(二) 图片材料

在图片材料中,图片是向受众传播健康信息的主角,文字是配角,它出现的目的和作用是对核心信息进行简短的描述和说明。

1. 画面准确、简洁、有美感　无论是传统的摄影图片,还是新出现的信息图、漫画等其他图片材料,因其主要目的是通过这些材料的应用向受众传播健康信息,因此首先需要保证传播材料所使用的画面要准确。这里说得准确,一是指将文字转化为图片时的表意要准确,即文字和图片所表达的内涵一致;二是指使用的画面没有歧义,即从受众的角度来看,画面所传达的意思是单一的,受众通过画面接收到的信息和画面所表达的意思一致。

图片材料画面的简洁、有美感是对材料视觉感受的要求。简洁、有美感的画面,一方面能够提高受众的阅读体验,增加材料的趣味性和可读性;另一方面有助于材料内容的表达,达到更好的传播目的和传播效果。

2. 画面使用元素要符合主题要求　图片材料中所使用的画面元素,不以能够吸引受众关注为唯一目的,而是在吸引受众关注和准确表达材料内涵之间寻找一个最佳的平衡点,是以符合材料主题要求为前提的。

图片材料的一个传播特点就是能够将抽象的信息通过简单的方式呈现,但实现这一目标的前提是能够对抽象的信息有充分的理解,能够选择符合信息表达主题的画面元素。这就需要在制作图片材料前,对材料的核心信息进行充分的前期调研,明确每一个关键信息所使用的画面元素,这些元素不仅要与核心信息相对应,还要简洁有美感,这样最终组合起来的画面才能真正有助于受众理解主题内容。

3. 文字、数据等的准确使用　图片材料更通俗的解释是"看图说话",即受众能够通过画面,充分理解画面所要表达的含义。虽然图片材料在传播过程中,能够直接通过画面向受众传递信息,但在一些内容的表达上仍然需要文字、数据等的配合。

在图片材料中,需要明确文字、数据等的地位和使用原则。图片材料必不可少的组成部分,一方面能够通过简短的语言对画面进行解释,一方面能够对无法用画面表达的信息进行说明,如图片中的数据、信息图中使用图例的说明等。在图片材料中,对文字、数据等的使用原则是"准确",这里的"准确"有两层含义,一是能够将画面和文字、数据等准确地配合使用,提高图片材料的可读性;二是注意使用文字、数据的准确性,从而保证传播信息的准确性。

(三) 视频材料

视频材料综合运用了文字、图像、音频等多种传播手段,通过模拟现实生活中的场景,来向受众传播健康信息。对视频材料的评估,可从以下几方面着手:

1. 传播材料的核心信息突出　健康传播中的核心信息是指,传播中需传递给受众的最重要的信息。通常在一份传播材料中,为确保传播效果,核心信息的数量通常为3~5个,其他的内容多是对核心信息的重复或阐述、说明。

相较于其他类型的新媒体传播材料,视频材料能够将大量抽象的信息用模拟现实生活的场景进行表现,本身传递的信息量较大,如果所表达的核心信息不够突出,则会导致受众无法真正接收到传播者想要传播的信息,使传播效果大打折扣。与之相反,如果视频材料所表达的核心信息明确,并对其进行重复和详细的阐述,则能够加深受众对信息的认知、理解和记忆,实现更好的传播效果。

2. 传播材料有一定的故事性、趣味性　通过新媒体平台播放的视频材料,想要达到传播效果,首先必须确保传播内容能够持续地吸引受众的注意力。在传统媒体时代,虽然也曾通过电视等方式投放了部分的健康传播材料,但从材料的表现形式来看,说教味较重,故事性不强,不能真正吸引受众,无法达到较好的传播效果。新媒体时代,一方面受众对传播的信息出现了"泛娱乐化"的倾向,即希望传播材料能够以轻松、诙谐的风格来传递较为严肃的信息;另一方面,只有材料有故事性,才能持续地吸引受众的注意力。

传播材料的故事性,可通过如下的方式来实现:一是尽量使用动漫形式进行表现;二是通过文稿的文字、配音等来增强视频材料的趣味性;三是灵活运用视频的编辑功能,如配有表情的字幕等。

3. 使用正面表现手法,表现场景为目标受众所熟悉　使用正面表现手法,可以旗帜鲜明地向受众传递材料所表达信息的内涵,减少部分受众由于理解不到位而影响到传播效果的现象发生。此外,由于健康传播信息材料面向的受众群体不同,因此在注意表现手法的同时,还要考虑到不同目标受众的接收习惯和特点,从而选择合适的表现场景。

4. 严格控制视频材料的时长　新媒体健康传播的视频材料,主要是通过两微一端向受众进行传播,这意味着受众主要是通过移动端的设备,特别是手机进行信息的接收。人们在使用手机查看相关信息时,往往是利用一些零碎的时间来进行刷新,选择自己感兴趣的信息进行阅读、收听、收看。一方面,由于受众接收信息的时间较为零碎;另一方面,由于受众习惯于接收较为简单的、重点突出的、时间较短的视频信息,因此在制作视频材料时,需严格控制视频的时长,避免受众产生视觉疲劳。

(四) 音频材料

相较于前几种类型的材料,音频材料的构成较为单一,主要是通过声音向受众传播健康信息,与传统媒体时代的广播类似。以音频作为唯一元素的健康传播材料,多见于微信(如以音频为主的公众号,类似于逻辑思维、为你读书等)、手机客户端(如通过电台客户端播放的信息等)。

对新媒体健康传播的音频材料进行评价,主要从以下三个角度出发:一是配音要吐字清晰、语速适中,受众首先必须听懂说的是什么,才能进行深入的理解和思考,为材料达到良好的传播效果打下坚实的基础;二是要符合听众的收听习惯,将文字材料转化成音频材料,必须要注意两者的表达差异——音频材料是以听为主,就必须按照比较口语化的方式进行编辑,以实现良好的传播效果;三是核心信息不宜过多,视频材料以听为主,需要听众在听的时候要全神贯注,如果核心信息的数量过多,可能会影响到听众对信息的接收和理解,增加音频材料的时长,对传播效果产生不利的影响。

二、建立新媒体健康传播材料效果评价指标体系

对新媒体健康传播材料的效果进行评价,一方面能够对材料的内容进行评估,另一方面也能通过评估及时发现材料中存在的问题并及时进行修正,为材料实现良好宣传效果奠定基础。随着新媒体的兴起,对新媒体传播材料的效果评价,已无法适用传统的手段和方法,有必要建立起一套符合新媒体传播特点的传播材料效果评估指标体系,将之系统化和科学化。

(一)文字材料

1. 评估指标体系　为科学地评价文字类新媒体健康传播材料的效果,结合文字材料的特点,我们从可读性、科学性、趣味性 3 个一级指标 13 个二级指标入手进行评估,具体的评估指标体系如表 6-11 所示。

表 6-11　文字材料效果评价指标体系

文字材料效果评价指标体系		
平均得分在 85 分以上为优秀,70 分以上为良好,60 分以上为及格		
一级指标	二级指标	评分标准(计算平均值)
可读性	不含生僻专业术语	不含为 100 分,含有一个生僻专业术语减 10 分
	字数不超过 1200 字	不超过 100 分,每超 100 字减 10 分
	核心信息不超过 5 个	不超过为 100 分,每多一个减 10 分
	核心信息明显区别于其他文字(颜色、字体、字号等)	区分明显为 100 分;有区别但不明显为 80 分;无区别为 0 分
	内容有明显的分段	分段明显有小标题为 100 分;分段明显但无小标题为 80 分;分段不明显为 60 分;无分段为 0 分
	表达口语化	根据表达,在 0～100 区间内酌情给分(100,85,70,60)
	有符合材料内容的配图	配图恰当为 100 分;有配图但风格不统一为 80 分;无配图为 60 分
	字体恰当、字号合适	根据投放途径不同,在 0～100 区间内酌情给分(100,85,70,60)

续表

一级指标	二级指标	评分标准(计算平均值)
科学性	内容没有争议性	无争议性内容为 100 分;内容有争议为 0 分
	表述有逻辑性	有逻辑性为 100 分;逻辑性较强为 85 分,逻辑性较弱为 70 分;无逻辑性为 0 分
	注意量效关系	有量效关系为 100 分;量效关系不明确或无量效关系为 0 分
趣味性	适当使用修辞方法	根据表达,在 0～100 区间内酌情给分(100,85,70,60)
	标题新颖,有吸引力	根据表达,在 0～100 区间内酌情给分(100,85,70,60)

2. 案例说明　"全民健康生活方式行动"是中国疾病预防控制中心的一个微信公众号,旨在发布全国范围全民健康生活方式行动工作的动态及信息。本书将以该公众号 8 月 24 日的文章《7 种癌、6 种病都与此有关,快快告诉身边人》为例(图 6-1),对文字类新媒体健康传播材料效果进行评价。

全民健康生活方式行动

7种癌、6种病都与此有关,快快告诉身边人!

2016-08-24 全民健康生活方式行动

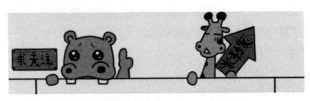

世界卫生组织(WHO)称,超重和肥胖是全球引起死亡的第五大风险,倒不是说肥胖直接导致死亡,而是肥胖者更容易得病,进而引发死亡。

肥胖会导致哪些疾病呢?往下看你就知道了!

肥胖竟会导致7种癌症!

 肠癌

肥胖的程度和大肠癌有直接关系,越是肥胖,患癌机会越高。患了大肠癌的肥胖病人如果能成功减肥,可使癌症复发率下降。

 肝癌

肥胖→脂肪肝→肝癌!
肥胖已经被确立为肝癌发生的危险因素,美国癌症学会公布的研究结果显示,BMI≥30【BMI=体重(kg)÷身高的平方】的肥胖人群中,男女患肝癌的危险度都会大大提高。

 食管癌

美国癌症协会《癌症》(Cancer)上曾发表过一项研究:超重的未成年人以后患食管癌的概率远远超于正常体重者。

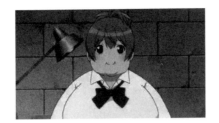

④ 乳腺癌

女性绝经后，BMI与乳腺癌发病率之间呈正相关关系。也就是说，**绝经后的女性越是肥胖，罹患乳腺癌的风险性越高。**

⑤ 胰腺癌

年长者如果肥胖，患上胰腺癌这种最致命癌症的风险将会升高，且不论男女，如果严重超重。

⑥ 子宫癌

肥胖妇女易罹患子宫癌，原因可能是过多脂肪产生荷尔蒙，同时成长分子导致细胞复制，增加肿瘤形成的机会。

⑦ 胆囊癌

青年时期肥胖、体重超过正常水平的人，得胆囊癌的危险性也会增加。

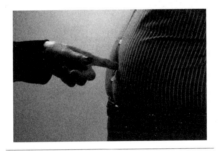

6种疾病都与肥胖有关！

① 糖尿病

不少2型糖尿病由过度肥胖导致，这是因为肥胖的人细胞外周肥大，对胰岛素不敏感所致。**肥胖离糖尿病只差一步！**

② 脑膜瘤

德国里根斯堡大学的研究人员一份针对6000多人的研究报告显示，肥胖者患脑膜瘤的风险远远大于正常体重者。

③ 骨关节炎

不断增加的体重给骨关节造成巨大的负担，加快了关节软骨的蜕变和丢失，并刺激骨刺的形成，导致骨性关节炎发生。

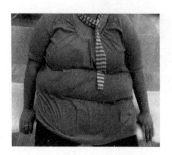

④ 心脏病

肥胖（尤其是腹部堆积脂肪）会显著增加女性发生血管性炎症及硬化，并进而诱发心脏病。尤其是那些腹部脂肪更多的人，血液中炎症化合物水平明显更高。

⑤ 三高慢病

肥胖是高血压、高血脂等很多慢性病的基础源头，腹部脂肪增加，容易血压过高。

⑥ 老年痴呆

瑞典一项为期24年的医学研究报告指出，女性越肥胖智力越低，还可引发老年妇女的痴呆症。

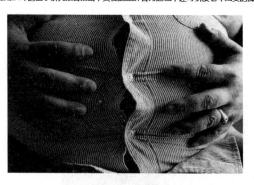

如何判断你是否肥胖？

① 看体质指数(BMI)

BMI＝体重(kg)÷身高的平方
例如：
体重55kg、身高160cm，BMI指数为55kg÷(1.6m×1.6m)=21.5
中国人的BMI标准：
过轻：低于18.5
正常：18.5-24.99
过重：25-28
肥胖：28-32
非常肥胖：高于32

② 看腰围

男性不论高矮，腰围>85厘米(2.55尺)，女性>80厘米(2.4尺)就是肥胖了。

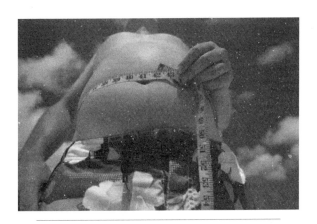

预防肥胖可以这样做！

① 选小一点的食物容器

每天摄入热量过多是肥胖的一个原因。想控制饭量，试着把你的餐盘变小一点，比如，从12寸改为10寸，你就可能少吃22%的食物。

所以，想在吃饱后不再继续吃，只要改用较小的餐盘就行了。

② 多细嚼慢咽

吃饭过快也是影响肥胖的因素之一。吃饭时不妨每次一小口，细细咀嚼至少5下以上再吞。时间上，努力做到每次早餐20分钟以上、每次午餐30分钟以上、每次晚餐40分钟以上。

③ 每天吃糖不超过6茶匙

每天游离糖摄入量不超过所摄取全部热量的10%，可减少超重、肥胖的风险。不超过5%，即相当于每天摄入不超过6茶匙糖，则更好。

要小心隐性糖，如番茄酱，一汤匙番茄酱就包含一茶匙糖。所以，放下手中的甜甜圈，少喝水果汁、啤酒，做菜时少用番茄酱。

图 6-1　7 种癌、6 种病都与此有关，快快告诉身边人

　　通过文字材料效果评估指标体系的计算，文章《7 种癌、6 种病都与此有关，快快告诉身边人》的得分较高，达到 93.46 分。分析认为，这篇文章有以下几点经验值得借鉴：

　　第一，核心信息突出。不同于很多其他的文章，这篇文章虽然说到了 7 种癌、6 种病，但核心只有一个——肥胖者更容易得病，进而引发死亡，并较为详细地阐述了肥胖容易引起的疾病和肥胖的标准、预防肥胖的建议等，让读者对肥胖有较为详细的了解。

　　第二，分段明显，善用小标题和短句。本文使用小标题将文章分为了 4 个部分，且每段的间距较大，很容易将段落进行区分，有助于消除读者的阅读疲劳和视觉疲劳。

　　第三，核心信息明显区别于其他的信息，为突出文章的核心信息，本文通过使用不同的字号和字体颜色进行了区分，不仅重点突出了自己想表达的内容，也吸引了读者的注意力，达到良好的传播效果。

　　该篇文章的扣分项主要来自以下方面：

　　第一，材料中使用了较为生僻的专业术语，如"游离糖"。在文字材料中使用游离糖，虽

然能够精简文章的字数,但对于普通受众而言,大部分还是不清楚什么是游离糖。建议直接使用游离糖的释义来进行说明。

第二,文章字数上,本文约用了1800字,从手中的阅读习惯来看,虽然文章通过运用分段、色彩搭配、配图等手段对内容进行了编辑,在一定程度上降低了受众的阅读疲劳,但总体来看,文章还是略长,可能会有读者阅读到一半会放弃阅读。建议可将类似的文章分为上、下两篇进行推送,上篇可以聚焦肥胖的危害,下篇可以关注如何判定自己是否肥胖,如何预防肥胖。

(二)图片材料

1. 评估指标体系　图片类新媒体健康传播材料的效果评价,共有可读性、科学性、趣味性3个一级指标和17个二级指标。具体的评估指标体系如表6-12所示。

表6-12　图片材料效果评价指标体系

图片材料效果评价指标体系		
平均得分在85分以上为优秀,70分以上为良好,60分以上为及格。		
一级指标	二级指标	评分标准(计算平均值)
可读性	画面简洁、清晰、易懂	根据画面情况,在0~100区间内酌情给分(100,85,70,60)
	不含生僻专业术语	不含为100分,含有一个生僻专业术语减10分
	每幅图的文字说明在50字以内	50字以内为100分;超出50字根据内容酌情给分
	表达口语化	根据表达,在0~100区间酌情给分(100,85,70,60)
	文字与画面内容匹配	根据表达,在0~100区间酌情给分(100,85,70,60)
	核心信息在3~5个之间	不超过为100分,每多一个减10分
	核心信息突出	根据表达,在0~100区间酌情给分(100,85,70,60)
	画面颜色不超过5种	根据表达,在0~100区间酌情给分(100,85,70,60)
	使用字体种类在3个以内	根据表达,在0~100区间酌情给分(100,85,70,60)
	字体、字号清晰、易读	根据表达,在0~100区间酌情给分(100,85,70,60)
科学性	内容没有争议性	无争议性内容为100分;内容有争议为0分
	表达准确,没有歧义	根据表达,在0~100区间酌情给分(100,85,70,60)
	表述有逻辑性	有逻辑性为100分;逻辑性较强为85分,逻辑性较弱为70分;无逻辑性为0分
	注意量效关系	有量效关系为100分;量效关系不明确或无量效关系为0分
趣味性	用图像符号表达数据	根据表达,在0~100区间酌情给分(100,85,70,60)
	运用网络文化流行元素	根据表达,在0~100区间酌情给分(100,85,70,60)
	标题新颖,有吸引力	根据表达,在0~100区间酌情给分(100,85,70,60)

2. 案例说明　医学美图是一个健康类的微信公众号,本书将以《将药物与早餐混合服用有时是不适当的,甚至可能有害!》为例(图6-2),对图片类的新媒体健康传播材料效果进行评价。

根据评价指标体系,该材料主要存在以下问题:

第一,画面整体布局过满,文字间距过小,不同颜色的字体、字号差距不大,使得画面整体感觉不够简洁,阅读起来较为吃力。

第二,图中的文字没有量效关系的说明。本图的核心意在说明部分早餐和药物不能混合服用,但却忽略了下面两个重要的问题:一是药品服用量和早餐食用量的问题,究竟混合

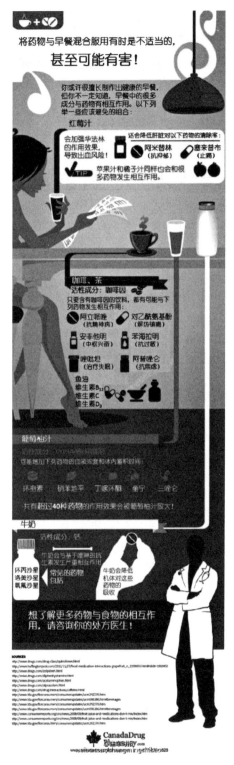

图 6-2　将药物与早餐混合服用有时是不适当的,甚至可能有害!

食用多少,可能产生危害;二是对混合服用的定义,是红莓汁、咖啡、茶、牛奶送服药物会产生
危害,还是服用的时间间隔不够会产生危害? 如果健康传播材料在宣传时不注意量效关系,

会像"烤鸭致癌"一样,使受众进入认知的误区。

《将药物与早餐混合服用有时是不适当的,甚至可能有害!》最突出的优势在于它的立意,关注了普通人非常容易忽略的一个问题——安全用药,引起了公众对用药安全的注意和重视。

(三) 视频材料

1. 评估指标体系　视频类新媒体健康传播材料的效果评价,可通过可读性、科学性、趣味性3个一级指标和22个二级指标。具体的评估指标体系如表6-13所示。

表6-13　视频材料效果评价指标体系

视频材料效果评价指标体系

平均得分在85分以上为优秀,70分以上为良好,60分以上为及格。

一级指标	二级指标	评分标准(计算平均值)
可读性	画质清晰	根据表达,在0~100区间酌情给分(100,85,70,60)
	配有字幕	配有字幕为100分,无字幕为60分
	层次清楚,段落分明	根据表达,在0~100区间酌情给分(100,85,70,60)
	详略得当,快慢适当	根据表达,在0~100区间酌情给分(100,85,70,60)
	核心信息数量在3~5个	不超过100分,每多一个减10分
	核心信息突出	根据表达,在0~100区间酌情给分(100,85,70,60)
	没有生僻专业术语	不含为100分,含有一个生僻专业术语减10分
	使用受众熟悉的场景	根据表达,在0~100区间酌情给分(100,85,70,60)
	视频时长不超过3分钟	不超过为100分;3~5分钟为85分;超过5分钟为60分
	字幕与视频颜色有明显色差	根据表达,在0~100区间酌情给分(100,85,70,60)
	配音吐字清楚	根据表达,在0~100区间酌情给分(100,85不超过为100分;3~5分钟为85分;超过5分钟为60分,70,60)
	措辞口语化	根据表达,在0~100区间酌情给分(100,85,70,60)
	声音流畅自然	根据表达,在0~100区间酌情给分(100,85,70,60)
	配音符合画面内容	根据表达,在0~100区间酌情给分(100,85,70,60)
科学性	内容没有争议性	无争议性内容为100分;内容有争议为0分
	表达准确,没有歧义	根据表达,在0~100区间酌情给分(100,85,70,60)
	表述有逻辑性	有逻辑性为100分;逻辑性较强为85分,逻辑性较弱为70分;无逻辑性为0分
	注意量效关系	有量效关系为100分;量效关系不明确或无量效关系为0分
趣味性	标题新颖,有吸引力	根据表达,在0~100区间酌情给分(100,85,70,60)
	不同角色使用不同配音	根据表达,在0~100区间酌情给分(100,85,70,60)
	运用流行元素	根据表达,在0~100区间酌情给分(100,85,70,60)
	*地方性材料可用方言配音(此为加分项)	100分

2. 案例说明　《飞碟说》是一档视频化科普解说的脱口秀节目,以动漫的形式解说社会的热点话题,本书将以2015年的一期《猝死死神在身边》为例(图6-3),对视频类新媒体健康

传播材料的效果评价体系进行说明。

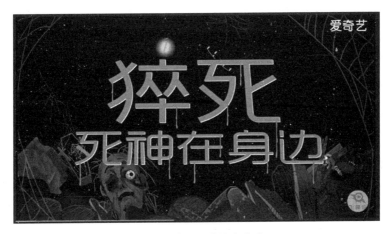

图 6-3 《猝死死神就在身边》

该视频时长 4 分 49 秒,用动漫的形式形象地说明了引发猝死的原因、避免猝死的建议等。

视频在对猝死进行介绍的时候,提到了猝死"是健康问题,长期积累后的火山爆发",并提到了可能引发猝死的几个原因,如长期加班、患有高血压、不健康的饮食习惯等,但却并未说明这其中的具体关系,长期加班是多长,不健康的饮食习惯是哪些等。

《飞碟说》之所以深受受众喜爱,分析认为与以下两个因素有关:

第一,选题紧跟社会潮流。《飞碟说》的每一期节目内容,都是选取的社会热点话题,契合了受众的关注点,能够吸引更多的观众关注。

第二,语言幽默,内容有趣。配音既是视频材料不可获取的部分,如果运用得当将会为视频材料增光添彩。《猝死死神就在身边》,不仅语言风格幽默,还结合了不少的网络流行元素,如"作死""满血复活"等,提高了观众的阅读感受。

(四)音频材料

1. 评估指标体系 音频类新媒体健康传播材料的效果评价,可通过可读性、科学性、趣味性 3 个一级指标和 17 个二级指标。具体的评估指标体系如表 6-14 所示。

表 6-14 音频材料效果评价指标体系

音频材料效果评估指标体系		
平均得分在 85 分以上为优秀,70 分以上为良好,60 分以上为及格。		
一级指标	二级指标	评分标准(计算平均值)
可读性	音质清楚	根据表达,在 0~100 区间酌情给分(100,85,70,60)
	措辞口语化	不含为 100 分,含有一个术语减 10 分
	没有生僻专业术语	不含为 100 分,含有一个生僻专业术语减 10 分
	吐字清晰	不含为 100 分,含有一个术语减 10 分
	核心信息数量在 3~5 个	不超过为 100 分,每多一个减 10 分
	核心信息突出	根据表达,在 0~100 区间酌情给分(100,85,70,60)

续表

一级指标	二级指标	评分标准(计算平均值)
可读性	语速适当	根据表达,在0～100区间酌情给分(100,85,70,60)
	声音流畅自然	根据表达,在0～100区间酌情给分(100,85,70,60)
	时长不超过3分钟	不超过为100分;3～5分钟为85分;超过5分钟为60分
科学性	内容没有争议性	无争议性内容为100分;内容有争议为0分
	表达准确,没有歧义	根据表达,在0～100区间酌情给分(100,85,70,60)
	表述有逻辑性	有逻辑性为100分;逻辑性较强为85分,逻辑性较弱为70分;无逻辑性为0分
	注意量效关系	有量效关系为100分;量效关系不明确或无量效关系为0分
趣味性	标题新颖,有吸引力	根据表达,在0～100区间酌情给分(100,85,70,60)
	有适当的配乐	根据表达,在0～100区间酌情给分(100,85,70,60)
	适当使用修辞方法	根据表达,在0～100区间酌情给分(100,85,70,60)
	＊地方性材料可用方言配音(此为加分项)	100分

2. 案例说明　《生命时报》APP推出了一分钟读健康的音频节目,本书将以《5招把熬夜伤害降到最低》为例(图6-4),对音频类新媒体健康传播材料的效果评价体系进行说明。

该音频时长约2分32秒,通过采访上海中医失眠症医疗协作中心副主任施明,以声音的形式对采访的内容进行展示。视频在播读的过程中,根据医师的建议,用小标题的方式把材料分为了5个段落,分别为"几类人不能熬夜""发现警报及时停止熬夜""熬夜前先睡会儿觉""补充足水和维生素""熬夜两小时,补觉半小时"。

音频与其他类型的传播材料相比,它最大的特点在于声音是信息的唯一传播载体,播读的材料文案如何,声音的音色、语速、吐字,材料的音质如何,将直接影响到音频材料的传播效果。从文案的撰写来看,有两个特点,一是语言运用口语化,二是使用短句较多,听起来有娓娓道来的感受,能够让目标受众听得轻松,听得明白;从声音的角度来看,《5招把熬夜伤害降到最低》的朗读非常清晰和规范化,语速也比较符合普通听众的阅读习惯,有正确的停顿和适当的节奏,再加上使用了轻音乐的配音,使听众在接收健康信息的同时,增加了收听的愉悦感。

值得注意的是,随着媒介技术的发展,越来越多的机构和组织选择综合运用多种材料进行健康信息的传播,如同时运用图片材料和视频材料,同时运用文字材料和音频材料等。与使用单一类型的新媒体健康传播材料相比,综合运用多种材料,一方面能够丰富传播的内容和形式,另一方面也更能够吸引目标受众,从产生的效果来看,明显优于单一类型材料。

三、新媒体健康传播材料传播效果评估方法

对新媒体传播材料的传播效果进行评估,其目的是检验传播材料实现的传播效果如何,并发现传播材料中存在的问题和有待改进之处,及时对后续的传播材料进行修改调整,以更有效地向公众传播健康知识。

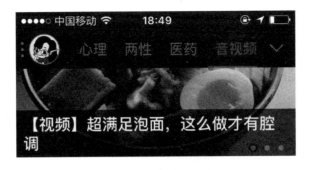

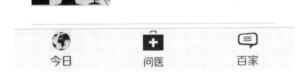

图 6-4 《5 招把熬夜伤害降到最低》

新媒体传播材料传播效果的评估,可采用以下两种方法进行,互为补充,以获得更科学的评估结果。

（一）定量统计

定量统计是对新媒体传播材料的基础传播数据进行统计,从而对材料的传播范围、覆盖人数、产生影响等进行统计,可对如下数据进行统计:

1. 阅读量 阅读量直观反映了受众接收到信息的数量,目前普遍使用的微信、微博、手机 APP 等,均可通过账户的后台来查看材料发布后的阅读量。

2. 评论量 与阅读相比,目标受众对传播材料的评论与转发行为,反映了受众主动参与健康传播材料的程度,评论量和转发量越高,说明传播材料与目标受众的互动性越强,也说明这些信息对目标受众产生了影响。同样,评论量的统计同样可以通过微信、微博、手机 APP 的账户后台进行查阅。

除了对目标受众的评论量进行统计外,还可以对目标受众的评论内容进行统计分析,从中发现他们对发布的健康传播材料所持的意见、态度,提出的建议等,从而为进一步完善材料提供参考依据。

3. 转发量　目标受众主动对发布的健康传播材料进行转发,说明发布的信息对目标受众是有价值和参考意义的,有助于扩大发布材料的影响。因此,转发量也是对新媒体健康传播材料传播效果进行评估的重要评价指标。

在对转发量进行统计时,需要对用户量/粉丝量/下载量超过 10 万的微信公众号、微博、手机 APP 等进行格外的关注,如它们对传播的健康材料进行了转发,在某种程度上说明,材料的影响范围将更加广泛,产生的传播效果也会更佳。

4. 阅读率　阅读率大致反映了微信公众号订阅人数、微博粉丝和手机 APP 用户中阅读信息人数的占比情况,并能够从中推算出微信、微博、手机 APP 的活跃用户数量和发布的健康传播材料的大致影响范围。

阅读率的计算公式为阅读量/用户量。

5. 评论率　评论率反映的是阅读用户参与讨论的情况,评论率越高,说明用户的参与度越高,对用户的影响力越大。计算评论率可使用如下公式:评论量/阅读量。

6. 转发率　转发率反映了用户主动分享的意愿,转发率越高说明发布材料的传播效果约好,影响范围越大。计算转发率可使用如下公式:转发量/阅读量。

微信公众号、微博和手机 APP 用户的阅读率、评论率和转发率越高,说明健康传播材料产生的传播效果越好。

为方便对新媒体健康传播材料的基础数据进行统计,可参考表 6-15 进行相关信息的填写。

表 6-15　新媒体传播材料基础数据统计表

序号	名称	用户量	阅读量	评论量	转发量	阅读率	评论率	转发率

（二）问卷调查

问卷调查法是传播效果研究最常用的方法之一,一方面能够对信息传播后产生的效果进行评估,另一方面也能够对受众接收信息的意见和建议进行收集,从而为今后类似信息的传播提供参考和借鉴。

通过问卷调查法对新媒体健康传播材料的效果进行评价,可参照前文的方法展开。但需要注意的是,在调查问卷的发放途径方面,新媒体与传统媒体有着截然不同的渠道,用充分运用新媒体的特性来开展问卷调查。

新媒体健康传播材料的调查问卷发放,建议可作为材料的一部分,附在文章最后,或在视频/音频的页面增设调查问卷,与材料同时推送,让目标受众能够在阅读/收听/收看材料后,及时地反馈有针对性的意见和建议,以便对后续的材料内容、表现形式等进行修订。

需注意,如果通过上述途径发放问卷,要对问卷的长度和内容进行严格的控制和认真的筛选,能够符合受众的接收习惯,在正文阅读/收听/收看完成后还能够把问卷做完。

参考文献

1. W.J.Mcguire.Attitudes and Attitude Change.Handbook of Social Psychology.New York：Random House，Vol.2 2009：233-346.

2. 高建江.班杜拉论自我效能的形成与发展.心理科学,1992,6:41-45.

3. 【美】埃弗雷特·M·罗杰斯,著.创新的扩散.辛欣,译.北京:中央编译出版社,2002:146.

4. D.McQuail,S.Windahl.CommunicationModels2005.pp.105-106.

5. 顾沈兵,等译.健康促进项目-从理论到实践.北京:第二军医大学出版社,2015,健康传播材料核心信息的制定.

6. 【美】詹姆士·韦伯·扬.广告传奇与创意妙招.呼和浩特:内蒙古人民出版社,1999.

7. 庄润森.城市公众健康素养快速评估与短信干预系统的构建与应用研究.南方医科大学学报,2014:3.

8. 新华网 http://news.xinhuanet.com/tech/2015-02/04/c_127456241.htm.

9. 中商情报网 http://www.askci.com/news/hlw/20160803/16210049897.shtml.

10. 高宣扬.后现代论.北京:中国人民大学出版社,2010.

11. 赵勇.大众媒介与文化变迁.北京:北京大学出版社,2010.

12. 杜含光,闵丽,李灿东.论地域、气候因素对人体健康状态的影响.中医杂志,2013:1163-1165.

13. 於贤德.论我国当前健康传播存在的问题与解决思路.汕头大学学报,2015:6-7.

14. 李文芳.微信时代健康传播的特征与应用探索.新闻大学,2014:149-150.

15. 宋艳丽,房姗.新媒体赋权:健康传播的机遇与挑战.贵州工程应用技术学院学报,2015:105-109.

16. 徐文.感性诉求和理性诉求在广告设计中的表达与融合.艺术与设计,2016:149.

17. 姚洪亮.浅谈广播公益广告.新闻传播,2014,12:111.

18. 许慎.音响运用与科普广播影响力提升.采编论坛,2009,8:54-56.

19. 国家卫生计生委.《国家基本公共卫生服务规范》(第三版)http://www.nhfpc.gov.cn/jws/s3578/201703/d20c37e23e1f4c7db7b8e25f34473e1b.shtml,2017-3.28

20. 申彦彦.论新媒体时代分众化的电视传播.环球人文地理,2014,14:274

21. 安珂.新媒体视觉报道的传播特性和传播价值.吉林大学,2011.

22. 腾讯传媒研究院.众媒时代.2016年3月.

23. 企鹅智酷."微信"影响力报告,2016年3月.

24. 搜狐.2016年微信公众号运营的十六个发展趋势.

25. 中国互联网发展状况统计报告(2016年7月),CNNIC.

26. 2016上半年中国在线直播市场研究报告,艾瑞咨询集团.

27. 吉洁.信息图表视觉化设计方法探析.浙江工商大学,2011.

28. 方洁.数据新闻概论:操作理念与案例解析.北京:中国人民大学出版社,2015.

29. 郑颖璠.国内医院用微信公众号做科普的现状及成因.新媒体研究,2016:64-65.

30. 王静雪,孙宇.浅谈漫画在医学科普图书出版中的重要意义.研究与教育,2016:102-104.

31. 田本淳,董蕾.平面健康传播材料的设计制作使用与评价.北京:北京大学医学出版社，2011.

32. 何辉.广告学教程.第 3 版.北京:人民出版社,2016.

33. 何辉.创意思维关于创造的思考.第 3 版.北京:人民出版社,2016.

34. 朱海松.微博碎片化传播——网络传播的蝴蝶效应与路径依赖.广州:广东经济出版社,2013.

35. 杨艳琪.新媒体与新闻传播.北京:社会科学文献出版社,2015.

53检